国医名家诊治皮肤病精粹丛书

脱　发

主编　王　强　韩宪伟　陈维文

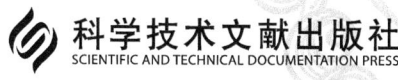

科学技术文献出版社
SCIENTIFIC AND TECHNICAL DOCUMENTATION PRESS

·北京·

图书在版编目（CIP）数据

脱发 / 王强，韩宪伟，陈维文主编 . -- 北京：科学技术文献出版社，2025.7. --（国医名家诊治皮肤病精粹丛书）. -- ISBN 978-7-5235-2531-9

Ⅰ . R275.987.1

中国国家版本馆 CIP 数据核字第 202533QN01 号

脱发

策划编辑：张雪峰　　责任编辑：郭　蓉　樊梦玉　　责任校对：彭　玉　　责任出版：张志平

出　版　者	科学技术文献出版社
地　　　址	北京市复兴路15号　　邮编 100038
出　版　部	（010）58882947，58882087（传真）
发　行　部	（010）58882868，58882870（传真）
官 方 网 址	www.stdp.com.cn
发　行　者	科学技术文献出版社发行　全国各地新华书店经销
印　刷　者	北京九州迅驰传媒文化有限公司
版　　　次	2025 年 7 月第 1 版　2025 年 7 月第 1 次印刷
开　　　本	710×1000　1/16
字　　　数	264千
印　　　张	16.75
书　　　号	ISBN 978-7-5235-2531-9
定　　　价	78.00元

版权所有　违法必究

购买本社图书，凡字迹不清、缺页、倒页、脱页者，本社发行部负责调换

总编委会

名誉主编　陈彤云　禤国维

学术顾问　马绍尧　王玉玺　邓丙戌　艾儒棣　玉苏甫

总 主 编　王莒生　王萍

副总主编　（按姓氏笔画排序）

刁庆春　马　林　王　强　木其日　叶建州
吐尔逊·乌甫尔　刘　巧　刘红霞　刘爱民
闫小宁　花　日　李　斌　李红毅　李领娥
杨志波　杨素清　张　苍　张丰川　张峻岭
周冬梅　段逸群　黄　宁　曹　毅　崔炳南
曾宪玉　翟晓翔

编　　委　（按姓氏笔画排序）

丁　旭　于希军　王　萌　王俊志　乌　云
方玉甫　玉波军　叶志强　白乌拉娜　冯纬纭
朱学英　刘　湘　刘学伟　孙　颖　孙丽蕴
李文彬　肖　云　吴凤兰　辛利成　宋　瑜
张　静　张文宪　张成会　陈　敬　陈用军

	罗光浦	金春琳	周荣新	赵东瑞	赵国敏
	姜日花	贺清枝	袁玲玲	热孜万古丽·乌买尔	
	莎　玫	高瑞霞	海·孟根其其格	陶茂灿	
	黄　虹	龚丽萍	蒋　靖	谢韶琼	蔡玲玲
	潘凤军				
编写秘书	陈维文	热孜万古丽·乌买尔	李　凯	张成会	
	韩宪伟	唐志铭	都日娜	林　颖	

编委会

名誉主编 李铁男（沈阳市第七人民医院）
主　　编 王　强（沈阳市儿童医院）
　　　　　　韩宪伟（沈阳市第七人民医院）
　　　　　　陈维文（首都医科大学附属北京中医医院）
副 主 编（按姓氏笔画排序）
　　　　　　王　楷（北京市石景山医院）
　　　　　　刘　湘（河北省中医院）
　　　　　　闫小宁（陕西省中医医院）
　　　　　　李红毅（广东省中医院）
　　　　　　胡凤鸣（江西省皮肤病专科医院）
　　　　　　黄　宁（福建中医药大学附属第二人民医院）
　　　　　　曾宪玉（武汉市第一医院）
编　　委（按姓氏笔画排序）
　　　　　　马　林（黑龙江省中医药科学院）
　　　　　　马拴全（陕西中医药大学附属医院）
　　　　　　马科党（陕西省中医院）
　　　　　　王玉玺（黑龙江中医药大学附属第一医院）
　　　　　　王远红（黑龙江中医药大学附属第一医院）
　　　　　　王娜仁图雅（包头市蒙医中医医院）
　　　　　　王　萍（首都医科大学附属北京中医医院）

脱 发

韦英才（广西中医药大学壮医药学院）
乌　云（内蒙古民族大学附属医院）
乌日根白乙拉（内蒙古民族大学附属医院）
叶建州（云南省中医医院·云南中医药大学第一附属医院）
白乌拉娜（鄂尔多斯市蒙医医院）
白彦萍（中日友好医院）
任成茵（新疆维吾尔自治区中医医院）
刘　巧（江西中医药大学附属医院·江西省中医院）
刘权威（沈阳市第七人民医院）
刘红霞（新疆维吾尔自治区中医医院）
刘　炽（广东省中医院）
刘爱民（河南省中医院）
刘儒鹏（广西中医药大学）
齐亦铭（中日友好医院）
安立辉（沈阳市第七人民医院）
孙时旸（沈阳市儿童医院）
孙冷冰（海南省第五人民医院）
孙　颖（长春中医药大学附属医院）
花　日（包头市蒙医中医医院）
杨　佼（中国中医科学院广安门医院）
杨素清（黑龙江中医药大学附属第一医院）
杨傅实（北京市丰台中西医结合医院）
杨溪溪（黑龙江中医药大学）
李　宁（陕西省中医医院）
李园园（浙江省中医院）
李美红（陕西省中医医院）
李　婧（沈阳市第七人民医院）
李　琦（陕西中医药大学附属医院）
肖定远（福建中医药大学附属第二人民医院）
余永博（陕西中医药大学附属医院）
张丰川（北京中医药大学东方医院）
张理涛（天津市长征医院）

编委会

张睿青（陕西中医药大学附属医院）
陆玲玲（河南省中医院）
孟青青（辽宁奉天中医院）
段行武（北京中医药大学东直门医院）
徐优璐（新疆维吾尔自治区中医医院）
徐宜厚（武汉市中医医院）
徐　静（首都医科大学附属北京中医医院）
唐嘉敏（北京市朝阳区东风社区卫生服务中心）
浩斯其格（鄂尔多斯市蒙医医院）
黄　珊（北京中医药大学东直门医院）
黄　虹（云南省中医医院·云南中医药大学第一附属医院）
曹　毅（浙江省中医院）
韩世荣（陕西省中医医院）
韩首章（辽宁奉天中医院）
傅宏阳（浙江省中医院）
童　曦（新余市人民医院）
曾　雪（中国中医科学院广安门医院）
曾添成（上海中医药大学）
蓝海冰（北京市鼓楼中医医院）
詹庆霞（天津市长征医院）
魏荣宣（中国中医科学院广安门医院）

总　序

各民族医药是中华文明的瑰宝，为人类健康繁衍做出了巨大贡献，皮肤学科是民族医学的重要组成部分。大约在公元前1300年，甲骨文上就有"疥、疕"等皮肤病的记载，《周礼》中有"凡邦之有疾病者、疕疡者造焉，则使医分而治之。"的记载。其中"有疾病者"是指患有内科疾病的人，"疕疡者"即是今日皮肤外科的范畴。成书于春秋时期的《五十二病方》记载了很多皮肤病，如疣者、白处、干瘙、久疕等。

在我国诸多民族医学之中，中医学的发展具有引领作用。明清时期，中医皮肤外科的发展已经较为成熟，出现了"正宗派""全生派""心得派"三大外科流派。据不完全统计，清代以前多达260种中医外科专著中几乎都有皮肤病的内容，以专卷、专篇、或专段对皮肤病予以论述。新中国成立后，在党和政府的重视下，1954年赵炳南先生在中央皮肤性病研究所（现中国医学科学院皮肤病研究所）组建中医研究室，这标志着中医皮肤学科的诞生。20世纪70年代初，北京中医医院皮肤科正式从外科体系独立出来，标志着中医皮肤学科的正式形成。1983年《简明中医皮肤病学》出版，该书是中医皮肤学科的奠基之作。几十年来，在赵炳南、朱仁康等老一辈中医皮肤科泰斗的引领下，中医皮肤病学事业也得到了迅速发展，建立了较为完整的皮肤科辨证论治、理法方药体系，造就出一批批优秀的中医皮肤科医生。

在数千年的文明发展中，在民族聚居地区，民族医学家们吸收了中医学、印度医学、阿拉伯医学、波斯医学的精华，结合各自的生活环境、地理资源、人文精神等，创立了具有本民族特色的医药体系，其中藏医药、蒙医药、维医药和傣医药理论体系完备，被称为四大少数民族医药，有大量的古籍医典传世，如藏医的《四部医典》《象雄大藏经》《藏医九显论》等，蒙医的《四部甘露》《蒙药正典》《秘诀方海》等，傣医的《嘎牙山哈雅》《玛弩萨罗》《药书及病理》等。此外还有壮医、苗医、彝医、鲜医、畲医和哈萨克医等少数民族医药，以其具有的独特理论和疗效展示出民族医药文化的魅力。同中医学一样，少数民族医学虽然有不少关于治疗皮肤病的记载，尤其在白癜风、银屑病、湿疹、斑秃等疾病的诊治方面具有特色优势，并记载了丰富的特色外治方法，但并未形成关于皮肤病学的专著。随着经济、社会的发展，总结、整理各少数民族医药治疗皮肤病的经验也成为迫切需要解决的问题。

为了贯彻落实党中央、国务院提出的大力扶持和发展中医药和各民族医药事业的重要精神，积极推动我国传统医药学术的繁荣和发展，满足广大人民群众对皮肤病治疗的需求，深入挖掘、整理现代皮肤科中医、各民族医名家经验，在中国民族医药学会和科学技术文献出版社的大力支持下，由中医、少数民族医皮肤科资深专家牵头主编了《国医名家诊治皮肤病精粹丛书》，首批拟

总　序

出版 11 册，包括银屑病、白癜风、特应性皮炎、湿疹、荨麻疹、痤疮、过敏性紫癜、黄褐斑、带状疱疹、脱发 10 个病种及特色外治法。疾病分册主要整理、挖掘我国中医和民族医皮肤科名家诊治临床常见、多发、疑难性皮肤病的经验；外治分册介绍 60 余种外治疗法，其中少数民族的外治疗法更具特色。探索性地将中医、民族医名家诊治皮肤病经验汇集成册是本丛书的一大亮点，有助于促进各民族之间的学术交流和进步。

在编写的过程中，各位国医名家和主编们通力合作，既得到了全国中医皮肤科名家，如王强、木其日、叶建州、刘巧、刘红霞、刘爱民、李红毅、张丰川、张苍和曾宪玉等教授的大力支持，又得到了各少数民族专家，如中国民族医药学会皮肤科分会吐尔逊·乌甫尔执行会长、乌云常务理事及玉波罕、华青措、萨如拉、叶尔古丽等理事的全力支持，在此一并表示衷心的感谢。

尽管编者们都很努力，但疏漏、欠妥之处在所难免，衷心希望各位读者雅正，并祝民族医学皮肤学事业蓬勃发展。

首都医科大学附属北京中医医院皮肤科
中国民族医药学会皮肤科分会第二届会长

王　萍

于北京

前 言

脱发作为一种全球性的健康问题，给人们的生活质量带来了较大的影响，不仅涉及个体的外观改变，还触及心理健康和社会交往。随着现代生活节奏的加快和环境压力的增加，脱发现象呈现出日益普遍的趋势。

回望中国悠久的历史长河，我们发现，各民族在长期与自然和谐共生的过程中，积累了大量关于养发、护发、治发的传统知识和技术。每个民族都有其独特的脱发治疗方案和理论体系。56个民族在多元一体的大家庭中，相互交流、借鉴、融合，共同孕育出了丰富多彩的民族医学。这些珍贵的医学遗产不仅为民族的繁衍昌盛提供了有力保障，更成为全人类的共同财富。这些建立在天地人和哲学基础上的治疗方法，往往强调整体和谐与自然恢复。从北方的孙颖满医满药治疗脱发、白发，花日蒙医论治斑秃，到南方的韦英才内外结合辨病治疗脂溢性脱发；从西部的闫小宁"四脏三分法"辨治脂溢性脱发，到东部的肖定远、黄宁——闽山昙石萧氏皮科流派辨治脱发，每一种方法都凝结了民族智慧的结晶。这些宝贵的经验往往蕴含着深刻的哲理和独特的治疗方法，它们值得被记录、研究并传承下去。今天，我们着手编纂《国医

脱 发

《名家诊治皮肤病精粹丛书——脱发》一书，旨在系统地梳理、总结和推广我国各民族在防治脱发方面的独到见解和实践经验，以期为现代医学提供新的启示和选择。

本书阐述了脱发的生理机制、影响因素，以及中国各民族如何根据自身的生活环境、文化背景和哲学理念形成独特的脱发治疗方法。在编写过程中，我们不仅广泛搜集了相关的文献资料，还深入民间进行了实地考察和访谈，拜访了许多具有治疗脱发经验的资深中医师、民族医师、药师及民间传承人，记录他们口口相传的治疗秘方和技术手法，并深入探讨了各民族特有的治疗方法，如中草药的应用、食疗调养、针灸拔罐、按摩手法及生活习惯调整等。

中医学中的"肝主藏血，发为血之余"，体现了中医基础理论中对脱发的理解。许多草药如何首乌、地黄、川芎等被广泛应用于脱发的治疗。而苗医的"头风"概念则指出了头部疾病与风邪的关系，他们使用特制的草药蒸气熏头，同时配合特定的植物汁液涂抹头皮。藏医学认为脱发与"隆"（相当于生命能量）的失衡有关，可采用具有特定功效的藏药材治疗，并结合饮食进行调理。蒙古族则侧重于使用动物产品，如使用马油进行头皮按摩、使用牛骨髓滋养发根等。

此外，我们还特别关注了生活方式对脱发的影响。如彝族的火把节不仅是社交活动，还是一种利用火光来祛除病邪、促进健康的传统方式。布依族的"三月三"则是通过药浴来达到净化身心、防脱生发的目的。

因时间和水平有限，书中疏漏及不足之处在所难免，希望广大读者、学者、专家不吝指正并提出宝贵意见。本书受辽宁省"兴辽英才计划"医学名家项目资助。

目 录

华北地区 … 1

赵炳南从干湿辨治脱发 … 1
朱仁康从血论治斑秃经验 … 5
边天羽从"养血补肾,祛风生发"治疗脱发 … 9
张志礼基于虚实辨治脱发 … 14
庄国康从心论治斑秃经验 … 19
王萍基于精血同源辨治斑秃 … 25
张丰川从气、精血、瘀论治脱发 … 31
段行武重视辨病,从标本、分期辨治脱发 … 35
乌云治疗斑秃经验简介 … 41
花日蒙医论治斑秃 … 47
白乌拉娜蒙医辨证治疗斑秃 … 50
白彦萍教授论毛发类疾病的中医诊治要点 … 56

东北地区 … 65

王玉玺治疗斑秃经验 … 65
韩首章治疗脱发的中医处方配伍要旨 … 72
马林从"清热利湿,滋阴养血,补虚泻实"辨证论治脂溢性脱发 … 77
杨素清从"标本兼顾,内外联合"论治斑秃 … 84

白郡符从"辨虚实，理气血，调肝肾"治疗斑秃 …………… 91
孙颖满医满药治疗脱发、白发 …………………………… 97

华东地区 …………………………………………………… 103

刘巧内外合治脱发思路 …………………………………… 103
曹毅从肺论治脂溢性脱发 ………………………………… 111
肖定远、黄宁——闽山昙石萧氏皮科流派辨治脱发 …… 118
胡凤鸣内外合治脱发经验 ………………………………… 126

华中地区 …………………………………………………… 138

刘爱民内外兼顾综合治疗脱发 …………………………… 138
徐宜厚从气血、湿热论治脱发 …………………………… 149

华南地区 …………………………………………………… 159

禤国维斑秃和脂溢性脱发的诊治体会 …………………… 159
韦英才内外结合辨病治疗脂溢性脱发 …………………… 168

西南地区 …………………………………………………… 171

叶建州病证结合治疗脱发 ………………………………… 171

西北地区 …………………………………………………… 181

韩世荣从"内外结合，两步四型"辨治脂溢性脱发 …… 181
马拴全基于"肾其华在发、发为血之余"理论辨治脱发 … 189
刘红霞——天山刘氏皮科外治流派治疗脱发的临床经验 … 198
闫小宁基于"四脏三分法"辨治脂溢性脱发 …………… 207

参考文献 …………………………………………………… 215

附录 ………………………………………………………… 218

基于精神一体辨治斑秃 …………………………………… 218
基于阴阳五行学说论脱发的辨证治疗 …………………… 222
脱发的中医五辨论治 ……………………………………… 227

目 录

雄激素性秃发的疗效评价标准现状分析……………………………… 235
基于"本虚标实"理论探讨中药外治在雄激素性秃发中的
　　分期应用……………………………………………………………… 246

华北地区

赵炳南从干湿辨治脱发

已故名医赵炳南教授是现代中医皮肤科的奠基人之一,他独创了祛湿健发汤治疗雄激素性秃发,其从干湿辨治脱发的思想至今仍影响着中医皮肤科医师治疗脱发的辨证论治思路。

一、"滋补肝肾,养血祛风"辨治斑秃

赵炳南教授称斑秃为"油风",其多因阴血不足,肝肾虚亏,心肾不交,血虚不能荣养肌肤,腠理不固,风邪乘虚而入。发为血之余,风盛血燥,发失所养则脱落,总的治则为滋补肝肾、养血祛风。

【证型】肝肾阴虚,风盛血燥证。

【证候表现】突然脱发,呈圆形或椭圆形,重时毛发全部脱落,同时伴有头晕、目眩、耳鸣、五心烦热、腰腿酸软、遗精盗汗、夜寐不安等。舌质淡红,少苔,脉弦细数或缓弱无力。

【治法】滋补肝肾,养血祛风。

【方剂】神应养真丹加减。

【药物组成】熟地黄10 g,枸杞子15 g,菟丝子15 g,桑葚15 g,墨旱莲10 g,何首乌藤15 g,当归10 g,生黄芪30 g,白芍15 g,天麻6 g,羌活6 g,川芎6 g。

【方解】方中熟地黄、枸杞子、菟丝子、桑葚、墨旱莲滋阴益肾;生黄芪、当归、白芍、何首乌藤益气养血柔肝;羌活、天麻、川芎祛风活血。

【加减应用】心悸失眠者,加酸枣仁、远志、合欢花、合欢皮等。

脱 发

二、辨干湿论治脂溢性脱发（雄激素性秃发）

赵炳南教授称脂溢性脱发为"发蛀脱发"。所谓"发蛀"是形容毛囊根部如同被虫蛀之后而引起的脱发。发为血之余，血为阴精所化生，肾藏精而固阴，肾阴虚则发焦黄而松动。所以阴虚湿盛为本病之根源，法宜健脾祛湿、滋阴固肾以治其本。根据其临床表现，主要辨证分两型论治。

（一）脾虚内蕴证

【证候表现】 脱发，头皮油脂多。

【治法】 健脾祛湿，乌须健发。

【方剂】 祛湿健发汤。

【药物组成】 炒白术 15 g，泽泻 10 g，猪苓 15 g，萆薢 15 g，车前子 10 g，川芎 10 g，赤石脂 12 g，白鲜皮 15 g，桑葚 10 g，生地黄 12 g，熟地黄 12 g，何首乌藤 15 g。

【方解】 方中炒白术、泽泻、猪苓、萆薢、车前子健脾祛湿利水而不伤其阴，赵炳南教授认为车前子不但能利水，而且还有养阴的作用；生地黄、熟地黄、桑葚、何首乌藤补肾养血，以助生发；川芎活血，且能引药上行；白鲜皮除湿散风止痒，以治其标；赤石脂能收敛，旨在减少油脂的分泌，可以选用（赵炳南教授认为赤石脂研末外用可治疮痈久不敛合，能生肌收口。其收敛之力虽比枯矾缓和，但它一方面能敛，另一方面又能解余毒。而枯矾则无解毒之功，所以当余毒未尽时，用后收敛虽然迅速，但聚毒又可以生疖；而赤石脂并无此弊。所以内服赤石脂不但能收涩肌肤皮毛，减少油脂分泌，而且能解湿久之蕴毒）。诸药协同，使湿从下走，阴血上充，皮毛腠理密固，标本兼顾。

（二）血虚风燥证

【证候表现】 脱发，头皮干燥、瘙痒，脱屑多。

【治法】 养血润燥，乌须生发。

【方剂】 巨胜子方。

【药物组成】 巨胜子 10 g，黑芝麻 10 g，桑葚 10 g，川芎 10 g，菟丝子 12 g，何首乌 12 g，当归 10 g，炒白术 15 g，木瓜 6 g，白芍 12 g，甘草 10 g。

【方解】 本方以巨胜子、黑芝麻为主药。巨胜子味甘平，能养肝血、益肾补阴；黑芝麻养血补肝肾，固精生须黑发；桑葚、菟丝子、何首乌、木瓜补肝肾，乌须黑发。另取八珍汤中的川芎、炒白术、当归、白芍、甘草益气补血。本方以补虚扶正为主，适用于肝肾阴血亏虚引起的脱发。

三、特色外治脱发方法

（一）透骨草方

【组成】 透骨草200 g，侧柏叶200 g，皂角100 g，白矾15 g。
【制法】 用水适量，煎煮后待温用。
【功用】 除湿止痒。
【主治】 脂溢性脱发。
【用法】 外洗。

（二）脱脂洗剂

【组成】 透骨叶30 g，皂角（打碎）30 g。
【制法】 加水2000 mL，煮沸20分钟，过滤冷却备用。
【功用】 止痒脱屑，去油护发。
【适应证】 脂溢性脱发（油性）。
【用法】 外洗。

（三）冬虫夏草酒

【组成】 冬虫夏草二两，白酒八两。
【制法】 冬虫夏草浸酒内7个昼夜备用。
【功用】 补气血，助生发，乌须黑发。
【主治】 圆形脱发（斑秃），脂溢性脱发，神经性脱发，小儿头发生长迟缓。
【用法】 外用。用牙刷蘸酒外搽1~3分钟，早晚各1次。

（四）椰子汁

【组成】 鲜椰子汁或椰子油适量。
【主治】 斑秃。

脱 发

【用法】外搽脱发局部。

四、预防脱发、白发的食疗方

取制何首乌 1 kg,大青盐 60 g,共煮一大瓦锅水。滤去药渣,再加入黑豆 5 kg,药液量以没过黑豆为度。煮制 30 分钟,捞出黑豆阴干至八成,然后同前法再煮、再干,反复 9 次即得。每次服用 20~30 粒。

五、病案举例

患者,女,25 岁。主诉:脱发已有 2 年,现大部分已脱光。现病史:患者 2 年前开始发现头部有一小块头发脱落,由指甲盖大小发展成为大片脱落,皮肤光秃,偶痒,不脱皮,自用生姜外擦效果不明显。后又外擦多种乙醇制剂及服用中西药,效果均不理想。现眉毛、睫毛也开始脱落,不思饮食,二便一般,月经后期,夜寐不安,多梦。检查:头发、眉毛及睫毛约 2/3 脱落,头皮光亮。其间散在少许毳毛,残存之毛发稍触动即容易脱落。舌苔薄白而滑,舌质淡红。脉缓弱无力。西医诊断:斑秃(全秃)。中医辨证:肝肾不足,血虚脱发。治法:滋补肝肾,养血祛风生发。方药:生地黄 15 g,熟地黄 15 g,鸡血藤 15 g,何首乌藤 15 g,生黄芪 50 g,川芎 10 g,白芍 15 g,明天麻 6 g,冬虫夏草 6 g,墨旱莲 10 g,桑葚 15 g,木瓜 6 g。服上方 1 个月后,饮食稍增,月经已正常,睡眠稍安定。头皮部分可见少许新生之毳毛,原残存之毳毛较前变黄,色稍深,变粗,变硬,未再继续脱发。继服前方 2 个月后,头部毳毛已有新生,原有之毳毛已大部分变黄或呈棕黑色,较粗硬,饮食调,夜寐安,精神已较愉快。改用桑葚膏和七宝美髯丹,服药 1 个月后头发大部分恢复正常。唯毛发及眉毛颜色稍淡、稍软,临床已基本治愈。

按语:本例患者属于肝肾阴虚,心肾不交,气血不和所引起的脱发,方用神应养真丹加减。方中生地黄、熟地黄、何首乌藤、白芍、桑葚、墨旱莲、冬虫夏草养血滋补肝肾;生黄芪、川芎益气固表,活络;明天麻、木瓜散风,镇静,赵炳南教授认为明天麻加补血补肝肾的药有促进生发的作用。病情好转后改用滋补肝肾、养血祛风的中成药桑葚膏及养血补肝益气的七宝美髯丹,都是以治本为主。

(陈维文)

朱仁康从血论治斑秃经验

朱仁康，中国中医科学院皮肤外科专业创始人，广安流派学术代表，学术上以《疡科心得集》为宗，临证主张审证求因，尤重内因，并将叶天士卫气营血辨证的温病学理论融入皮肤病辨治体系中。朱仁康先生在先贤的思想基础上，结合自身数十年临床经验，构建了主次分明的从血论治斑秃辨治体系，认为核心病机在于"血热、血瘀、血虚"，一一对应斑秃分期，设立"三证三期"的临床治疗思路，同时兼顾肝肾。

朱仁康先生认为斑秃多为情志异常引起气血失和，继而引动内风所致。治风先治血，强调从血论治，临证根据斑秃病情进展，辨证治疗分"三期三证"：急性期、进展期多属血热生风证，以凉血为主；缓解期、恢复期多属血虚生风证，以养血为主；慢性期及全秃、普秃多属血瘀生风证，以活血为主。

斑秃属中医学"鬼剃头""油风"等范畴，笔者研读《朱仁康经验集》及其弟子论著，并与朱仁康先生弟子李博鉴先生进行访谈讨论，总结朱仁康先生从血论治斑秃的经验，应用于临床，疗效满意。现将其经验总结如下。

一、中医对毛发生理的认识

中医学对毛发生理状态的认识奠始于《内经》。《素问·上古天真论》中提到"女子七岁发长，四七发长极，五七发始堕，六七发始白；丈夫八岁发长，五八发堕，六八发鬓斑白，八八发去"，阐述了正常毛发随年龄增长的改变。

除此之外，《内经》多处精辟论述了血气盛衰对毛发的影响。《灵枢·五音五味》从冲任之脉气血盛衰的角度解释了男女生理上毛发生长部位不同的原因："今妇人之生有余于气，不足于血以其数脱血也，冲任之脉，不荣口唇，故须不生焉"。《灵枢·天年》中指明头发是气之盛衰的重要指征："黄帝曰：其气之盛衰，以至其死，可得闻乎？岐伯曰：人生十岁……四十岁，五脏六腑十二经脉，皆大盛以平定，腠理始疏，荣华颓落，发颇斑白，平盛不摇，故好坐……"《灵枢·阴阳二十五人》中也谈及手足三阳经脉气

脱 发

血盛衰与周身各处毛发之间的关联,如"足阳明之上血气盛则髭美长,血少气多则髭短""手阳明之上血气盛则髭美,血少气多则髭恶"等。

至后世王肯堂在《证治准绳》中再次明确提出"血盛则荣于发,则须发美",李梴在《医学入门》也道"血盛则发润",均与《内经》中所说的"发为血之余"一脉相承。

综上可见,中医认为毛发随着年龄增长有着自然生长和衰败的周期,是气血之盛衰的表现之一,毛发的茂盛有赖于血气的充盈。

二、朱仁康先生从血论治斑秃理论内涵

中医对斑秃认识悠久,经验丰富,《内经》最早记载了脱发症状,但未直接提及脱发病名,而是称为"发落""发堕""毛拔"等。直至隋代《诸病源候论》首次提出"鬼剃头"之名,其后,因斑秃的典型表现为头发成片脱落,头皮光亮,明代《外科正宗》首创"油风"之名。

朱仁康先生强调,皮肤病多本于内而发于外,见外以知其内,治内以愈其外,其认为皮肤病虽表现在外,但皆由内在气血失和所致。临床根据皮损外在表现,以辨别其内在证候,强调皮损辨证,善以"凉血法"治疗各种炎症性皮肤病,包括湿疹、银屑病、天疱疮、紫癜、结节性红斑等。在斑秃治疗中,朱仁康先生亦强调从血论治,现详述如下。

(一) 斑秃起于内风,强调"从血论治"

朱仁康先生认为斑秃的发病多与情志异常相关。有研究表明,紧张性生活事件是斑秃的重要诱发因素,而斑秃对美观的影响又会进一步加重患者的精神心理压力。《三因极一病证方论》有言:"七情,人之常性,动之则先自脏腑郁发,外形于肢体,为内所因。"《素问·举痛论》提到:"怒则气上,惊则气乱,恐则气下,思则气结,悲则气消",说明情志作为内因可导致气机紊乱。

叶天士继承李东垣、缪希雍等的内风说,认为内风实质是人体气机的异常变化,曰:"内风,乃身中阳气之动变",因此朱仁康先生提出情志所致气机紊乱,即生内风。"人之所有者,血与气耳",气乱引动血乱,继生血热、血虚、血瘀,三者亦可生风。斑秃病位在头部,位于人体最上方,风性趋上,风动则叶落,故风邪可使发落,《外科大成·诸疮痛痒》又曰:"风盛则痒",因此斑秃有时伴有头皮瘙痒的症状。《读医随笔》曰:"夫中风,大病

也……惟探其本于津枯血滞"，故此，去内风需依《妇人良方》所言："治风先治血，血行风自灭"。综上，斑秃发病是由情志异常招致气血逆乱，进而引动内风所致，然朱仁康先生认为祛风为标，治血为本，治疗则宜从血论治。

朱仁康先生明确从血论治即从血热、血虚与血瘀三方面论治斑秃。虽然斑秃以毛发突然脱落为表现，临床常常见不到红斑，但从西医病理角度，斑秃发生是由于毛囊周围的免疫异常，炎症细胞的浸润使得毛发提前进入休止期。朱仁康先生治疗各种炎症性皮肤病多以"血热"论治。在此，血热与斑秃病理表现的毛囊周围炎症浸润相契合。中医亦有相关理论记载，如《医碥·须发》曰："年少发白早落，或头起白屑者，血热太过也。世俗只知发者血之余，以为血衰，不知血热发反不茂，火多水少，木反不荣，火至于顶，炎上之甚也"，提示脱发之缘由不应囿于血虚，尤其青壮年脱发应更重视血热过盛，热邪燔灼阴血则毛发失于荣养而发落。此外，《医宗金鉴·外科心法》曰："由毛孔开张，邪风乘虚袭入，以致风盛燥血，不能荣养毛发"，此处意指外风乘头之偏虚处而入，"偏虚处"即"血虚不荣养之处"，风盛燥血，血虚更甚，毛发失养，因此血燥不能荣养毛发也是斑秃的重要病机。肾藏精，精血同源，血能生精，又因肾其华在发，故血气盛则肾精充足，发黑浓密；血气虚则肾气亏虚，发白而脱落。《灵枢·经脉》记载："脉不通则血不流，血不流则毛色不泽。"《医林改错》曰："伤寒、温病后头发脱落，名医书皆言伤血，不知皮里肉外血瘀，阻塞血路，新血不能养发，故发脱落。"唐容川《血证论》曰："瘀血在上焦，或发脱不生"，均道破了血瘀是导致脱发、斑秃的重要原因。

综上所述，朱仁康先生认为此病由情志不遂，五志化火，血热生风，风火相合化燥伤阴，毛发失于阴血濡养而突然脱落；或由情志内伤，气机逆乱，气滞血瘀，致血流不畅不能上奉于脑，清窍失养，无以荣养毛发而脱落；日久气血两虚，肝肾不足，精血亏耗，又合瘀阻，毛发无精血滋养，故毛根空虚脱落成片，甚至全身毛发脱落。因此本病与血热、血瘀、血虚密切相关。

（二）临床治疗分三期三证

临床治疗强调从血论治，分三期三证。急性期、进展期斑秃多属血热生风证，以凉血为主；缓解期、恢复期多属血虚生风证，以养血为主；慢性期或普秃、全秃多属血瘀生风证，以活血为主。在用药方面，由于毛发生长周期为3个月，故多用丸药。具体用药如下。

脱 发

1. 急性期、进展期斑秃——血热生风证

该期病程多在3个月内。在较短时间里,突然发现斑状脱发,继而脱发斑扩大或数量增加,毛发多粗壮,发色黑亮或伴油腻,可有断发,脱发区边缘拉发试验阳性,毛囊清晰可见。部分患者伴见头皮烘热、急躁易怒、心烦意乱等自觉症状,脉象以弦、数、紧、实居多,舌质正常或红微绛,苔薄黄。临床多见于青壮年和中年女性,青壮年体质壮实,性情急躁,易于动怒,郁怒化火;中年女性群体趋于更年期,女子至七七之年,肝肾精血亏虚,虚火亢旺,且更年期妇女自身内分泌等内在环境的变化,加上社会环境因素,易导致怒悲忧思等情志过亢,郁而化热。治以凉血养血为主。药物组成:生地黄60 g,当归60 g,丹参60 g,白芍60 g,女贞子30 g,桑葚30 g,墨旱莲30 g,黑芝麻60 g。上药研末,炼蜜为丸,每丸9 g,每日早晚各服1丸。

2. 缓解期、恢复期斑秃——血虚生风证

该期病程在3个月以上。已无明显脱发,但毛发再生不明显,或仅可见小毳毛,无粗壮终毛,或仅有少量白发恢复,生长缓慢,或毛发色泽暗淡,粗糙毛躁,呈褐色,毛囊似有萎缩,可伴有头皮痒、屑多。兼气虚者,既往发病时往往渐进性加重,范围由小而大,在脱发区还能见到少数散在性参差不齐的残存头发,但轻轻触摸就会脱落,头皮松软光亮,伴有唇白、心悸、气短语微、头昏、嗜睡、倦怠无力等全身症状,舌质淡胖,苔少,脉细;兼肝肾不足者,则平素头发焦黄或花白,发病时头发常以均匀的方式大片脱落,病情严重时,还会相继出现阴毛、腋毛、眉毛乃至毳毛的脱落,患者年龄多在40岁以上,伴有面色㿠白、肢冷畏寒、头昏耳鸣、腰膝酸软等症,舌质红,无苔,脉弦细。治以养血息风,滋补肝肾为主。药物组成:生地黄、熟地黄各60 g,何首乌90 g,菟丝子30 g,女贞子30 g,当归60 g,白芍60 g,丹参60 g,羌活30 g,木瓜30 g。上药研末,炼蜜为丸,每丸9 g,早晚各服1丸。

3. 慢性期或普秃、全秃——血瘀毛窍证

遵中医"久病必瘀"理论,临床症见斑秃日久不长或全秃,须眉俱落,或伴头痛、偏头痛,或者头皮刺痛、发麻,或见少量白色新生绒毛,舌质紫暗,舌下络脉曲张,脉细涩。治以活血祛瘀为主,方选通窍活血汤加减。药物组成:当归尾60 g,赤芍90 g,桃仁30 g,红花30 g,紫草60 g,黄芩30 g,炒栀子30 g。上药研末,炼蜜为丸,每丸9 g,每日早晚各服1丸。

除上述三期三证外，久病、大病、产后血气耗伤导致脱发者，也可归属于血虚生风证。并且，对于血虚生风证，朱仁康先生常在自行组方的基础上加用中成药以增强疗效，兼见久泄、脱肛、子宫脱垂、胃下垂等中气下陷表现者，药用补中益气丸；兼见睡眠不安等心神失养表现者，药用人参养荣丸；兼见四肢不温等阳气亏虚表现者，药用十全大补丸；妇女兼有月经不调属血瘀水停者，药用八珍益母丸。综上所述，临床上应结合发病年龄、病程、诱因及伴随症状综合辨证进行选方用药。

三、斑秃的外治法

除上述所言，在临床中治疗中重度斑秃，仍有一些问题亟待思考与探索。例如，针对斑秃的治疗，除了采用气血、脏腑辨证的思维模式，还应重视经络辨证。头为诸阳之会，督脉及足阳明胃经、足太阳膀胱经、足少阳胆经皆循行于头部，手指部为手三阳、手三阴经交汇之处，经络所过，主治所及，故毛发脱落之处与斑秃合并的顶针样甲改变部位均提示所过经络之病变。经络辨证不仅可以提示方药中引经药的使用，更能够为针灸治疗斑秃提供思路，使之不局限于脱发区域围刺或梅花针叩刺，还能根据所过经络进行远端取穴，此法尤为适用于中重度斑秃、多发秃发斑患者。

除中药内治、针灸外，还可采用中药外治法。临床中可以根据毛发质地及头皮健康状况，选择中药水煎剂、酊剂外用。如血热生风证见头发油腻者，或血虚生风证见头屑多者，以中药水煎剂外用，凉血除湿或养血润燥，改善头皮环境。针对单发的斑秃，可以中药酊剂外搽，反复轻轻摩擦，药选何首乌、红花、当归、丹参等，配伍透骨草、花椒、白蒺藜等增加药物渗透性，局部外用，起到活血养血生发的作用。

（杨　佼）

边天羽从"养血补肾，祛风生发"治疗脱发

边天羽是我国著名的皮肤病学家，中西医结合诊疗皮肤病的开拓者和奠基人之一。曾任天津市南开医院皮肤科主任、天津市长征医院院长、天津市

脱 发

中西医结合皮肤病研究所所长、中国中西医结合学会理事、中国中西医结合学会皮肤性病专业委员会副理事长、中国中西医结合学会天津分会副理事长、中华医学会天津分会副主任委员。天津市政协第五至九届常务委员，三次当选为天津市劳动模范，享受国务院特殊津贴专家。

脱发是皮肤科常见的皮肤附属器官疾病，临床上常见的脱发有斑秃和脂溢性脱发。斑秃表现为片状脱发而头皮未见异常，严重者可累及其他部位毛发，一般患者无自觉症状。脂溢性脱发主要表现为头顶发稀或发际线后移，多伴有头皮的脂溢性皮炎，有研究表明其与二氢睾酮相对过多有关，故而又称雄激素性秃发，多发于男性。脱发是皮肤科临床常见而又难治的一类疾病，也是临床上缺少有效治疗手段的一类疾病。在西医治疗上，斑秃除了外用米诺地尔搽剂或口服托法替布，缺少治疗手段；脂溢性脱发治疗中口服非那雄胺的方法不适用于女性，口服螺内酯不良反应又较大。总而言之，西医对于脱发的治疗手段相对匮乏，在这种临床现状下，中医药治疗的效果就显得尤为突出。中医认为斑秃与脂溢性脱发在病因上相同，都是血虚肾亏动风而致，因此在中医药的应用上两者治法相同，用药也相类似。

天津市中医药研究院附属医院皮肤科继承于天津市长征医院，在脱发的治疗上，继承了边天羽"养血补肾，祛风生发"的治疗思想。主要应用院内制剂神应系列协定方及外用生发搽剂等方法，中西医结合治疗脱发，取得了较好的疗效。

一、"养血补肾，祛风生发"治疗思想的提出

中医认为，发为"血之余、肾之华"。肝血充足，头发就能有充足的供血。肾中精气是人体的根本，头发的生长、健康状态的维持都与肾密切相关，所以毛发的生长与五脏六腑经络气血的盛衰都有密切的关系。《素问·上古天真论》曰："女子七岁肾气盛，齿更发长；丈夫八岁肾气实，发长齿更。"隋代巢元方《诸病源候论》云："诸经血气盛，则眉髭须发美泽。"正常情况下，青壮年精血旺盛，毛发生长而有光泽；年老体弱者精血虚衰，毛发干枯而脱落。临床很多疾病可以引起脱发，主要有斑秃，包括普秃、全秃，中医称为油风；脂溢性脱发、女性弥漫性脱发，中医称为蛀发癣、发蛀脱发；以及药物引起的生长期脱发；产后、重病后、手术后发生的脱发等。《医宗金鉴》有载："此证毛发干焦，成片脱落，皮红光亮，疮如虫行，俗名鬼剃头，由毛孔开张，邪风乘虚袭入，以致风盛燥血，不能荣养毛发。"

《外科证治全书·头部证治》曰："蛀发癣，头上渐生秃斑，久则运开，干枯作痒，由阴虚热盛，剃头时风邪袭入孔腠。传聚不散，血气不潮而成。"由此可见，无论油风还是蛀发癣均可责之肝肾血虚，风邪乘虚而入，发为脱发。针对病因，边天羽根据多年经验提出"养血补肾，祛风生发"的脱发治疗思想。在此基础上拟成神应系列协定方，沿用至今。

二、神应系列协定处方的应用

神应系列协定处方分为 1 号方、2 号方及 4 号方，均法从"养血补肾、祛风生发"的治疗理念。神应 1 号方采用熟地黄、当归、川芎、白芍、何首乌、菟丝子、女贞子、羌活、木瓜、厚朴、黄柏等药物，主治血虚肾亏型脱发。方从《三因极一病证方论》神应养真丹加减而来，以四物汤补血，何首乌、女贞子、菟丝子益肾，羌活祛风，木瓜和血益津，厚朴行气通络宽中，黄柏调节诸热药而引药入肾，共行生发之效，对于舌淡、脉沉细伴有失眠头晕等症的患者有较好的效果。而临床中脱发患者常伴血瘀脾虚等证，故在神应 1 号方的基础上，经天津中医药研究院附属医院皮肤科长时间临床探究，又改良提出了神应 2 号方和神应 4 号方。

神应 2 号方即神应活血汤，更加侧重于活血祛瘀，在神应 1 号方的基础上改白芍为赤芍，加桃仁、红花、生地黄、黄精，去厚朴、黄柏而成。改白芍为赤芍以加强行散之功，加桃仁、红花以增活血之效，加黄精增益肾之效，生地黄养血养阴，去厚朴、黄柏以加强诸药益肾填精之功。神应活血方在养血补肾、祛风生发的基础上加强活血化瘀之效，适用于舌暗苔薄黄、脉滑而沉取有力之难治性脱发。在临床中常与疏肝活血方同用，以加强活血之功效。

神应 4 号方即神应健脾汤，在神应 2 号方的基础上加党参、茯苓、白术而成，旨在针对脾虚患者加强健脾之功。临床常用于舌暗脉沉涩，伴有气短乏力等症状的脱发患者。除此之外亦可用于瘢痕性脱发、产后脱发、失血后脱发之气虚血瘀肾亏型。在临床过程中常与当归益气方同用，以加强健脾益气之功效。

三、生发搽剂的应用

生发搽剂是治疗脱发的又一利器。临床上由于米诺地尔搽剂使用存在"狂脱期"，故而部分患者会产生畏惧心理，女性患者中极为常见。在患者拒绝使用米诺地尔的情况下,生发搽剂很好地填补了外用药的空白。生发搽剂亦可与米诺地尔搽剂同时使用,以增强疗效。生发搽剂由熟地黄、女贞子、制何首乌、羌活、白芍、红花、川芎、菟丝子、木瓜、黄精、桃仁等药物组成,亦遵循"养血补肾、祛风生发"的治疗思想。组方类似于神应活血方,以熟地黄、川芎、桃仁、红花、白芍等药活血,何首乌、黄精、女贞子、菟丝子补肾,羌活祛风,木瓜和血,共行生发之用。

四、头发的健康管理

洗发不宜太过频繁,水温不宜过高;一定要清楚睡眠的重要性,平时可适当减压,在饮食方面注意少食甜腻、肥甘之品。保持平和乐观的良好心态,特别是注意减轻精神负担与心理压力,尽量远离一切不良精神刺激,及时宣泄不良情绪,避免焦虑、紧张、过度思虑,保持精神愉悦,这是防止与减少脱发的重要保证。

五、病案举例

例1:患者,男,25岁,2020年5月12日就诊。雄激素性秃发病史2年,以"头顶毛发稀疏、发际线后移进行性加重,头皮油脂分泌增多2年"为主诉就诊。查体示患者头顶毛发稀疏,基本型和特定型分级(basic and specific classification,BASP)为M2V2型,拉发试验阴性。理化检查示性激素六项、血常规、肝肾功能、免疫全项、微量元素、甲状腺功能均未见异常。头皮皮肤镜示休止期毛发比例为18.8%,单根毛发毛囊占比69.77%,细发占比>20%,头皮可见附有鳞屑,未见明显黄点征及黑点征。纳可,寐欠安,偶有大便稀溏,舌质暗,苔薄,脉沉。西医诊断:雄激素性秃发;中医诊断:蛀发癣。辨证:气虚血瘀证。治疗:米诺地尔搽剂,1 mL外用,每日2次。生发搽剂,适量外用,每日2次。神应健脾颗粒,3 g口服,每日2次,疏肝活血颗粒,3 g口服,每日2次。1个月后患者二诊,头顶毛发稀疏未见明显变化,头皮油脂分泌较前减少,继续前治疗方案不变。2个月后患者三诊,头皮油脂分泌明显减少,发际线后移及头顶脱发明显减轻,头顶及发际线处可见明显毳毛,继续前治疗方案不变。3个月后患者四诊,头顶及发际线处明显可见新生毛发,整体发量较前明显增多。继续外用米诺地尔搽剂及生发搽剂,停用口服中药颗粒。

按语:本例患者病史2年,迁延日久,头顶及发际线处毛发明显稀疏,属于雄激素性秃发。舌暗苔薄，脉沉，加之夜寐欠安，大便溏稀，中医辨证为气虚血瘀证，而兼有脾虚，故而口服神应健脾颗粒养血补肾、祛风生发、活血健脾，同时加疏肝活血颗粒以加强活血之功。外用米诺地尔搽剂和生发搽剂，中西医结合治疗，取得较好疗效。3个月后患者复诊，秃发症状明显较前减轻，可停用中药颗粒，以避免中药久服的不良反应，坚持使用外用药，用以巩固疗效。

例2：患者，女，32岁，女性雄激素性秃发，以"头顶毛发稀疏进行性加重1年"为主诉就诊。查体示患者头顶毛发稀疏，Ludwig分级为中度，拉发试验阴性。理化检查示血常规、肝肾功能、免疫全项、微量元素、甲状腺功能均未见异常，性激素六项示催乳素略微升高。头皮皮肤镜示休止期毛发比例为16.3%，单根毛发毛囊占比60%，细发占比>20%，未见明显黄点征及黑点征。偶气短乏力，纳可，寐欠安，大便稀溏，舌质暗，苔白，脉沉。西医诊断：女性雄激素性秃发；中医诊断：蛀发癣。辨证：气血亏虚证。治疗：米诺地尔搽剂，1 mL外用，每日2次。生发搽剂，适量外用，每日2次。神应健脾颗粒，3 g口服，每日2次。1个月后患者复诊，头顶毛发稀疏未见明显变化，继续前治疗方案不变。2个月后患者三诊，头顶脱发明显减轻，头顶可见明显毳毛，继续前治疗方案不变。3个月后患者再次复诊，头顶可见新生毛发，整体发量较前明显增多。继续外用米诺地尔搽剂及生发搽剂，停用口服中药颗粒。

按语：本例患者头顶发缝处毛发明显稀疏，Ludwig分级为中度，属于女性雄激素性秃发。舌暗苔白，脉沉，加之夜寐欠安，大便稀溏，气短乏力，中医辨证为气血亏虚证，故而口服神应健脾颗粒养血补肾、祛风生发、活血健脾。外用米诺地尔搽剂和生发搽剂，中西医结合治疗，取得较好疗效。3个月后患者复诊，秃发症状明显较前减轻，可停用中药颗粒，以避免中药久服的不良反应，坚持使用外用药，用以巩固疗效。

例3：患者，男，26岁，斑秃，以"头皮片状脱发1个月"为主诉就诊。查体示患者头皮片状脱发，拉发试验阳性。理化检查示血常规、肝肾功能、免疫全项、微量元素、甲状腺功能均未见异常。头皮皮肤镜示皮肤镜下可见黄点及黑点，毛发稀疏，感叹号样发欠明显，散在细小毳毛。情志抑郁，纳可，寐欠安，二便调，舌质暗，苔薄，脉沉涩。西医诊断：斑秃；中医诊断：油风。辨证：气虚血瘀证。治疗：米诺地尔搽剂，1 mL外用，每日2次。生发搽剂，适量外用，每日2次。神应活血颗粒，3 g口服，每日

2次。1个月后患者二诊，秃发面积较前减小，可见新生毳毛，继续前治疗方案不变。2个月后患者三诊，秃发面积明显较前减小，部分可见新生毛发，继续前治疗方案不变。3个月后患者四诊，秃发处完全生长新生毛发，秃发消失，停用口服中药颗粒及外用药。

按语：本例患者头皮片状脱发，拉发试验阳性，属于斑秃。舌暗苔白，脉沉涩，加之夜寐欠安，情志抑郁，中医辨证为气虚血瘀证，故而口服神应活血颗粒养血补肾、祛风生发、活血化瘀。外用米诺地尔搽剂和生发搽剂，中西医结合治疗，取得较好疗效。3个月后患者四诊，秃发治愈，停用中药颗粒及外用药，治疗结束。

（詹庆霞　张理涛）

张志礼基于虚实辨治脱发

张志礼教授是中西医结合治疗皮肤病的开创者和引领者之一，是首都医科大学附属北京中医医院赵炳南教授的弟子，张志礼教授在继承赵炳南教授从干湿辨治脱发的基础上提出"虚实辨证"也是重要辨证方法，在治疗脱发时，应首先辨虚实以辨阴阳。

一、基于虚实辨治脱发

肾藏五脏六腑之精华，若精虚不能化阴血，则可致使毛发生化少源，因而可见脱发或头发过早花白；若气血虚弱，经脉虚竭，不能荣润毛发，故有须秃发落；若营血虚损，冲任脉衰，也可出现毛发枯而不润，萎黄稀少，乃至脱落。现代医学将脱发分为斑秃、脂溢性脱发、症状性脱发等多种，近代中医学者对斑秃及脂溢性脱发的认识亦各有不同，但张志礼教授根据个人临床体会，认为各种脱发在病因病机和治疗上有相同之处，所以他把脱发合而论之。但是具体辨证时，临床所见斑秃多属虚证，治宜滋补肝肾、补益气血，如果过食辛热、炙煿之品，或情志抑郁化火，或血热生风，风热随气上窜于巅顶，毛根得不到阴血的滋养，头发便会突然脱落或焦黄；脂溢性脱发，多属实证，体内湿热内蕴伤及脾胃，循经上蒸巅顶，油脂分泌过盛，侵蚀发根，导致头发黏腻、稀少，或均匀性脱落，但又要注意脾虚为其根本，故此证型先实后虚，因此，治疗时不可单纯地苦寒猛攻，而应加强调理脾胃功能，使湿去发固。具体辨证分型如下。

（一）肝肾阴虚，风盛血燥

【证候表现】突然脱发，呈圆形或椭圆形，重时毛发全部脱落，常伴有头晕、心悸、失眠、五心烦热，女子月经不调，男子遗精盗汗，成年人常有腰膝酸软。舌质淡红，少苔，脉象弦细或缓。

【辨证】肝肾阴虚，风盛血燥。

【治法】滋补肝肾，养血祛风，生发。

【药物组成】熟地黄15 g，山茱萸10 g，菟丝子15 g，枸杞子15 g，当归10 g，川芎10 g，何首乌藤30 g，桑葚15 g，羌活10 g，柏子仁10 g。

（二）气血两虚

【证候表现】脱发往往是逐渐加重，均匀脱发，毛发不固，轻轻触摸即有脱发，毛发松软，常伴有心悸、气短、唇白、语微、昏眩、嗜睡、倦怠无力。舌淡，苔薄白，脉沉细缓。多因产后或久病，气血两伤所致。

【辨证】气血两虚，血不养发。

【治法】补益气血，养血生发。

【药物组成】当归10 g，白芍10 g，川芎10 g，熟地黄15 g，白术10 g，茯苓10 g，党参10 g，丹参15 g，陈皮10 g，女贞子15 g，墨旱莲15 g，何首乌藤30 g。

（三）血热生风

【证候表现】突然发病，毛发大把脱落，多见于青壮年，急躁易怒，神志不安，夜不能眠，严重者毛发全部脱落。舌红，苔白，脉弦滑。

【辨证】血热生风。

【治法】凉血息风，养阴生发。

【处方】当归10 g，生地黄10 g，牡丹皮10 g，赤芍15 g，女贞子15 g，墨旱莲15 g，钩藤10 g，石菖蒲10 g，合欢皮10 g，五味子10 g，何首乌藤30 g。

脱 发

(四) 脾虚蕴湿，湿热互结

【证候表现】头皮瘙痒，脱皮屑，毛发稀疏，脱落，头油多，大便不干，小便清长，舌淡，苔白，脉象弦滑。

【辨证】脾虚湿盛，湿热互结。

【治法】健脾除湿，清利湿热。

【处方】白术 10 g，枳壳 10 g，薏苡仁 30 g，川萆薢 15 g，车前子 15 g，泽泻 15 g，何首乌藤 30 g，当归 10 g，苦参 10 g，川芎 10 g，茵陈 15 g。

二、用药经验

张志礼教授认为脱发的治疗方向主要包括养血、益肾、除湿、疏肝及息风。养血，因"发为血之余"，主要用药有当归、芍药、川芎、何首乌藤、丹参、山茱萸、枸杞子等；益肾，因"肾主藏精，其华在发"，主要用药有熟地黄、菟丝子、女贞子、墨旱莲、桑葚等；除湿，因"脾主运化"，主要用药有黄芪、党参、白术、茯苓、扁豆、龙胆草、苦参、石菖蒲、萆薢、泽泻等；疏肝，因"肝主情志，百病之生于气也"，主要用药有香附、郁金等；息风，因"伤于风者，上先受之"，主要用药有钩藤、珍珠母、野菊花等。

此外，天麻、羌活、防风、川芎常用于祛风通络，引药上行巅顶，是治疗脱发常用的引经药；石菖蒲、远志、酸枣仁常用于安神定志，因脱发患者多伴有失眠，亦是治疗脱发的常用药物。

三、特色外治方法（生发健发酊）

【药物组成】当归、川芎、生姜、灵芝、蜂王浆、淫羊藿、女贞子、辣椒，75% 乙醇浸泡。

【功用】滋补肝肾，祛风生发。

【适应证】斑秃、雄激素性秃发。

【用法】脱发处外涂，每日 2 次。

【方解】秉承"外治之理即内治之理"的原则，方中以淫羊藿、女贞子、蜂王浆补益肝肾之精气；灵芝补气安神；当归、川芎辛温香散，养血活血，除头脑之风气；外用药之制，"必得通经走络、开窍透骨、拔病外出之品为引"，故以生姜、辣椒、乙醇（基质）辛辣宣透，助药物直达病所，扶正祛邪两擅其功。

四、病案举例

例1：患者，女，43岁，1991年9月5日初诊。患者5个月前曾于染发后感头皮痒，继之呈片状脱落，曾服中西药物并外用生发精治疗效果不明显，逐渐出现眉毛、体毛脱落。自觉口干、纳差，夜寐欠安，多梦易醒，月经错后。诊查：头发脱落3/4，眉毛稀疏，脱发处头皮光亮，其间散在少许毳毛，残存之毛发稍触动即可脱落。舌质淡，苔薄白，脉沉细。西医诊断：普秃；中医诊断：油风。辨证：肝肾不足，血虚脱发。治法：滋补肝肾，养血生发。处方：当归10 g，白芍10 g，川芎10 g，何首乌藤30 g，熟地黄10 g，女贞子30 g，菟丝子15 g，桑葚15 g，黑芝麻15 g，天麻10 g，白术10 g，茯苓10 g，石菖蒲30 g，钩藤10 g，丹参15 g，鸡血藤30 g。外用：生发健发酊外擦，每日2次。

二诊：上方连服1个月后睡眠好，毛发已不脱落，两侧颞部有少量淡色毳毛新生，自觉食后胸腹满闷，眉毛再生不明显。原方去鸡血藤、钩藤，加陈皮10 g，枳壳10 g，白芷10 g。继续服药2个月，饮食增加，睡眠好，全头毛发均已长出并见黑发，唯两鬓毛发仍发白，稍软，眉毛已基本长齐。

按语：患者先天禀赋不足，易受外邪侵袭，故染发后开始出现脱发。虽然是在接触染发剂后发病，但脱发的根本原因在于肝肾不足、气血亏虚。故以滋补肝肾、养血生发为法进行治疗。疗效确切，服用汤剂后不仅解决了脱发的问题，同时饮食及睡眠情况也得到了明显的改善。

例2：患者，女，28岁，1988年8月14日初诊。患者于3个月前突然发现头发呈片状脱落，偶痒，自用鲜姜外搽效果不显，后又外擦多种生发水，并服中西药物，效果均不明显，现眉毛、睫毛也有脱落，不思饮食，失眠多梦，月经错后。诊查：头顶、颞、枕部各有多块片状脱发，约占头发的2/3，脱发区头皮光亮，部分区域有细软毳毛，眉毛脱光。舌质淡，苔薄白，脉沉缓。西医诊断：普秃；中医诊断：油风。辨证：肝肾不足，血虚脱发。治法：滋补肝肾，养血生发。处方：熟地黄10 g，何首乌藤30 g，黄芪15 g，当归10 g，川芎10 g，丹参15 g，白芍10 g，女贞子30 g，桑葚30 g，黑芝麻15 g，天麻10 g，珍珠母30 g，石菖蒲30 g，钩藤10 g。外用：斑蝥1个，百部酒10 mL，浸泡7天7夜后，每日2次外擦。

二诊：服上方1个月饮食稍增，月经正常，睡眠好转，有少量毳毛新生，未见新的脱发区。服药2个月后毛发大部分长出，眉毛亦有生长。服药期间随证加减：心悸时加合欢花、合欢皮、五味子、麦冬；纳差腹泻时加厚朴、白扁豆。

按语： 中医认为精血同源，精血互生，精足则血旺。"发为血之余"是说毛发的润养来源于血；"发为肾之外候"则说明发虽由血滋养，但其生机则根源于肾气。总之，毛发生长与脱落、润泽与枯槁，均与肾的精气盛衰和血的充盈有关。斑秃、全秃、普秃多因精血不足、肝肾亏虚、心肾不交、血虚不能荣养所致；复因腠理不固，风邪乘虚而入，致使风盛血燥，发失所养。故患者多有五心烦热、腰膝酸软、夜寐不安等症状。

本病治宜滋补肝肾、养血填精生发。方中熟地黄、何首乌藤、桑葚、女贞子、黑芝麻滋补肝肾、填精补髓；当归、白芍、丹参养血活血；天麻、川芎活血祛风；黄芪健脾益气，故可见生发之效。

例3： 患者，女，49岁，1987年11月29日初诊。患者近10年头皮瘙痒多屑，洗头逐渐频繁，几乎天天需要洗头，否则瘙痒难耐。近年鼻唇沟、眉毛处起红色斑片并有油性脱屑、瘙痒，头顶部毛发脱落较多。诊查：头顶部毛发稀疏纤细，有糠秕状脱屑，部分头皮可见片状红斑，掺杂有血痂性丘疹。鼻翼、鼻唇沟、眉毛可见皮肤及细碎脱屑，面部皮肤毛孔扩大，表面油腻。舌质淡，苔白，脉弦滑。西医诊断：脂溢性脱发；中医诊断：发蛀脱发。辨证：脾虚湿盛，血虚风燥，毛发失养。治法：健脾除湿，养血润肤，生发健发。处方：白术10 g，薏苡仁30 g，泽泻10 g，车前子15 g（包煎），川芎10 g，生地黄15 g，牡丹皮10 g，当归10 g，赤芍10 g，白芍10 g，女贞子15 g，菟丝子15 g，何首乌10 g，黑芝麻10 g，桑葚10 g，天麻10 g。外用：氯柳酊、生发酊交替使用涂于头皮，复方间苯二酚洗剂外用于面部。

二诊：服上方14剂后，头皮瘙痒、脱屑减轻，头油、脱发减少。再用14剂，头皮瘙痒基本消失，已无明显脱发。

按语： 本病发病十余年，皮损表现为红斑、脱屑、脱发、毛发稀疏纤细、皮肤粗糙，系久病阴血耗伤，血虚风燥证。方中白术、薏苡仁、泽泻、车前子健脾除湿；当归、川芎、生地黄、白芍、赤芍养血润肤；女贞子、菟丝子、桑葚、黑芝麻滋阴益肾；天麻、川芎祛风活血。全方共奏健脾除湿、养血润燥、生发健发之功。

（陈维文）

庄国康从心论治斑秃经验

庄国康，中国中医科学院广安门医院主任医师，教授，博士研究生导师，第五批全国老中医药专家学术经验继承工作指导老师，第三届首都国医名师。庄教授从事皮肤科专业60余载，在中医药治疗各类皮肤病方面积累了丰富经验，对斑秃治疗也有独到见解。庄教授特别强调情志失调在斑秃发病中的作用，重视心神对情志的主导作用，基于心主神明理论从心论治斑秃屡获奇效。

庄教授认为斑秃治疗重视肝肾，但不可拘泥于肝肾，应求因求本，辨证论治。临证中，庄教授强调情志失调在斑秃发病中的作用，认为因情志失调所致的斑秃不能单纯疏肝理气，更不可盲目补肝肾，应当注重心对情志、毛发的调控作用，厘清毛发、心、情志三者之间的相互关系，临证方可胸有成竹。

一、从心论治斑秃理论内涵

（一）发属心，禀心而长

《本草纲目》有载："发属心，禀火气而上生。"《小儿卫生总微论方》云："五脏皆有毛，其发属心，心为火，火性炎上，故发生上抢也"，均提出心火居于上，头发向上生长之性与心火向上升腾之性相应；若心火亢盛，内郁生风，则易摇动毛发而致其脱落。《类经》言："心为一身之君主，禀虚灵而含造化，具一理以应万机，脏腑百骸，惟所是命，聪明智慧，莫不由之，故曰神明出焉。"心藏神，主神明，具有统摄脏腑百骸、一身内外之功，故毛发生长也受心神调控；若心神逆乱，统领失司，则毛发生长失调。《救伤秘旨》亦云："人有五余，头发属心，血之余。"《本草崇原》言："中焦取汁，奉心化赤而为血。"心主血脉，参与血液生成，心血充盛，血脉通畅，血液流布全身，头发得血液涵养方能茂密润泽；若心血不足，毛窍失养则毛发枯萎难生。因此，毛发生长健旺受到心神、心血及心火的调节，故谓之发属心。

（二）心神清明，统领有司，情志内安

心主神明是指心处于五脏之首，为五脏六腑之大主，具有统领脏腑形骸、主导精神活动的功能。心为君主之官，心神以清明为要，因此《素问》中有"主明则下安""主不明则十二官危"之论。《灵枢》有言："所以任物者谓之心。"人体复杂的精神活动、思维过程均由心发出。情志是神的表现形式，《类经》有言："凡情志之属，惟心所统"。心神清明，神气舍于心，各脏腑在心神统领下正常协调，五脏精血充盈，心神对精神活动调控有力，则形神和谐、情志调畅，头发滋养有源而发荣不落。《素问》有言："诸血者，皆属于心。"心主神明与心主血脉相依互用，心神通过影响心主血脉的功能也可间接影响情志。若心神不能驭气行血，血液输布异常，进而导致心神失养，导致惊惕不安、悲伤欲哭等情志改变，血不能上输也会直接导致毛发失养而焦枯脱落。

（三）情志失调，气逆血亏，发落不长

早在明代，中医已经认识到情志失调与脱发之间的相关性，如《寿世保元》记载："儒者因饮食劳役及恼怒，须发脱落。"《素问》强调"百病生于气"，情志致病的基本病机是气机失调，气机失调引起机体内在气血变动，变生它邪，导致斑秃发病。庄教授认为，情志失调有多种途径可以导致斑秃脱发，如导致气郁化火，火热冲于上，损阴耗血，变生内风，风燥两邪相夹上窜于巅顶，风动木摇，头发脱落；或因情志失调损伤气机，导致气不行血，气滞血瘀而不能上输濡养毛发而间接导致斑秃脱发。

二、庄教授从心论治斑秃诊疗思路

庄教授认为，治病之道，无论汤药、针石、艾灸等，应以调神为本，形神兼顾。情志活动是神的具体表现，情志失调关乎心神，这也是斑秃发病的重要诱因。基于心主神明理论，庄教授从心论治斑秃，认为心神、心血、心火与头发生长息息相关，临证多采用调心安神、养血活血及清心降火诸法施治，并注重患者心理疏导，随证配伍，灵活应用。

（一）证辨虚实，调心安神

庄教授强调，情志虽分属五脏，但总归心神统摄调节，调节情志关乎安

神，心藏神，故安神以调心为要。《素问》言："邪气盛则实，精气夺则虚。"情志失调就其临床表现而言，也有虚实两端，如诸忧郁痴、惊悸不寐属于虚，诸狂躁癫属于实。辨治情志所致的相关疾病，应先分虚实，"实者有余，虚者不足"，治疗当"损有余，补不足"。

庄教授认为，神舍于心，有赖心血濡养，心血虚的斑秃患者不仅有心悸怔忡、胸闷气短、面色无华的表现，还常伴有惊悸、失眠、多梦、恐惧等心神失养的表现，正如《杂病源流犀烛》所言："血盛则神明湛一，血衰则神气昏蒙"。虚者当以充沛心血而清明心神，对此类患者，庄教授擅选补心养血、安神定志之品，喜用酸枣仁、柏子仁、大枣、龙眼肉等，上诸药性味甘平，甘润滋养而安神力宏。心阳亢盛、热扰心神也可导致惊狂、失眠、燥扰不宁、焦灼难安等实证，应遵"惊者平之"治法，以重镇安神法平抑实邪。庄教授用药常选用介石类药物重镇安神，诸如朱砂、龙骨、牡蛎等有质重沉降之性，重则能镇，可以祛怯，沉可安神，平惊定志。药理学研究证实，上述调心安神类中药不仅具有镇静、催眠、抗抑郁的作用，部分还可以改善机体免疫功能，促进斑秃患者免疫平衡的恢复。

（二）养血补心，活血化瘀

发为血之余，血不养发所致的斑秃脱发，临床包含以下两种情况：一为血虚不足，无以濡养；二为血瘀脉阻，不能濡养。心主血脉，血虚或血瘀均与心密切相关。《诸病源候论》有云："若血盛则荣于须发，故须发美；若气血衰弱，经络虚竭，不能荣润，故须发脱落。"庄教授认为，心血不足所致斑秃脱发常发生在病后、产后或经慢性消耗而出现，临床表现为斑秃突然发病，渐进性加重，全头毛发枯槁不荣并伴有唇白、心悸、倦怠懒言等营血耗伤的表现。对于此类患者，庄教授常用酸枣仁汤或天王补心丹加减以补血养心，或佐以八珍汤之属大补气血；对于病程日久的重症患者，若伴有精神萎靡、身心憔悴的表现，庄教授常用炙甘草汤加减。《医原》言："脉不通则血不流，血不流则毛色不泽。"血瘀而致斑秃者起病偏长，常伴有头痛、偏头痛或胸胁痛的表现，疼痛性质以刺痛为主，头皮常伴有刺痒不适。庄教授常以通窍活血汤祛除此类患者的头面瘀阻。此外，庄教授治血还注重肝脏的协同作用，注重发挥肝主藏血、主疏泄的功能，使肝辅心行血、畅达情志而助心神内守，故方中常佐入柴胡、白芍、香附、川芎等药养肝血疏肝气。庄教授认为，斑秃病程日久，久病致虚致瘀，患者常有血虚血瘀并见的复杂表现，临证应辨证分析，灵活用药，必要时"通""补"并用。庄教授曾以通窍活血汤组方举例，其方中不仅以桃仁、红花等药活血化瘀，还加大枣养血补心，有活血祛瘀兼以养血之意。

（三）清心降火，交通心肾

《素问》言："君火以名，相火以位。"君火即心火，相火即命门之火，君火在上而主于心，相火在下而出于肾，各安其位，则心肾交济、形神共俱。庄教授认为，若心火妄动，可煎灼血液，造成血热生风而动摇毛发，致使斑秃脱发；心火内炽，郁于血分，患者常伴情绪烦躁、口舌生疮、头皮屑多且瘙痒。针对心火妄动，庄教授常用竹叶、黄连、甘草梢等清泻心火，并配伍牡丹皮、生地黄以助凉血清热。现代医家刘渡舟先生也指出"发为血余，而主于心""心火及血，则血热而不荣于毛发"，导致头痒发脱，故以三黄泻心汤"泻其心火，凉其血液，坚其毛发"，使心静血凉，发固不脱。若肾水不足，不能上济心火，而致心火独亢，亦可导致毛发脱落不长，患者常伴有五心烦热、耳鸣眩晕、遗精带下等。庄教授认为，肾水亏于下而心火独亢于上导致虚风内动者，治宜滋阴以抑阳而不可妄用苦寒直折，即唐代王冰所谓"壮水之主，以制阳光"。对于此类患者，庄教授用药常参照六味地黄丸、左归丸等方义辅以熟地黄、山茱萸、鹿角胶等滋肾益精、潜阳降火，虚火不生、心火不亢，则发不动摇。

（四）疏导心理，内修精神

斑秃病在毛发，为形败；其起病至转归均与情志相关，为神伤。中医治病不局限于治形，更在于协调形神关系，遵循形神共养的养生原则以"守神全形"和"养形全神"。《灵枢》述："告之以其败，语之以其善，导之以其所便，开之以其所苦。"庄教授认为充分沟通对于患者树立信心、提高依从性有重要作用，因而临证常常不吝时间耐心开导患者，引导患者寻找生活乐趣而不过分关注头发。临床研究证实诊疗过程中重视调节患者的精神情志状态、给予适当心理干预可以明显提高临床疗效。这也启示青年医师要重视患者教育，积极疏导患者心理，引导患者正确认识斑秃的疾病变化过程，注重指导患者形神共养，顺应季节变化内修精神、调摄情志，促进斑秃治愈。

三、病案举例

患者，女，51岁，2021年10月21日初诊。主诉：头发多发斑片状脱落3个月。现病史：3个月前患者因家庭变故导致情绪悲伤、抑郁，枕后出现斑片状脱发，进行性出现新发脱发区，曾自行口服复方甘草酸苷胶囊等，未见好转。现症见：情绪低落，时有心烦，伴心悸、头昏乏力，汗多，纳可，眠差，二便调，舌偏红苔白，脉细无力。体格检查：一般情况良好，系统检查无异常。皮肤科情况：全头散在斑片状脱发区，脱发面积＞50%头皮面积，拉发试验阳性。既往有斑秃、高血压病史，否认合并其他疾病。西医诊断：斑秃；中医诊断：油风。辨证：心神失养，火盛水亏证。治法：养心安神、滋阴降火。方剂：以酸枣仁汤合六味地黄丸加减。药物组成：炒酸枣仁30 g（捣），知母12 g，茯苓9 g，川芎15 g，当归15 g，炙甘草9 g，黄芪30 g，麦冬15 g，熟地黄24 g，酒山茱萸12 g，山药12 g，牡丹皮9 g，泽泻9 g，柴胡12 g，荆芥9 g，防风12 g，钩藤9 g。14剂，水煎，每日1剂，早晚温服。向患者解释斑秃复发的原因及病程特点，嘱患者调整生活方式，放松心情，清净养神，适当活动，不可忧愁思虑过度。

2021年11月6日二诊：患者自觉脱发量较前稍有减少，拉发试验弱阳性，心烦好转，情绪转佳，眠可。舌偏红，舌尖红，脉细。前方合入焦栀子9 g，淡豆豉6 g宣畅气机、疏散郁热，复予21剂，用法同上。鼓励患者放松心情，树立信心，乐观生活。

2021年12月3日三诊：患者部分脱发区已有细小绒毛出现，自觉脱发量减少，拉发试验阴性，无心烦，情绪、睡眠较前均好转，悲伤情绪大有改善。舌淡红苔薄白，脉细。前方去焦栀子、淡豆豉，加桂枝6 g温通心阳，以21剂巩固疗效。

2021年12月24日四诊：患者自觉无明显脱发，原有脱发区细小绒毛增多，色淡黑，拉发试验阴性，情绪可，睡眠无进一步改善，夜间时惊醒。舌偏红，苔薄白，脉细滑。三诊方中加生龙骨15 g（先煎），生牡蛎15 g（先煎），予14剂。

2022年1月7日五诊：患者脱发区均有细小绒毛生长，发色较前增深，精神佳，睡眠改善。舌淡红，苔薄白，脉滑。效不更方，复予14剂，煎服法同前。半年后随访，该患者头发已生长正常。

按语：本案患者为中老年妇女，既往有斑秃病史，本次因家庭变故受精神刺激、情志失调而导致斑秃复发。研究证实，脱发面积>50%的斑秃患者，仅有8%可以恢复。该患者脱发面积大，前期治疗不积极，总体预后较差。情志失调是患者本次复发的重要诱因，贯穿患者病程始终，也是本例患者治疗的关键。清代《校准医醇賸义》载："然七情之伤，虽分五脏而必归本于心。"情志虽分属五脏，但致病先伤心神，故从心论治。心神失养，气郁不畅，故情绪低落，时时忧愁，这属于情志失调"虚"的表现；病程日久，精血易耗而难新生，故见头昏乏力等精血不足之征象；肾藏精，肾水下亏不能上济于心，心火炽盛故见患者心烦、眠差。本例患者辨证为心神失养，火盛水亏证，治以养心安神、滋阴降火，方药予酸枣仁汤合六味地黄丸加减。酸枣仁汤是张仲景《金匮要略》中的经典方，也是庄教授从心论治斑秃的常用方。现代药理证实酸枣仁汤具有镇静催眠、抗焦虑、抗抑郁等情志调节作用，本案中重用炒酸枣仁 30 g 以补心安神，佐黄芪、当归增强益气补血养心之功；麦冬合知母，滋阴而清心除烦。患者病久耗伤肾精，水火不交、心火独亢，阳病治阴，故以滋阴壮水以降心火，取六味地黄丸滋阴补肾之意，以熟地黄、酒山茱萸及山药相须滋阴，再以泽泻泄浊，牡丹皮、知母清火，加茯苓渗湿健脾，有补泻同施又防滋腻之功。方中柴胡性味辛苦而入肝胆经，尤善调达肝气而解郁滞；川芎行气之中可活血，二药相合，重在疏肝而调气机，畅达情志。"高巅之上，唯风可到"，斑秃病位最高，故以荆芥、防风、钩藤引药上行，有升散宣通的特点，且行之散之，又有助于舒畅患者情志、控制血压。就诊时注重倾听患者心声，开导患者，指导患者放松心情，调摄养生，注重以"和"为贵。治则治法正确，患者二诊便精神情志好转，临床见效。后期复诊，随症用药加减变化，疗效基本满意。

总之，斑秃的病因病机复杂，病程存在不确定性，治疗周期长，部分患者脱发面积大、药物应答不佳，严重影响患者生活。研究发现情志失调与斑秃发病密切相关，情志失调是斑秃的诱因，斑秃又加重情志失调而造成恶性循环。庄教授基于心主神明理论，从心论治斑秃，注重心神、心血、心火对毛发生长的调节作用，并重视疏导患者心理，使其心神清明、血充络畅、心静血凉，患者心神清明、情志调和，毛发滋养有源而荣润复生。

（魏荣宣　曾　雪）

王萍基于精血同源辨治斑秃

王萍，首都医科大学附属北京中医医院皮肤科主任医师，国家中医药管理局中医皮肤病学重点专科学科带头人。擅用中医、中西医结合的方法治疗各种急慢性及疑难皮肤病，尤以银屑病、红斑狼疮、湿疹、脱发等疾病为特色治疗病种。针对斑秃，王萍教授在继承前辈学术经验的基础上，提出基于精血同源治疗斑秃的辨证思路，并将"贺氏三通法"运用于本病的治疗，特色明显。

一、从精血同源论治斑秃

王萍教授认为尽管不同医家对斑秃认识不同，临床辨证分型众多，但总有精血不足的因素在内，因此，也多从精血论治。所谓精血同源，又称"肝肾同源""乙癸同源"，即精与血之间存在着相互资生和相互转化的关系，肝血的化生有赖于肾中精气的气化；肾中精气的充盛，亦有赖于肝血的滋养，即精能生血，血能化精，精能化血，血能生精，精血互生，故有"精血同源"之说。脱发总与气血有关，发的生机根源于肾，肾藏精，其华在发，精化血，精血旺盛，则毛发壮而润泽；反之，精血不足，无以荣养毛发则发丁枯不荣，故又曰"发为血之余"。

王萍教授认为，斑秃的根本病因病机在于：发病初期或青壮年发病者多因平素情志抑郁化火，或过食辛热炙煿之品，气有余便是火或气郁化火，气病及血，致血热生风，风气上窜巅顶，发根失于阴血濡养，导致风动发落；病久可致瘀血阻络，新血不能养发，而致发脱落；或气血亏虚，发失所养；亦有部分患者或素体肝肾不足（儿童多见），精不化血，血虚不能荣养肌肤毛发，腠理不固，风邪乘虚而入，风盛血燥，发失所养，故而脱发。临床上根据主症不同，常将本病分为血热生风证、瘀血阻滞证、气血不足证和肝肾不足证4个证型辨证论治，具体如下。

（一）血热生风证

【证候表现】发病时间短，突然脱发，进展很快，偶有头皮瘙痒，部分

脱　发

患者伴头皮烘热，心烦易怒，急躁不安，甚则眉毛、胡须脱落，舌质红，苔薄黄，脉弦数。

【病因病机】 此型多见于青壮年患者，是由于年轻人素体热盛，血气方刚，或平素心情急躁，心经有火，或情志不遂，郁怒伤肝，肝火内动致血热生风或心肝火旺，热扰营血，风气内生，风动发落。青壮年斑秃多属血热生风证。金元四大家之一的张从正在《儒门事亲》中所言："至如年少，发早白落或白屑者，此血热太过也。世俗只知发者血之余也，血衰故尔。岂知血热而寒，发反不茂。肝者木也，火多水少，木反不荣，火至于顶，炎上之甚也"，指出了本病的病因病机为血热生风，上窜巅顶。清代《冯氏锦囊秘录》："发乃血之余，焦枯者血不足也，忽然脱落，头皮作痒，须眉并落者，乃血热生风，风木摇动之象也"，阐述了毛发与气血的关系及发脱的病因病机。现代伤寒大家刘渡舟也曾言，发为"血余"而主乎心，心属火而主血脉。心火上炎，血热不荣，反为焦灼之变，是以毛脆发落而为病。以三黄泻心汤，苦寒直折心火，清心凉血，待心血平静自能上荣于发，则发根坚固，发不脱落。

【治法】 补肾益精，凉血消风。

【方剂】 凉血活血汤合二至丸加减。

【药物组成】 生地黄 30 g，熟地黄 30 g，丹参 30 g，女贞子 15 g，墨旱莲 15 g，生侧柏叶 15 g，荷叶 10 g，牡丹皮 10 g，白蒺藜 10 g，槐花 10 g，白茅根 30 g，葛根 10 g。

【加减应用】 伴头皮脂溢明显，心烦易怒，口干口苦，舌边尖红，苔黄或黄腻，脉弦滑或滑数，属肝经湿热，加龙胆草 6 g，黄芩 10 g，车前草 10 g 等；头皮痒，属肝经风热或血热生风，可加天麻 10 g，钩藤 10 g；热重可加羚羊角 0.6 g，水牛角 15 g；心烦失眠者属心火内扰，可酌加栀子 10 g，连翘 10 g，莲子心 6 g，黄连 6 g，石决明 30 g，珍珠母 30 g 等以清心安神。

【中成药】 可选龙胆泻肝丸、防风通圣丸、泻肝安神丸、皮肤病血毒丸等。

（二）瘀血阻滞证

【证候表现】 患者常无意间发现头发脱落，发病前多伴有头痛、偏头痛等症状。多表现为头发成片脱落，伴有夜寐多梦，或烦热难以入睡，舌质暗红、暗淡或有瘀斑，苔白或黄，舌下络脉紫暗，脉沉细或弦涩。

【病因病机】此型患者多平素情志不遂，致郁怒伤肝，气机不畅，肝郁气滞血瘀，血瘀致毛窍失于气血的营养供应，毛根松动，终使毛发脱落。肝脏的疏泄功能并不局限于气机条畅，还涉及血液的运行、物质代谢及精神活动等方面。情志致病，与现代研究中所论述的"斑秃为一种精神相关性疾病"相契合，是指在情志不畅的基础上，出现肝郁气滞，进而出现血液瘀阻，发根毛窍失养。综合古代文献，如唐宗海《血证论》中指出瘀血与脱发的关系，认为血瘀亦可导致脱发，"凡离经之血，与养荣周身之血已睽绝而不合，与瘀血在上焦，或发脱不生"。又如清末著名医家王清任则认为本病的病因病机为血瘀阻络，其在《医林改错》中写道："皮里肉外血瘀，阻塞血路，新血不能养发，故发脱落。无病脱发者亦是血瘀"，并认为通窍活血汤治疗脱发疗效显著。

【治法】疏肝解郁，活血通络。

【方剂】逍遥散合通窍活血汤加减。

【药物组成】柴胡10 g，当归10 g，白芍15 g，白术10 g，香附10 g，桃仁10 g，红花10 g，丹参30 g，川芎10 g，益母草30 g，熟地黄10 g，菟丝子15 g。

【加减应用】如伴有头发油腻，或胸膈痞闷，大便黏滞不爽，舌质暗红苔腻，舌下络脉青紫，脉滑，为湿邪阻滞。湿性黏腻，痰湿之邪阻滞气血运行，而致血瘀证。可酌加苍术10 g，厚朴10 g，陈皮10 g，石菖蒲10 g，荷叶10 g，生侧柏叶10 g，瓜蒌10 g，木瓜10 g，赤石脂10 g等以燥湿化痰。

【中成药】可选大黄䗪虫丸、红花逍遥丸、四物颗粒等。

（三）气血不足证

【证候表现】多见于病后或产后，脱发范围由小到大，数目由少而多，呈渐进性加重。脱发区能见到散在、参差不齐的残余头发，轻轻触摸就会脱落。伴头晕目眩、失眠多梦、心悸气短、乏力嗜睡，唇白，舌淡，苔薄白，脉细弱。

【病因病机】此型辨证为血虚不荣，风热攻注。产后或病后气血两虚，血不养发，发无生长之源，发根空虚而发落成片。肝肾不足，则精不化血，而发又为血之余，血少则无以生发。责之心脾。此型与肝脾肾三脏功能密切相关。《诸病源候论》谓："冲任之脉为十二经之海，谓之血海，其别络上唇口。若血盛则荣于须发，故须发美；若血气衰弱，经脉虚竭，不能荣润，

脱 发

故须发脱落……风热乘虚，攻注而然。"治宜益气养血、健脾生发。方用八珍丸、十全大补丸或人参养荣丸等加减。《金匮要略浅注补正》曰："冲任之血，为肝所主，即血海之血也，行于络脉，男子络唇口而生髭须。"陈实功《外科正宗·油风》亦言："油风，乃血虚，头发干枯，成片脱落，皮红光亮，痒甚，由血燥生风所致。夫发为血余，肾主发，脾主血，发落宜补脾肾……脉弦气弱，皮毛枯槁，头发脱落，黄芪建中汤主之。"

【治法】补益心脾，养血安神。

【方剂】归脾汤加减。

【药物组成】熟地黄10 g，党参10 g，白术10 g，当归10 g，丹参30 g，龙眼肉15 g，酸枣仁15 g，桑葚10 g，黑芝麻10 g，茯神10 g，黄精10 g，炙甘草10 g，大枣10 g，生姜3片。

【加减应用】伴月经量少可加阿胶15 g、何首乌6 g以养血；夜寐欠安加夜交藤15 g，珍珠母30 g，五味子10 g，丹参30 g以养血安神。

【中成药】可辨证选择八珍颗粒、四物颗粒、人参归脾丸、柏子养心丸、人参养荣丸、养血生发胶囊等以养血安神。

（四）肝肾不足证

【证候表现】多见于40岁以上者，病程日久，或有反复发作，平素头发细软，焦黄或花白，发病时头发常大片脱落，严重时还会出现眉毛、腋毛、阴毛乃至毳毛的脱落。伴面色㿠白、肢体畏寒、头昏耳鸣、腰膝酸软，舌质淡有裂纹、苔少或无苔，脉沉细无力。

【病因病机】所谓"发为血之余""发为肾之外候"指的是发的生机根源于肾，肾藏精，精化血，精血旺盛，则毛发粗壮而润泽，精血不足则毛发多白且易脱落；肝主疏泄与藏血，可贮藏血液调节血量，并促进血液的运行输布，肝血不足，无以滋养头发，则发枯脱落。此型多见于中老年斑秃，复发性斑秃、普秃、全秃患者。《素问·五藏生成》中云："肾……其荣，发也。"《素问·六节藏象论》中说："肾……其华在发。"肾精的盛衰往往影响着毛发的生长与脱落、润泽与枯槁。《素问·上古天真论》中亦云："女子七岁，肾气实，齿更发长……四七，筋骨坚，发长极……五七，阳明脉衰……发始堕……丈夫八岁，肾气实，发长齿更……五八，肾气衰，发堕齿槁……八八，天癸绝，精少，肾藏衰……则齿发去"，说明了毛发生长与肾脏的重要关系。《金匮要略》载："夫失精家……发落，脉极虚、芤、迟"，进一步提出毛发生长与精血的关系密切。《诸病源候论·虚劳精血出候》也提出："肾藏精，精者，血之所成也。"精与血之间存在着相互资生和转化的关系，因而肾精充足，则可化为肝血而充实血液。后世《张氏医通·诸血门》曰："精不泄，归精于肝而化清血。"因此，毛发生长也依赖于气血的滋养与推动，发的生长，赖血以养，故称为"发为血之余"。

【治法】滋补肝肾，养血祛风，填精益髓。

【方剂】七宝美髯丹合二至丸加减。

【药物组成】当归 10 g，何首乌 6 g，枸杞子 10 g，黑芝麻 15 g，桑葚 10 g，女贞子 15 g，墨旱莲 15 g，菟丝子 15 g，熟地黄 15 g，黄精 10 g，山萸肉 10 g，茯苓 10 g，白芍 15 g，山药 15 g，炙甘草 6 g，五味子 10 g 等。

【加减应用】伴腰膝酸软等肾虚症状，可加生杜仲 10 g，川续断 10 g，牛膝 10 g 等以补肾壮骨；若伴乏力、便秘等症状，多属脾肾阳虚，可加肉苁蓉 30 g，白术 15 g 以补益脾肾；若伴畏寒肢冷、腰膝酸软、阳痿早泄等症多为肾阳不足，精关不固，可加肉苁蓉 10 g，淫羊藿 10 g，巴戟天 10 g，煅牡蛎 30 g 等以温肾壮阳，伴心烦易怒、失眠健忘等多属肾阴不足，心肾不交，虚火扰心，可加山萸肉 10 g，黄精 10 g，五味子 10 g，酸枣仁 10 g，车前子 10 g 等以补肾阴、清心安神。

【中成药】可辨证选用二至丸、精乌胶囊、六味地黄丸、七宝美髯丹、神应养真丹等。

二、巧用"贺氏三通法"治疗斑秃

中医适宜技术在斑秃治疗中的优势也很明显，针灸治疗脱发的文献最早出现在清代，《医宗金鉴》中首次记载了局部刺络之法治疗本病。其主要作用机制是通过对穴位、经络的刺激，起到疏通经络、活血化瘀、调和阴阳的作用，从而提高微循环功能，改善头皮及毛窍供血，使毛发得以充养。其中，国医大师贺普仁老先生创立的贺氏针灸三通法在斑秃治疗中疗效较著，简言之，三通法的大致运用有，具体如下。

1. 微通（毫针）

贯穿治疗始终，适用于各辨证分型。主穴：三阴交、足三里、太冲、内关。血热生风者加风池、血海、太阳；血瘀者加膈俞、内关、外关；气血两虚者加百会、太溪、肝俞；肝肾亏虚者加关元、太溪；失眠者加印堂、安眠。采用毫针直刺、平补平泻法，留针 30 分钟，隔日 1 次。

2. 强通（刺络放血）

适用于血热生风、血瘀阻窍等实证。梅花针叩刺法通过使用中等力度手法对斑秃区进行叩刺，亦可随证配穴，叩刺程度多以治疗区隐隐出血为度。

3. 温通（火针或艾灸）

火针依皮损面积及部位选用中粗火针或细火针，密刺阿是穴，点刺不留针。血瘀：血海、膈俞、肝俞；血虚：血海、三阴交；肝肾不足：肝俞、肾俞、血海、三阴交；艾灸多适用于肝肾、气血不足等虚证。皮损局部消毒，用老姜擦至出现灼热感，然后施艾条灸，温度以能忍受为度，灸2~3分钟，隔日1次。

三、病案举例

患者，男，21岁，2017年12月28日初诊。主诉：脱发4月余，加重1个月。病史：患者4个月前头顶及枕部出现大小不等的圆形脱发斑，就诊于当地医院，考虑"斑秃"，给予口服复方甘草酸苷片，外用5%米诺地尔酊，自觉效果不佳。1个月前头颅MRI检查发现右额外侧血管瘤，并行开颅肿瘤切除术，术后头皮、眉毛脱落明显，逐渐加重，为求进一步诊治遂来诊。现症见：脱发，焦虑，乏力，眠欠安，多梦，二便调。专科检查：头部毛发稀疏，头顶及枕部散在大小不等的圆形脱发斑，眉毛、睫毛、胡须部分脱落，舌淡胖，苔薄白，脉弦细。西医诊断：斑秃；中医诊断：油风。辨证：肝郁血虚，脾肾阳虚。治法：养血疏肝，健脾益肾。方剂：逍遥散加减。药物组成：柴胡10 g，黄芩10 g，茯苓15 g，白术15 g，香附10 g，郁金10 g，当归10 g，何首乌藤10 g，羌活3 g，川芎6 g，桃仁12 g，桑葚15 g，菟丝子15 g，天麻6 g，紫石英15 g，炙甘草10 g。

2个月后二诊：患者仍有脱发，焦虑消失，仍乏力困倦，纳可，眠欠安，大便溏，小便可，舌淡胖，边有齿痕，苔白腻，脉濡缓。调整治法为健脾除湿，滋阴固肾。处方：炒白术10 g，猪苓10 g，川萆薢10 g，何首乌藤15 g，车前子10 g，川芎6 g，泽泻9 g，桑葚15 g，赤石脂10 g，生地黄10 g，熟地黄10 g，羌活3 g，当归10 g，黑芝麻15 g，菟丝子15 g，合欢皮10 g。

3个月后三诊：部分睫毛及眉毛长出，头部有细绒毛出现，头皮脂溢减少。舌尖红，苔薄黄，脉弦滑。中药调整治法为健脾除湿、养血固肾，佐以清热，前方去赤石脂、生地黄、熟地黄，加柴胡10 g，淡竹叶6 g，黄连3 g。

4个月后四诊：睫毛、眉毛进一步长出，头顶、胡须毛发亦有明显恢复，自觉乏力感减轻，睡眠质量较前改善。前方去淡竹叶、黄连，加巴戟天、怀牛膝。

半年后随访，头发及眉毛已基本恢复。

按语：肾为先天之本，脾为后天之本，患者脾肾阳虚，气血生化不足，故导致脱发。脱发后原本心情不畅，肝气郁结，加之颅内肿瘤，使之益甚。肝木乘脾土，进一步加重脾虚及血虚，导致脱发进一步加重。治疗应养血疏肝、健脾益肾。辨证准确，故疗效确切。

（王　萍　蓝海冰）

张丰川从气、精血、瘀论治脱发

张丰川，北京中医药大学东方医院皮肤科主任，临床医学博士，博士研究生导师，现任中国民族医药学会皮肤病分会副会长、中国整形美容协会中医美容分会秘书长、北京中医药学会皮肤病专业委员会副主任委员兼秘书长等。张教授主张从气、精血、瘀三方面着手治疗脱发，提出在治疗脱发的不同阶段，应施以相应的治疗法则：初期，固发在气；中期，生发在精血；后期，病久入络成瘀，治在活血散瘀。

临床上常见的脱发主要有斑秃、雄激素性秃发和休止期脱发。斑秃指头皮毛发骤然发生斑片状脱落，而毛囊正常，俗称"鬼剃头"，其重者头发可全部脱落，称全秃，最重者全身毛发均可脱落，称普秃；雄激素性秃发，也称男性型脱发，指自青年时期开始，前额、前头顶、后头顶部位进行性脱发；休止期脱发主要表现为弥漫性脱发，头发轻拉即可拔出。目前斑秃、雄激素性秃发、休止期脱发的病因皆不明确，斑秃可能与精神过度紧张、过度劳累、遗传等因素有关；雄激素性秃发与雄激素敏感性、年龄、皮脂溢出、遗传等因素有关；休止期脱发与药物、不良刺激、疾病等相关。

中医学认为脱发的发生多因血虚、阴虚、湿热、血热所致，其辨证以血虚风燥、肝肾阴虚、血热肝旺、脾胃湿热等证型为主，治疗上以养血润燥、滋肝补肾、清肝凉血、清热除湿为常用治疗方法。张教授主张从气、精血、

脱 发

瘀三方面着手治疗脱发,提出在治疗脱发的不同阶段,应施以相应的治疗法则。现具体介绍如下。

一、发之固养,主在气

脱发初期,应先着手于减少脱发的发生,再议生发,这是"节流"与"开源"的关系。主在气,主要指肾气,兼及脾肺之气。

气乃生命活动最基本的精微物质,气的盛衰,对于毛发的固定与枯荣皆有重要作用。《素问·上古天真论》云:"女子七岁肾气盛,齿更发长……五七,阳明脉衰,面始焦,发始堕……六七,三阳脉衰于上,面皆焦,发始白……丈夫八岁肾气实,发长齿更……五八,肾气衰,发堕齿槁。六八,阳气衰竭于上,面焦,发鬓颁白……八八则齿发去",说明肾气足则头发生长旺盛、发质润泽、色泽乌黑、发固难脱;肾气不足则头发生长迟缓、发质枯槁、色泽灰白、发脱难固。肾主藏精,以气为用,所以在脱发初期,补肾气、固本源是治疗的重心。脱发病程缠绵,治疗周期相对较长,故在长期的治疗过程中,为了防止药性的偏寒与偏热影响机体,宜选用平补肾气之品。张教授在临床上常用的药物有菟丝子、沙苑子、覆盆子、枸杞子、金樱子、桑寄生等。张教授在治疗中还强调补泻结合,常引用六味地黄丸的补泻法则来指导临床用药,反对强补、呆补,常在补益药中加入川牛膝、车前子、泽泻等药物,动静结合、补泻并举。张教授在早期脱发用药时,喜用桑寄生,他认为桑寄生可寄生于其他植物上,固着力强,《神农本草经》记载其有"坚发齿"功效,故适合固发。

脱发初期,补肾固发为先,但需兼及脾肺。肺主气,主宣发肃降,外合皮毛,肺气虚则宣发无权,气血不达毛窍,毛发失养而易脱;脾主运化,脾主升清,脾气不足则生化无权,气血生化不足则不能生发上荣,气失固摄,血失濡养而头发脱落。临床上,张教授多用太子参、党参、生黄芪等药物。

二、发之生长,主在精血

肝藏血,肾藏精,精血同源,互生互依,精足则血旺,血旺则精盈。《内经》云:"肾者主蛰……精之出处,其华在发。"《类经》又云:"肾属水,肾藏精,骨藏髓,精髓同类,故肾合骨,发为精血之余,精髓充满,其发必荣,故荣在发。"发为血之余,毛发的生长与润泽来源于血的荣养。肝肾不足，毛发失于精血滋养，故新发不得生长。

脱发之病因虽有不同，究其根源是以虚为本。或因情志不遂，或因劳力过度，或因嗜食肥甘，或因年事已高，久之皆使肝肾精血耗损，精血亏虚而发失荣养。在治疗本病之初，既防脱发，又解决了风、湿、热等标象后，应以补血填精益髓为要，方使生发有源。临床常选用女贞子、墨旱莲、熟地黄、鹿角胶、龟板胶、全当归、山萸肉、山药等。张教授在应用补益精血药物时，反对大堆补益药物结合，强调滋阴养血益精药物大多滋腻碍胃，注重配合调理脾胃药物，张教授常说"擅补者，必擅调理脾胃，脾胃和则运化强壮，药效方为身体之用"，主张在补益药方中加入鸡内金、神曲、生山楂、陈皮，以促进补益药物的消化吸收；同时张教授还强调引经药物的使用，主张在辨证基础上加入羌活、菊花、蝉衣、桑叶等药物，以促进药物上行到达病所，提高疗效。

三、发脱病久入络，重在活血散瘀

脱发的发生，情志因素是很重要的一方面，情志所伤，气机逆乱致气滞血瘀；同时外伤、气虚、血热、湿热等皆是瘀血形成的重要原因。瘀血阻滞脉络，瘀血不去，新血不生。又因毛发生长的自然过程和病情的迁延，脱发常病久入络。王清任《医林改错》云："伤寒、瘟病后头发脱落，各医书皆言伤血，不知皮里肉外血瘀，阻塞血路，新血不能养发，故发脱落。无病脱发，亦是血瘀"，强调了血瘀脱发的重要性，并提出通窍活血汤等方剂，在治疗脱发时不容忽视。

瘀血既是脱发的病因，又是发病之结果。在治疗脱发时，气滞血瘀者应兼顾行气活血化瘀，气虚致瘀者当益气活血化瘀，血热迫血妄行、血溢脉外致瘀者当凉血散血化瘀。临床常选用川芎、赤芍、桃仁、红花、鸡血藤等养血活血散瘀药，张教授强调活血时需养血，血足瘀血才能化；同时需注意动静结合，每每在方中加入玫瑰花、月季花等既活血又轻清上浮的花类药物。对于病程较长的严重脱发，更应重视活血通络散瘀，宜加入全蝎、蜈蚣、地龙等通络之品，并配合使用梅花针叩刺局部经络腧穴以促进气血来复。值得一提的是，张教授在应用活血散瘀法时，常加用疏肝理气之生麦芽、生稻芽等，一则疏肝气而调理气机，加强行气散瘀之效；二则此类药物为升发之品，取类比象，促进毛发再生，但须注意不能用炒制品。

脱 发

四、病案举例

患者，男，21岁，2011年6月13日初诊。现病史：2周前无明显诱因起床后见枕头上脱有一层头发，未在意，近1周晨起头发脱落更为严重，心中担忧遂来就诊。见头顶部头发已呈稀疏脱落之象，前额可见光亮头皮。自诉平素喜食肥甘油腻之品，大便秘结，头皮屑较多且痒，心烦口渴，腰酸痛，失眠多梦，舌红少苔，脉弦滑。辨证：肺胃湿热兼肾气亏虚。治法：泻肺胃湿热兼调补肾气。处方：生石膏30 g，枇杷叶12 g，桑白皮15 g，生山楂12 g，白蒺藜12 g，生侧柏叶12 g，白芍12 g，茯苓10 g，白鲜皮10 g，车前子10 g，枸杞子10 g，菟丝子10 g，覆盆子10 g，桑寄生10 g。14剂，水煎服，每日2次。

半个月后二诊：诉头发已不易再脱，头皮屑少且瘙痒明显缓解，眠可，二便渐佳。药后肺胃湿热已大去，当以填精生发为主，兼清泻肺胃。处方：生地黄10 g，熟地黄10 g，山药10 g，山萸肉10 g，女贞子10 g，墨旱莲10 g，何首乌10 g，当归10 g，桑白皮10 g，生侧柏叶10 g，车前子10 g，枸杞子10 g，菟丝子10 g，覆盆子10 g。28剂，水煎服，每日2次。

1个月后三诊：诉已未见明显脱发，前额、头顶已有黄白色毳毛生出，柔软如绒。在原方基础上加当归、鸡血藤、全虫各10 g，生麦芽、生稻芽各6 g，服至60余剂时前额、头顶已出现细小绒毛，服至90余剂时头顶部已被新发覆盖，只较之常人仍稍稀疏。后又加减服药共百剂以上，停药后近1年随访头发已未再脱落，疗效巩固。

按语：在治疗脱发时，应有整体思路，分清脱发的大致阶段，辨明主次。脱发初期重在固发，不令其再脱，在治标之基础上尤以治气为重，调补肾气为关键，兼及脾肺；脱发减少则应着手生发，以填精益髓、补血生发为法，或益气活血，或补益肝肾；在治疗过程中，应当重视瘀血致病的重要性，分别施以行血活血化瘀、益气活血化瘀、凉血散血化瘀之法，对于脱发日久或病情较重者，尤应考虑病已入络，宜加入活血通络化瘀之品。

此外，应注意水湿之邪为患，犹如水稻生长需水之滋养，但若水湿久渍，亦根腐而穗脱。当知虽"土湿则滋生万物"，然过犹不及也。治疗脱发时，在把握脱发基本阶段与治法的基础上，治疗水湿亦需兼顾。

当然，在具体临床工作中患者的病情会更加复杂，实难划分明确的脱发阶段，所以应根据患者病情之不同，几法并用、随证加减。初期防脱之时兼顾清热凉血、祛风除湿等治标之法，后期以滋养肝肾、益气养血等生发之法为主，并注意活血通络化瘀。总之，治气、治精血、治瘀的准则是不变的。

（张丰川）

段行武重视辨病，从标本、分期辨治脱发

段行武，北京中医药大学东直门医院皮肤科主任，主任医师，博士研究生导师，学科带头人，从事中医皮肤科的临床、教学、科研工作30余年。重视辨病、分期、标本辨治脱发。

段行武教授认为脱发因病不同而各有其不同的病理基础及发病特点，因此治疗的侧重点亦有所不同：治疗斑秃重视祛风，治疗雄激素性秃发重视除湿，治疗休止期脱发重视理气和补虚，对于假性斑秃则重点治疗原发疾病。另外，认为脱发总因情志失调、饮食不节、劳倦过度，或久病、重病、产后气血亏虚，或先天禀赋不足等，导致局部精血不足、气血瘀滞、毛发失养所致。其病机为本虚标实，虚主要是气血亏虚、肝肾不足；实多因过食肥甘厚腻、辛辣炙煿，或情志内伤，而致生风、生湿、生热、气滞血瘀等。治疗分为进行期和静止恢复期，进行期以祛邪治标为主，以尽快控制头发的脱落，兼以扶正生发；静止恢复期以扶正治本生发为主，兼以治标，防止再脱。并创脱发专方——滋肾养血育发汤。现将段行武教授治疗脱发性疾病的经验体会总结如下。

一、脱发的标本病机

（一）肝肾不足、气血亏虚为本

段行武教授认为脱发的病机首先责之于肝肾不足、气血亏虚。精血乃毛发之本，卫气为毛发之固，毛发的荣枯与肾精、肝血及脾胃运化密切相关。肾精是毛发生长的原动力，"人始生，先成精，精成而脑髓生……皮肤坚而毛发长"。发为肾精之外候，精血充足则发浓密而光泽；一旦肾中精气亏耗，毛发生长失之鼓动，便致"肾气衰，发堕齿槁"。血为发之本、发为血

之余，毛发的生长同时依赖于肝血的濡养，如《普济方》中载"发者，脑之华，髓之所养也……血盛则渗灌皮肤，生毫毛，此髭发所本也"。肝血受损，一则使毛发失于濡养，导致"肝无水滋，毫毛焦枯，鬓发脱落"。二则可因虚致实，血伤则动火，血虚而生风，风火则愈耗伤精血，发失涵养，风摇木落。脾胃为后天之本、气血生化之源，为毛发的生长提供物质基础。此外，"脾为之卫"，脾的运化可助卫气循行周身，固卫毛腠；脾升胃降，使糟粕得泻、清阳得升，充养毛发。一旦脾胃不和、升降失司，气血生化乏源，血络亏虚；清阳不升，玄府卫外失固，鬓发失于气血、清阳的充养固摄则脱落不生。

（二）风、湿、瘀、热搏结为标

风、湿、热、瘀等实邪搏结，扰动血络，导致局部气血运行不畅，精血不充，毛发失养，乃脱发之标。此类标实之邪的产生，其一责之正气不足、外邪扰动，《素问·评热病论》有言"邪之所凑，其气必虚"，气血不足，卫外不固，风邪乘虚攻注，其性开泄，则致发根不固，毛发脱落。或因饮食不节，肥甘厚腻、辛辣炙煿之品损伤脾胃，蕴生湿热，湿热上蒸头面，侵蚀毛根，阻塞毛窍，导致发脱不生。或因七情内伤，精神紧张、情志刺激，影响肝气疏泄，导致气血运行不畅，局部毛发失养。此外，病久入络，风、湿、热邪日久不去，壅滞经络，郁而化瘀，瘀血阻络，致"脉不通则血不流，血不流则毛色不泽""瘀血在上焦，或发脱不生"。

二、辨病论治脱发

脱发因病不同各有其不同的病理基础及发病特点，因此治疗的侧重点亦有所不同。斑秃骤然发作，多属风邪为患，治疗重在祛风；雄激素性秃发病程缠绵伴有头皮油腻，属湿邪为患，治疗尤重除湿；休止期脱发常由精神压力或虚劳耗损诱发，治疗重视理气和补虚；假性斑秃常继发于扁平苔藓、硬皮病、红斑狼疮等疾病，则应重点治疗原发病。

（一）斑秃

本病以头皮突然出现边界清晰的光滑脱发斑为特征，严重者可以进展成全秃或普秃，常反复发作。现代医学认为，本病可能与遗传易感、氧化应激、精神心理等因素导致的毛囊微环境受损，毛囊免疫特权或免疫应答被破坏有关。属中医"油风""鬼剃头"的范畴。本病多骤然发生，毛发呈片状脱落，与风邪善行而数变的特征相符。风邪为病是该病的病机关键，肝肾亏虚，气血不能上荣，血虚可生内风；皮腠卫外不固，玄府开阖失司，风邪乘虚攻注则属外风为患。内外风邪相合，局部气血不充，便如《诸病源候论》中所言"人有风邪在于头，在偏虚处，则发秃落、肌肉枯死，或如钱大，或如指大，发不生，亦不痒，故谓之鬼剃头"。因此本病在治疗上要重视风的因素，滋补肝肾养血以息内风，固卫玄府解表以祛外风。自拟方剂：养血固表育发汤。方药组成：当归、熟地黄、白芍、侧柏叶、生麦芽、菟丝子、墨旱莲、山药、山萸肉、黄芩、生黄芪、防风、川芎、桑叶、葛根。

（二）雄激素性秃发

本病以头顶毛发进行性减少和毛囊的微小化为特征，常伴有头皮瘙痒、脱屑、油脂分泌增多等脂溢性皮炎表现。现代医学认为，遗传背景下二氢睾酮导致的毛囊萎缩是本病的主要发病机制。属中医"蛀发癣""发蛀脱发"的范畴。鉴于本病缠绵难愈及头面油腻黏着不爽的临床特征，湿邪是本病的关键病理要素，肝郁脾虚、湿热蕴结、燥湿互化是本病的常见病机。临床上，此类患者或情志不畅、烦躁易怒，肝气郁结不舒，日久木郁乘土，导致脾虚无以运化水谷精微，津液停滞蕴而生湿；或饮食不节，肥甘厚味困阻脾胃，脾胃运化无力，津液不布而生湿。湿邪阻滞，郁而化火，火邪既伤津耗血，致血虚风燥；又与湿邪搏结，随风上行，扰动血络。湿热蕴蒸皮腠，故见头皮油脂分泌增多，风燥搏结皮腠故见瘙痒起屑，而络脉气血运行不畅，毛发失于濡养故见稀疏变细而脱落。因此本病在治疗上尤重祛湿。自拟方剂：清热除湿育发汤。治法：疏肝健脾、清热除湿、活血通络。方药组成：茵陈、栀子、生侧柏叶、柴胡、合欢花、生麦芽、生薏苡仁、生白术、菟丝子、黄芩、羌活、川芎、红花、鸡血藤、焦山楂。

（三）休止期脱发

本病是一种由毛囊病变导致的弥漫性、非瘢痕性脱发，临床表现为大量休止期毛发同步脱落，发病前多有明显诱因，如精神压力、营养缺乏及病后、产后、劳累等。段行武教授认为，气郁与正虚是该病的病机关键。早在《冯氏锦囊秘录》中便明确记载"病后疮后产后发落者，精血耗损，无以荣养所致也"，强调精血损伤在本病发病中的作用。此外，情志因素常贯穿本病的全过程，精神压力易诱发本病，脱发导致的容貌焦虑又可进一步影响患者情绪。肝喜条达而恶抑郁，情志内伤影响肝气疏泄，气血运行不畅，络脉瘀阻，局部气血不充；肝气犯脾，脾胃运化失司，水谷纳运失常，气血生化乏源，毛发失于濡养。因此在治疗上当祛除诱因，疏肝理气，健脾补虚。自拟方剂：疏肝健脾育发汤。方药组成：柴胡、合欢花、川芎、党参、生麦芽、山药、山萸肉、白术、砂仁、焦槟榔、当归、白芍、熟地黄、侧柏叶、黄芩、栀子。

三、分期论治脱发

根据疾病的发展特点，将脱发分为进行期和静止恢复期，分期论治。进行期以祛邪治标为主以尽快控制头发的脱落，兼以扶正生发；静止恢复期以扶正治本生发为主，兼以治标，防止再脱。

（一）进行期——祛邪治标止脱，兼以扶正生发

脱发进行期，发根不固，毛发大量脱落，病情进展迅速，如不及时控制，严重者可能会导致毛发全部脱落，发展为全秃甚至普秃。段行武教授认为风、湿、热、毒搏结，络脉瘀滞，局部气血骤然不充是这一时期的病机关键。因此，治疗当以祛邪治标为主，避免外部诱发因素，根据个体辨证，采用理气、活血、清热、祛风、除湿、温阳等方法祛除风湿热瘀之邪，尽快控制头发的脱落，调畅毛发生长的局部环境，恢复络脉气血运行，同时兼以补养气血、扶正生发。

（二）静止恢复期——扶正治本生发，兼以治标防复

此期患者脱发量较前减少，病灶没有进一步扩大，开始有新生毛发但数量较少。此时实邪渐去，局部气血尚未恢复，当以扶正治本生发为主，兼以治标，防止再脱。毛发生长的前提在于肾精的充养、肝血的濡润、清阳的温煦，因此生发的关键在于调补机体充养毛发生长之源。在治疗上可采用滋肾、补血、调肝、健脾、和胃、升阳等治法，调补毛发生长的物质基础，使之生化有源，同时应益气固表，固护毛发，谨防愈后复发。

四、用药特色

（一）创脱发专方——滋肾养血育发汤

基于上述病机认识，段行武教授从滋补肝肾、健脾和胃出发，创脱发专方——滋肾养血育发汤，在补养毛发生长之本的基础上兼顾病理过程中化成的风、湿、瘀、热等实邪，畅达局部络脉气血运行，治疗脱发。药物组成：侧柏叶10 g，生麦芽30 g，菟丝子15 g，川芎6 g，葛根10 g，黄芩10 g，墨旱莲20 g，山药20 g，山萸肉10 g，生地黄15 g，白芍15 g，防风6 g，羌活6 g，红花6 g，生甘草6 g。

方中侧柏叶清香苦涩，为凉血生发之要药；生麦芽行气健脾开胃，其性升发可升清阳而生发。菟丝子味甘辛润，平补肝肾；墨旱莲甘酸性凉，滋肝肾之阴；山萸肉酸甘微温，既补肾阳又滋肾精，此三味药合用，滋补肝肾，治脱发之本。生地黄滋阴凉血、白芍养血柔肝，此二药补养营血，为毛发生长提供物质基础。山药佐生麦芽健脾和胃；葛根既可健脾升发清阳，温煦毛窍，又可引导诸药上行巅顶。川芎乃血中气药，辛香走窜，红花辛温活血，两者配伍行气活血；防风、羌活善开腠理，既可祛风除湿畅达玄府，又可借辛味走窜入络脉。上四味辛香之品与方中侧柏叶、菟丝子、白芍等酸（涩）味药一散一敛，共同调节络脉、玄府，使气血流通。黄芩泻上焦之火，反佐辛温药之烈性；生甘草调和诸药。该方具有滋肾养血、健脾和胃、祛风通络之功，兼顾脱发之标本，临证之时可根据患者具体情况加减化裁。

临证加减：头皮出油多者加茵陈、藿香、石菖蒲祛浊化湿；头皮潮红者加生地榆、茜草、牡丹皮清热凉血；瘙痒起屑者加凌霄花、蝉蜕、僵蚕、海桐皮祛风止痒；失眠者加酸枣仁、何首乌藤、远志养心安神，交通心肾；腹胀纳呆者加白术、紫苏梗、焦山楂、焦槟榔、鸡内金健脾和胃；情志不畅、忧思多虑者加柴胡、合欢花疏肝理气；幼年发病或腰膝酸软者加杜仲、熟地黄、枸杞子滋肾填精；气血不足、乏力气短者加黄芪、当归益气养血。

（二）引经药的应用

"药无引使则不通病所"，引经药可引导诸药直达病所、增强原有药效，在疾病的治疗中十分重要。脱发局部病位明确，尤适用引经药。脱发性疾病中所用引经药主要为具有升发特性的药物，尤以"风生升"类药为主。具体的药物选择应综合考虑脱发的病位、脱发处的经络定位及毛发生长的特性3个方面。就病位而言，脱发病处上焦头面，"巅顶之上唯风药可到也"，以风药多用，常用药物有葛根、川芎、细辛、白芷、升麻等，辛香发散，可引导诸药直达头面。同时，此类药物辛散走窜，可鼓动肾中精气；行于络脉窍道，可解郁通络开玄，助津液输布、气血流通，改善脱发区的局部循环。就脱发处的经络定位而言，汪昂所著《医方集解》中已有明确的论述："羌活散太阳之风，白芷散阳明之风，川芎散厥阴之风，细辛、独活散少阴之风，防风为风药卒徒，随所引而无所不至者也"，临床中可根据定位灵活选用。就毛发生长特性而言，根据中医取象比类的思维方式，生长升发之品蕴藏蓬勃的生命力，可促进毛发生长，常用药物生麦芽、生稻芽既可健脾和胃，斡旋三焦气机，升脾之清阳，充养毛窍，又可以其新生生长之特性促进生发。

五、病案举例

患者，男，30岁，主因"额颞区、头顶弥漫性脱发6年余"，于2023年9月11日就诊。现病史：患者6年前无明显诱因出现额颞区、头顶弥漫性脱发，头发稀疏变细，自觉头皮油腻、轻度瘙痒。未就诊，曾间断外用生发洗发水、二硫化硒洗剂，用药期间头皮油腻及瘙痒略减轻，脱发未见明显好转，且6年间进行性发展，发际线后移。现症见：额颞区、头顶区头发稀疏而纤细，发际线后移，头皮油腻、少许黏着性鳞屑，额顶部头皮潮红。饮食可，烦躁焦虑，眠欠安，大便黏腻不爽，舌暗、边尖红，苔黄腻，脉沉滑。既往史及个人史无特殊。西医诊断：雄激素性秃发、脂溢性皮炎；中医诊断：发蛀脱发（湿热蕴肤、络脉瘀阻证）。治法：清热化湿，活血通络。处方：清热除湿育发汤加减。药物组成：茵陈20 g，栀子10 g，生侧柏叶10 g，生薏苡仁30 g，红花6 g，川芎10 g，生麦芽20 g，菟丝子15 g，葛根10 g，黄芩10 g，远志15 g，秦艽10 g，柴胡10 g，延胡索10 g，鸡血藤10 g，合欢花10 g，焦山楂10 g。14剂，开水冲服，每日1剂。

2023年9月25日二诊：头皮出油及潮红脱屑较前减轻，脱发较前减少，饮食可，二便调，舌暗、边尖红，苔中后部黄腻，脉沉滑。前方去栀子、秦艽，加红景天15 g。

2023年10月18日三诊：头皮出油及潮红脱屑缓解，脱发明显减少，额颞部及头顶少许新生绒毛，舌尖红，苔中后部黄腻，脉沉滑。前方去远志、红花、延胡索，加墨旱莲 10 g，杜仲 10 g。

2023 年 11 月 15 日四诊：头发较前增粗，额颞部及头顶可见新生发，服药后反酸、恶心，舌尖红，苔中后部黄腻，脉沉滑。前方去焦山楂，加苏梗 15 g，焦槟榔 10 g。

2023 年 12 月 27 日五诊：头发较前增多增粗，额颞部及头顶大量新生发，反酸、恶心较前好转。前方去柴胡。

按语：患者平素工作压力大，情绪烦躁焦虑，导致肝气郁结，肝郁日久，一则化热，二则乘脾，导致火旺而脾虚，脾虚无以运化水谷精微，津液停滞蕴而化湿，湿热相搏蕴蒸头面则见头皮油腻；病久入络，气机郁滞加之湿热阻结，络脉气血流通不畅郁而成瘀，瘀血阻滞络脉，局部气血不充，血虚而生风，则见头皮瘙痒起屑；头皮络脉瘀阻，无以荣养毛发，故见毛发稀疏变细脱落。舌暗为气血不畅、络脉瘀阻之象，舌边尖红、苔黄腻为湿热蕴结之征。患者初诊时头发大量脱落，处于脱发进行期，治疗上以祛邪止脱为主，采用清热除湿育发汤加减，清热除湿、活血通络。经治疗患者头皮潮红、出油、脱发、舌暗等征象较前好转，遵循急则治其标、缓则治其本的原则，后续渐减清热除湿及活血之力，而强化滋补肝肾，调补毛发之本以生发，取得良好临床疗效。

（张丰川　黄　珊）

乌云治疗斑秃经验简介

乌云，内蒙古民族大学附属医院主任医师，教授，第四代国家非物质文化遗产"蒙医药（赞巴拉道尔吉温针、火针技术）"传承人，全国优秀带教老师，内蒙古自治区名蒙医，国家自然科学基金评审专家，内蒙古自治区蒙区皮肤科重点学科带头人，内蒙古自治区中医蒙医特色优势重点专科学科带头人，内蒙古自治区第四批老中医药（蒙医药）专家学术经验继承工作指导老师，内蒙古民族大学"皮肤病蒙医外治法创新团队"负责人。兼任内蒙古自治区蒙医药学会蒙西医结合皮肤病专业委员会主任委员、中国民族医药学会外治疗法分会副会长、中国医学装备协会皮肤病与皮肤美容分会委

脱　发

员、中国康复医学会皮肤病康复专业委员会委员等。曾在北京大学第一医院皮肤性病科等上级医院进修学习。参加工作35年以来，一直从事皮肤病学临床医疗、科研和教学工作，通过对本专业的深入学习和外出进修学习、参加学术论坛等方式，比较系统地掌握了蒙医、蒙药学基础知识和基本理论，掌握了西医、中医相关理论，并把这些理论应用于皮肤病的诊断、治疗和蒙医皮肤病学教学。尤其在以蒙医为主，以蒙、中、西医结合治疗皮肤科常见病、多发病、顽症及疑难杂症方面，有独特的见解，技术全面，积累了丰富的经验。本文介绍其对斑秃的辨证论治思路。

一、斑秃整体、辨证论治之思路

斑秃是一种突然发生的局限性脱发，该处皮肤正常，无炎症反应，无自觉症状，是良性、复发性、非瘢痕性的脱发。累及整个头皮者为全秃，头皮及身体其他部位同时受累者为普秃。病因尚不完全清楚，可能与遗传、情绪应激、内分泌失调、自身免疫、精神紧张和机体劳累有关。斑秃的治疗目前主要是局部和全身使用皮质类固醇、外用毛囊刺激剂如米诺地尔和皮质类固醇制剂等。蒙医认为斑秃的主要原因是赫依血和黄水，因长期睡眠不佳、精神紧张、焦虑不安、易怒惊吓及消化不良、缺乏营养或其他疾病影响等使人体三根失衡，血气相搏，阻碍精华与糟粕之分解活动，致使血和希拉乌素偏盛，窜行于皮肤，累及毛发，引起斑秃。

蒙医认为赖以进行生命活动的3种能量和基本物质——赫依、希拉、巴达干，称为三根。构成人体和维持生命活动的7种基本物质——食物精华、血、肉、脂、骨、骨髓、精液为七要素，简称七素；3种主要排泄物——粪、尿、汗称为三秽。七素为人体三根赖以生存的物质基础，由食物精华再分解产生的精华和在新陈代谢过程中由血、肉等六要素分解产生的精华，称之为滋养七精华。滋养七精华逆向滋养着七素，以保身体发育成长。七素、三秽之分解与吸收及排泄过程，是在人体内不断进行的新陈代谢过程，此过程叫精华与糟粕的分解。骨之精华滋养骨髓，其糟粕则变为牙齿、指甲、毛发、汗毛。促使七素成熟的新陈代谢是在消化系统进行的精华与糟粕分解过程的继续，也是包括消化分解热能活动在内的更高级更复杂的新陈代谢过程。如长期饮食不适导致消化不良，受到惊吓，心情压抑，时常失眠，过度劳累，或精神过度紧张等因素引起七素、三秽之精华与糟粕分解正常过程受到破坏导致血之精华黄水偏盛，窜行于皮肤，皮肤气血运行受阻，从而影响骨之糟粕毛发的异常。故蒙医以调节七素、三秽代谢，清血热，燥黄水，促进皮肤气血运行为治疗原则，从整体辨证进行治疗，而不是从局部直接刺激毛囊或暂时抑制免疫治疗。

二、主要方剂及治法

（一）三十五味沉香散

【药物组成】三种阿嘎日、枫香脂、广枣、马钱子（制）、石榴各10 g，檀香、紫檀香、竹黄、北沙参、旋覆花、蓝刺头、草乌（制）、安息香（或穆库没药）、毛连菜、麝香、野兔心、木香、木棉花萼、胡黄连、土木香各5 g，悬钩子木4 g，豆蔻、丁香、肉豆蔻、诃子、栀子、川楝子、苦参、山奈、瞿麦、地格达各2.5 g，红花、草果各2 g。以上三十五味药物，除麝香外，其余三十四味药物共研细末，将麝香研细，与以上细末配研，过筛，混匀，制成散剂。

【功能与主治】调节黏、赫依、热相讧，止咳，平喘。主治山川间热，赫依、热兼盛，胸满气喘，心悸失眠，神昏谵语，空虚热，阵咳，干咳痰少，气喘，百日咳，心赫依热，赫依性刺痛，阵刺痛，睾丸肿，赫如虎等。

【方解】本方性平，以三种沉香、两种檀香、六良药、止刺痛四药、杀黏三药等多种药物配伍制成，不良反应小，对黏、赫依、热相讧症，山川间热具有良好的效果。

【来源】《观者之喜》。

（二）顺气安神丸

【药物组成】沉香10 g，檀香、竹黄、枫香脂、草乌芽、诃子、北沙参、牛黄、胡黄连、马钱子（制）、安息香（或穆库没药）、肉豆蔻、旋覆花、拳参、木香各5 g，木棉花萼、野兔心各7 g，丁香2.5 g。以上十八味药物，除牛黄外，其余十七味药物共研细末，将牛黄与以上细末配研，过筛，混匀，制成水丸。

【功能与主治】止刺痛，调节黏、赫依、热相讧。主治黏、赫依、热相讧症，山川间热，虚热，未成熟热，司命赫依病，癫狂，晕厥，心神不安，心悸气促，赫依刺痛症，白脉病，巴达干希日隐伏症。

【方解】本方性温，为功能和消化味协同的方。由镇赫依药、清热药、

脱 发

杀黏药三组药组成，具有调节赫依、热，黏相讧症的特性。特别是本方以具有镇赫依功能的沉香、肉豆蔻，镇命脉赫依功能的丁香，镇心赫依功能的野兔心为主，故对命脉之赫依引起的癫狂、晕厥、心神不安、心激荡症、白脉病有效；配以具有止刺痛功能的安息香、马钱子、旋覆花，故对赫依刺痛症有效。总之，镇赫依、清热药物的配伍对山川间赫依热，空虚热，未成熟热及治疗过程中产生的巴达干希日症隐伏具有良效。

【来源】《蒙医传统验方》。

（三）红花清肝十三味丸（古日古木-13）

【药物组成】红花 10 g，丁香、牛黄、麝香、水牛角（制）、银朱（制）、紫檀香、大托叶云实、白草乌（或麦冬）、诃子、川楝子、栀子、木香各 5 g。以上十三味药物，除牛黄、麝香另研细末外，其余十一味药物共研细末，加牛黄、麝香粉末，混匀，制成丸剂。

【功能与主治】清肝热，解毒，杀黏。主治肝大，肝衰，配制毒，肝硬化，肝中毒，肾损伤，尿闭，热性亚玛症。

【方解】本方性凉，为治疗肝热之方。本方以具有清肝热功能的肝之良药红花为主，以具有清肝热、解毒功能的牛黄，清脉热功能的银朱，清血热功能的紫檀香、栀子，燥污血、解毒功能的水牛角，杀黏、解毒、开窍功能的麝香，清希日热功能的白草乌，平赫依、血相讧功能的木香，调元、解毒功能的诃子为佐使，故对肝脏诸热症均有疗效。

【来源】《诊治明医典》。

（四）萨日嘎日迪（萨日音·嘎日迪）

【药物组成】诃子、草乌（制）、木香、豆蔻各 26 g，紫草茸 22 g，蜀葵花、刀豆各 17.5 g，石菖蒲、银朱（制）各 15 g，石决明、安息香（或穆库没药）、枇杷叶各 12 g，熊胆、红花、茜草、香墨各 5 g，麝香 1 g。以上十七味药物，除麝香、熊胆另研细末外，其余十五味药物共研细末，加熊胆、麝香二味药粉末，混匀，制成水丸。

【功能与主治】清肾热，杀黏，治遗精。主治肾热，尿浊，黏疫，虫痧症，腰肾酸痛，睾丸肿，热性协日乌素症，滑精，遗精。

【方解】本方性凉。本方以嘎日迪五味丸为基础，配以具有补肾气、清肾热功能的豆蔻、刀豆、三红药，利尿、锁精功能的蜀葵花，杀黏功能的安息香、香墨，清脉热功能的银朱，锁脉、止血功能的熊胆，清血热功能的红花为佐使，对肾脏寒、热诸症，黏症均有疗效；以嘎日迪五味丸为主，故对虫瘀症有较好的疗效。

【来源】《至高要方》。

（五）清血八味散（血证普清散）

【药物组成】红石膏或方解石（奶制）、紫草各85 g，土木香13 g，牛黄1 g，栀子35 g，瞿麦15 g，竹黄10.5 g，甘草5 g。以上八味药物，除牛黄另研细末外，其余七味共研细末，加入牛黄末，混匀，制成散剂。

【功能与主治】清血热。主治血热引起的头痛，牙痛，中暑头痛，眼红，不宜放血治疗的血热病。

【方解】本方性凉，为不宜放血治疗的血热病的良方。本方以具有清血热功能的紫草，清巴达干热功能的红石膏为主药，配以清血热功能的栀子、瞿麦，清肺热功能的竹黄，清肝热功能的牛黄，抑制赫依血相讧功能的土木香，清除脉热功能的甘草为辅佐药，对不宜放血之血热病起到如同放血治疗的效果。

【来源】《至高要方》。

（六）乌兰-13味汤散（玛日钦-13汤、白脉红汤）

【药物组成】悬钩子木20 g，栀子25 g，橡子15 g，土木香、苦参、诃子、川楝子、茜草、枇杷叶、金莲花各5 g，紫草、山柰各2.5 g，紫草茸10 g。以上十三味药物共研细末，制成汤剂。

【功能与主治】清血热。主治成熟热与未成熟热，伤风感冒，白脉病，血热，肺热。

【方解】本方为药味、消化味、功能协同的凉性方。由土木香四味汤、沙日汤、四红汤等3个方复合，并配以金莲花、橡子所组成，故对诸热症，尤其血热症有良效。

【来源】《观者之喜》。

（七）通拉嘎-5（清浊五味散）

【药物组成】石榴35 g，肉桂、豆蔻、荜茇各5 g，红花20 g。以上五味药物共研细末，制成散剂。

【功能与主治】温胃，固精华，揭隐伏热盖，清巴达干黏液堵塞脉道。主治胃火衰退，精华不消，巴达干黏液阻于脉道，不思饮食，寒热合并，隐伏热。

【方解】本方性温。本方由具有温胃、祛巴达干功能的石榴四味散加具有清肝热功能的红花组成，故不盛肝热，且促使精华与糟粕的分解，使精华等七素安置复位，平衡体内寒、热，故对寒、热症均可适用。

【来源】《至高要方》。

（八）苏格木勒-3汤（豆蔻三味汤）

【药物组成】豆蔻15 g，白巨胜子（或香旱芹）10 g，荜茇5 g。以上三味药共研粗末，制成汤剂。

【功能与主治】镇赫依。主治失眠。

【方解】本方性温，为安眠之良药。

【来源】《四部医典·后续本》。

（九）查干古古勒-10（枫香脂十味丸）

【药物组成】香脂35 g，五灵脂25 g，川楝子、决明子、苘麻子各15 g，木香、苦参各10 g，瞿麦、诃子、栀子各5 g。以上十味药物共研细末，制成散剂或水丸。

【功能与主治】燥协日乌素，清热。主治陶赖，赫如虎，关节疼痛。

【方解】本方性凉。本方以具有燥协日乌素、消肿、止痛功能的枫香脂为主，配以具有燥协日乌素功能的川楝子、苦参、苘麻子、决明子等常用药增强药力，辅以具有调元功能的五灵脂、诃子，抑制赫依、血相搏功能的木香，对热性协日乌素具有良好的疗效。

【来源】《至高要方》。

三、斑秃的日常调养

【饮食禁忌】禁止食用海鲜、过于辛辣、轻而粗糙并有刺激性的食物。如荞面、浓茶、苦菜、生葱、蒜、洋葱等。多食用含有丰富维生素的新鲜蔬果，多吃碱性食物如葡萄、绿茶、番茄、芝麻、黄瓜、胡萝卜、香蕉、苹果、橘子、绿豆、薏苡仁等。

【起居】避免过于劳累、精神紧张、睡眠不足、受寒风吹袭等。斑秃的反复发作和加重，与思虑过度、悲伤、烦躁、愁苦抑郁、过度恐惧等相关，严重者有可能影响生活、交往、工作、学习等。

四、病案举例

患者，女，22岁，2022年5月12日初诊。主诉：头部片状脱发3个月。现病史：患者3个月前突然发现头部片状脱发，自诉长期情绪紧张、睡眠欠佳，感觉工作压力大。查体见头部多个大小不等脱发区，最大的约10 cm×10 cm，最小的约2 cm×3 cm，头皮光滑，无萎缩，无自觉症状。自行外用5%米诺地尔酊治疗后有所好转，近期脱发区域变多就诊。就诊时乏力多梦、睡眠质量差，情绪低落，二便可，形瘦面黄，洪脉（洪大有力、脉道宽阔），舌质鲜红、干而粗糙，尿中有铁锈的气味、清而稀薄，泡沫大。蒙医诊断：秃头病；西医诊断：斑秃。治法：调节七素、三秽代谢，清血热，燥黄水，促进皮肤气血运行。处方：早饭后服用顺气安神丸3 g，午饭后服用红花清肝十三味丸3 g，晚睡前服用萨日嘎日迪2 g，用三十五味沉香散3 g送服。外治法：拔罐疗法、火针针刺法、梅花针。

5月27日二诊：患者脱发区出现白色绒毛，睡眠质量明显改善。经过1个月治疗，脱发区全部长出新毛发。

按语：本例用顺气安神丸、红花清肝十三味丸、萨利嘎日迪，调节黏，赫依，热相讧，清肝热，解毒，清肾热，杀黏，用沉香安神散，调节山川间热、赫依、热兼盛，胸满气喘，心悸失眠，神昏谵语，空虚热，同时行拔罐疗法、火针针刺法、梅花针等外治法治疗，达到明显好转的效果。

（乌　云　乌日根白乙拉）

花日蒙医论治斑秃

花日，中国民族医药学会皮肤科分会副会长，内蒙古自治区第二、第三批老中医药（蒙医药）专家学术经验继承工作指导老师，包头市蒙医中医院皮肤病诊疗中心学科带头人，包头市名蒙医。荣获包头市五一劳动奖，从事蒙医内科、五疗、皮肤病科临床工作30余年，理论功底扎实，临床经验

脱 发

丰富，治愈无数皮肤病和其他疑难杂症患者。在国家级、省级医学刊物上发表学术论文20篇，参与"十二五"国家科技支撑研究课题1项，参与内蒙古自治区重大基金项目2项，主持包头市课题6项，参与编写《皮肤性病学（第8版）（蒙语版）》《新编皮肤科用药手册》。擅长通过内服蒙药结合外治疗法治疗各种皮肤疑难病，在脱发、银屑病、痤疮、荨麻疹、特应性皮炎、白癜风、带状疱疹后遗症、过敏性紫癜等疾病的治疗上有独特治疗方式。

一、蒙医对于斑秃的认识

蒙医学认为斑秃是由琪素、希拉乌素增多引起三根和七素失去平衡，机体清阳浊气生化异常导致清浊侵略机表。精神神经因素、居住环境潮湿、干燥、劳累、饮食习惯、内脏疾病及自身免疫力低为诱因，使三根失衡，病变之希拉乌素窜行之道，合并黏使病情加重。蒙医治疗此病的原则为调理体素，调理脏腑功能，祛希拉乌素，清热解毒，祛黏，健脾，调节机体平衡，解毒治疗。根据花日教授多年行医的临床经验，治疗皮肤病要注意健脾胃，因为脾与胃是脏腑关系，共同维持食物的通嘎拉、楚布分化，吸收和运送营养成分的作用，三热能同脾胃之正常功能有着密切关系。

二、斑秃蒙医特色内治方法

【主症】头部出现一个至数个大小不等的圆形或椭圆形脱发区，无自觉症状，往往在无意中发现，病程较缓慢，短期内脱发区可扩大至整个头部，严重者除头发脱光外，还累及眉毛、胡须、腋毛、阴毛。有自愈倾向，新生的毛发往往细软，灰白色似毳毛，以后逐渐变粗变黑。

【治法】调理体素，改善气血循环，调理脏腑功能，祛希拉乌素，清热解毒，祛黏，健脾，调理三根，调节机体平衡。

【药物组成】查干古古乐-10、调元大补二十五味汤散、森登-4、乌兰-13、乌兰-3、五味清浊丸、珍宝丸等。

【加减应用】根据病情加减方剂升阳十一味丸、益肾十七味丸、古日古木-13、巴特日-7、钦汤等。

查干古古乐-10燥黄水，清热；调元大补二十五味汤散具有平三根，解毒的功效；五味清浊丸祛巴达，调节寒热，改善精微代谢之效；森登-4具有清热，祛希拉乌素，消肿功效；乌兰-3具有清肺和肾热的功效；升阳十一味丸具有消肿、利湿功效；益肾十七味丸燥黄水，消肿，杀黏。古日古木-13具有清热、解毒、祛黏的功效；钦汤具有祛肝火的功效。

三、斑秃蒙医特色外治方法

查干脉是从脑髓分开分布于全身的白脉。指导人体的赫依、琪素的运行。查干脉分为隐藏和明显两种，隐藏的查干脉是与内脏、气管连接的白脉；明显的查干脉是指与体表连接的白脉。蒙医特色治疗方法就是沿着查干脉分布的穴位来进行放血、针灸、艾灸，改善气血运行，将疾病排出体外，具有不良反应小等特点。

1. 火针

将银针用酒精灯烧红后变白的一瞬间快速刺入皮肤；火针通过针与灸的双重刺激，温通经络，散寒解瘀，以达到治疗疾病的目的。现代研究认为，火针通过温热刺激可改善局部血液循环；火针刺激可提高患者局部痛阈，同时降低体内炎症因子的发生趋势，阻断炎症因子介导的免疫反应，起到消炎止痛的作用；火针刺激后，可促进白细胞的渗出、提高其吞噬功能，帮助炎症消退，以限制炎症蔓延到全身。此外，通过无创经颅多普勒检查，证明了火针通过刺激皮肤，神经传导至大脑皮层，激活调节机制，可以解除血管痉挛，改善血液循环。

2. 针灸

足三里穴（健脾和胃、调理气血、疏风化湿、通经活络）、三阴交穴（行气活血、疏通经络、健脾和胃、调理气血、调补肝肾）、血海穴（理血调经、祛风除浊）。

3. 放血

主要放血的血管为金柱脉、银柱脉、肘外脉等。右眼瞳孔直上，发际下0.5寸处为金柱脉放血点；左眼瞳孔直上，发际下0.5寸处为银柱脉放血点。

4. 蒙药泡洗方

森登-4汤散：10 g煮沸放温后洗患处，1日1次，1次20分钟。

5. 外用油剂

蒙药阿拉嘎斑布外涂液涂抹于患处，刺激皮肤充血，改善局部血液循环，促进毛发生长。

四、预防保健方法

蒙医理论认为人体内"赫依""希拉""巴达干"在机体内平衡的存在可预防斑秃,日常生活中调理好心态可以起到预防作用,因此患者应避免熬夜劳累、加强营养、戒烟戒酒、忌辛辣刺激性饮食,患处避免接触刺激性洗化用品及外用药、切忌热水烫洗。

五、病案举例

患者,男,28岁,主诉"头枕部见两处不规则形、边界清楚的脱发1周",门诊以"斑秃"收入院。纳可,睡眠尚可,舌红苔白,脉涩滑,二便正常。入院后给予口服蒙药早五味清浊丸（3 g）、药引子嘎古拉-4（3 g），中午古日古木-13（3 g），下午4点益肾十七味丸（3 g），晚睡前珍宝丸（3 g）、药引子阿嘎如-35（3 g）送服,结合森登-4外洗,每日1次,1次20分钟左右,2周后患者患处有细软的白色新生毛发,逐渐变粗变黑后出院。

按语：蒙医治疗疾病以全身为整体,早上以健脾养胃的药物为主,中午以清热的药物为主,下午4点以补肾利尿的药物为主,尤其是希拉乌素性脱发（肾脏具有分泌尿液的功能）更应注意补肾利尿药物的应用,以促进希拉乌素的正常代谢,晚上则以助睡眠、改善气血运行的药物为主（患者精神压力大,应用助睡眠的药物有利于患者安睡,减少焦虑）。蒙医学认为饮食之精华部分在肝脏的变色希拉作用下化生为血,所以肝主血,因饮食和行为的诱因导致肝脏功能紊乱,恶血会激增,因此应注意调节肝脏功能,以清热解毒药为主。

（花　日　王娜仁图雅）

白乌拉娜蒙医辨证治疗斑秃

白乌拉娜,鄂尔多斯市蒙医医院蒙医皮肤科主任,三级主任医师,内蒙古自治区第三、第四批老中医药（蒙医药）专家学术经验继承工作指导老师、鄂尔多斯市名老蒙医，内蒙古自治区重点专科、鄂尔多斯市重点学科带头人，在治疗斑秃上具备独到的见解，根据蒙医学辨证论治的思路治疗斑秃，在诊疗方面具有丰富的经验和特色的治疗技术。

一、蒙医对斑秃的认识

斑秃又称"鬼剃头"，蒙医称之为"图拉布图豪吉嘎热"，主要在头皮部位的皮肤表面发生，任何年龄均可发病，20~40岁为发病高峰。该病累及所有毛发，如头发、眉毛、胡须、汗毛，其中头发最常受累。斑秃病主要病因是赫依、琪素失去平衡引起的，在糟精分化过程中因长期精神紧张、过度劳累、情志受刺激、悲伤、愁苦抑郁、睡眠不足、消化及营养不良、焦虑不安及其他疾病的影响而致三根和七素相互平衡失调而使病变之希拉乌素（黄水）以合并聚集等类型引起皮肤赫依其素（气血）运行受阻，随之希拉乌素（黄水）增生扩散于皮肤，赫依其素聚合形成血热出现头发脱落表现的疾病。

斑秃的病因和发病机制尚未完全清楚，主要与生活习惯、精神压力等有关，越来越多的人受到斑秃的困扰。虽然治疗斑秃的疗法很多，但疗效欠佳。治疗斑秃的目的是去除可能的诱发因素、增强治疗信心、控制病情、避免复发、提高患者生活质量。

白乌拉娜主任以蒙医基础理论作为依据，调节"三根"、促进精华与糟粕分解、清血、清热、调节肝火、燥希拉乌素为治疗原则，通过辨证分析内服蒙药三子汤、赞丹-3味汤、草果-4汤、通嘎拉嘎-5味散、红花清肝十三味丸、乌兰十三味汤、十六味黄连散、六味安消散、八味沉香散、顺气补心十一味丸、壮伦-5味汤、森登-4味汤、嘎日迪-15味丸、琪素-25味丸等，其临床疗效显著。临床中七素、三秽分解与吸收排泄过程称精华与糟粕的分解。消化系统分解产生的食物之精华经脉道被送至肝脏，继而变成血液，血液则在肝内分解成肌肉和胆汁，胆汁亦进一步分解成希拉乌素（黄水）。斑秃也可以是三根失调、赫依与希拉相搏而伤及肝脏，造成肝脏功能紊乱、恶血激增所致，因此通过调节肝火、清热解毒、调畅气血的原则以达治疗目的。

二、斑秃的蒙医辨证论治

根据患者的发病原因、症状及体质特征、脉、舌、尿等征象，结合

脱 发

"三根七素"辨证关系等进行辨证诊断,将斑秃(图拉布图豪吉嘎热)分为两型,分别为赫依其素偏盛型、希拉乌素偏盛型。

(一)赫依其素偏盛型

【证候表现】多见于青壮年,有消化及营养不良、心神不安、过度劳累、睡眠不足病史,初起毫无感觉的突然头发成片脱落,可以是一小片,也可能为几片,甚至相互融合,形状有卵圆形或圆形,也可呈不规则形,该处皮肤光滑,无鳞屑,真菌镜检实验检查阴性。舌象:干燥、红,口有涩味;尿象:清黄而蒸气、气味大;脉象:粗大而满滑。

【治法】调理三根及体素、清热解毒、平息赫依其素(血)紊乱、助消化及改善睡眠。

【方剂】三子汤2g,草果-4汤2g,十六味黄连散2g,六味安消散1g,红花清肝十三味丸7丸,乌兰十三味汤2g,八味沉香散1.5g,顺气补心十一味丸7丸。

【药物组成】三子汤由栀子、诃子、川楝子组成;草果-4汤由草果、木香、丁香、小茴香组成;六味安消散由山柰、大黄、诃子、光明盐、碱、土木香组成;十六味黄连散由黄连、查干榜戈、黄柏、木鳖子(制)、五灵脂、当药、黑冰片、红花、木通、止泻子或地梢瓜、香青兰等16种草药组成;红花清肝十三味丸由番红花、丁香、牛黄、麝香、紫檀香、大托叶云实、查干榜戈、诃子、川楝子、木香等药物组成;乌兰十三味汤散由悬钩木、栀子、橡子、紫草茸、土木香、苦参、诃子、川楝子、茜草、枇杷叶、金银花、山柰、紫草组成;八味沉香散由沉香、广枣、诃子、肉豆蔻、木香、木棉花蕊、天竺黄或石灰华等组成;顺气补心十一味丸由沉香、丁香、兔心、阿魏、肉豆蔻、木香、木棉花蕊、天竺黄或石灰华、白云香等组成。

【方解】三子汤功能:清血热、分离正血与恶血等;草果-4汤功能:调节腹胀肠鸣、脾脏赫依等;十六味黄连散功能:制希拉,清热;六味安消散功能:调节新旧不消化病、痧症、胃火衰败、大便秘结、泛酸、下情赫依功能异常、胎盘滞留、嗳气、巴达干赫依性哮喘、中毒、大肠虫等病;红花清肝十三味丸功能:清肝热解毒、燥恶血、调节体素、杀黏等;乌兰十三味汤功能:清血热等;八味沉香散功能:清心赫依热;顺气补心十一味丸功能:调节体素、抑制赫依、平息赫依血紊乱、止痛。

（二）希拉乌素偏盛型

【证候表现】 一般多见于中年人，常因工作压力大、过度疲劳，饮食不佳、失眠等引起，起初头部出现斑状脱发，边界清楚，逐渐扩大脱发区增多，脱发区皮肤正常，头发下段逐渐变细，毛囊明显萎缩，易被拔出，轻者可仅有一片或多片脱发，重者继续发展或互相融合，有皮肤光秃，无鳞屑、略痒等症状。脉象：芤；舌象：黄，苔薄；尿象：浅清色。

【治法】 调理三根七素、利气血运行、燥希拉乌素、润皮肤、消肿、止痒。

【方剂】 三味檀香散2 g、壮伦-5味汤1.5 g、森登-4味汤2 g、通嘎拉嘎-5味散2 g、红花清肝十三味丸7丸、嘎日迪-15味丸5丸、琪素-25味丸7丸。

【药物组成】 三味檀香散由白檀香、肉豆蔻、广枣3味草药组成；壮伦-5味汤由苦参、栀子、诃子、川楝子、铁线莲组成；森登-4味汤由文冠木、诃子、栀子、川楝子组成；嘎日迪-15味丸由白云香、木香、决明子、菌麻子、五灵脂、苦参、草乌、石菖蒲、云香等15种药物组成；通嘎拉嘎-5味散由石榴、肉桂、肉豆蔻、荜茇、红花组成；红花清肝十三味丸由番红花、丁香、牛黄、麝香、紫檀香、大托叶云实、查干榜戈、诃子、川楝子、木香等组成；琪素-25味丸由驴血、石膏、诃子、红花、丁香、肉豆蔻、草果、柏檀香、紫檀香、牛黄、当药、白花龙胆花、栀子、白云香、木棉花蕊、川楝子、苦参、麝香等25种草药组成。

【方解】 三味檀香散功能：清心热；壮伦-5味汤功能：收敛新旧热、解筋、分离恶血与正血等；森登-4味汤功能：清热、燥希拉乌苏、消肿等；草果-4汤功能：调节腹胀肠鸣、脾脏赫依等；通嘎拉嘎-5味散功能：调节精华不消化，巴达干黏液阻于脉道，食物不能转化精华，寒热合并，胃火衰退等；红花清肝十三味丸功：清热、杀黏、止痛；嘎日迪-15味丸功能：燥希拉乌苏、消肿、杀黏等；额·琪素-25味丸功能：治疗痛风、痹病、巴木病、关节疼痛等希拉乌素（黄水）病及皮肤病。

三、蒙医特色疗法

蒙医传统疗法，即蒙医传统外治疗法，是蒙医学的重要组成部分。它具有简、便、验、廉、安全性高、实践性强、疗效独特等优点，并拥有悠久的历史。长期的临床治疗经验和大量文献资料都说明了其疗效显著。蒙医传统疗法为自然疗法，正在受到人们的重视和关注，具有广阔的发展前景。蒙医传统疗法是通过物理因素（加温、加压、震荡等）防病治病的方法。用物理手段给人体刺激，引起各种变化，来促进、调节、恢复或增强各种生理功能，影响病理过程，消除致病因素，从而达到防病治病的目的。

（一）走罐疗法

走罐疗法是一种外治法，以玻璃罐、铜罐做工具借热力排出空气，产生负压，通过走罐在相应穴位来回推动，加速体内血液流动，调整阴阳、疏通经络、调节脏器、散寒除湿、利气血运行、燥希拉乌素。

（二）铜罐疗法

铜罐疗法也具有活血化瘀、清热解毒、通经活络、消肿止痛、祛风散寒的作用，有效促进皮肤新陈代谢功能，该疗法配合服用蒙药能有效地缓解患者的病情，起到良好的疗效。

（三）耳部放血疗法

耳部放血疗法是在一定的部位，将浅部脉道（静脉）刺破，放出病血（恶血）、病气，改善赫依其素（血）运行，达到治疗疾病的目的。具有治疗范围广、可根治疾病、起效迅速、复发率低、治疗费用低等优点。

（四）火针疗法

火针疗法是将针具用火烧红后迅速刺入人体一定部位的外治方法，具有通经活络、活血化瘀、生肌、止痒等作用。

（五）蒙古灸疗法

蒙古灸疗法是通过在体表指定穴位上烧灼熏熨的一种治病防病疗法。该疗法有温通经脉、调和气血、调节体素、增强抵抗力以防治疾病的作用。

（六）浴足疗法

浴足疗法是一种外治疗法，以足盆做工具，把蒙药煎好放入足盆中加适量的开水，晾至38~40℃后泡足，具有以下功效。

1. 活血化瘀、消肿止痛，能够促进局部，尤其是下肢的血液循环。由于脚上的穴位很多，是经络循行很重要的位置，通过蒙药泡足可以有效地改善经络瘀阻和寒凝导致气血淤滞的状态，通过补益气血及活血通络，能够有效地改善一些疼痛，还可消肿、止痒。

2. 可以缓解疲劳，强身健体，预防某些疾病。如通过泡脚能够刺激足下的穴位，通过刺激穴位来调节脏腑功能，能够增强机体的免疫力。

3. 可以调节体虚胃寒及改善睡眠。通过泡脚能够促进血液循环，具有驱寒的作用，能够通经络，消除疲劳，有助于睡眠。

在临床实践中发现蒙医药结合蒙医特色疗法辨证治疗斑秃疗效较为显著，具有缓解病情、有效控制病情进展、缩短疗程等特点，且成本较低、操作简单、不良反应小，值得在临床中进一步研究和推广。

四、病案举例

例1：患者，男，23岁，2021年5月17日初诊。主诉：头部出现斑片状脱发半年，加重半个月。现症见：头部三处脱发区，呈圆形，约大豆大小，皮肤表面光滑，无鳞屑，饮食不佳，失眠，舌干燥、红，口有涩味；尿清黄而蒸气、气味大；脉粗大而满滑。西医诊断：斑秃；蒙医诊断：图拉布图豪吉嘎热－赫依其素偏盛型。治法：清赫依其素，燥希拉乌素，调节体素等。方药：三子汤2g，草果－4汤2g，十六味黄连散2g，六味安消散1g，红花清肝十三味丸7丸，八味沉香散1.5g，顺气补心十一味丸5丸等。蒙医特色疗法：耳部放血疗法、走罐疗法、火针疗法、浴足疗法等。治疗2个月，病情痊愈。

按语：患者属于赫依其素偏盛型，主要应用调理三根及体素、清热解毒、平息赫依其素（血）紊乱、助消化及睡眠等，服用蒙药及外用特色疗法，具有起效快、不良反应小、价格低廉、安全有效、临床疗效显著等优点。

例2：患者，男，53岁，2021年8月15日初诊。主诉：枕部脱发15个月。现症见：枕部、眉毛、睫毛1/3脱落，皮肤光秃，不脱屑，痒，伴有失眠、心神不安、食欲缺乏等症状。脉象：芤；舌象：黄，苔薄；尿象：浅清色。西医诊断：斑秃；蒙医诊断：图拉布图豪吉嘎热－希拉乌素偏盛型。治法：调节体素，燥希拉乌苏，润皮肤，消肿，止痒。方药：三味檀香散2g，壮伦－5味汤1.5g，森登－4味汤2g，通嘎拉嘎－5味散2g，红花清肝十三味丸 7 丸，嘎日迪－15 味丸 5 丸，琪素－25 味丸 7 丸。蒙医特色疗法：耳部放血疗法、火针疗法、走罐疗法、蒙古灸疗法、浴足疗法等。治疗 3 个月恢复正常，追踪 1 年，未复发。

按语：临床诊疗中希拉乌苏偏盛型病程长，主要通过调理三根七素、利气血运行、燥希拉乌苏、润皮肤、消肿、止痒等蒙药结合蒙医特色疗法治疗，具有疗效显著、不良反应小、复发率低等优点。

（白乌拉那　浩斯其格）

白彦萍教授论毛发类疾病的中医诊治要点

白彦萍，中日友好医院皮肤科主任医师，二级教授，岐黄学者，第二批全国优秀中医临床人才，第六批全国老中医药专家学术经验继承工作指导老师，博士研究生导师。白彦萍教授广阅经典，根据自身临床经验，提出脱发治疗首辨虚实，从虚、实、虚实夹杂 3 个角度认识脱发，虚态以气血阴阳为纲目，病在肝、脾、肾三脏，实则考虑血瘀、痰饮、玄府郁闭、湿热蕴结等情况，虚实夹杂详审辨之。

一、毛发的中医生理

（一）从气血论毛发生理

"气为血之帅，血为气之母"，血之经流由气所导，气之周流以血为舟，气血生化互依互存，气行则血行，气寒则血凝。脏腑功能的维系有赖于气血，腠理毛发的发育同样也与气血密切相关。"发为血之余，血为发之本"，毛发的生长代谢离不开血的充养，血蕴充旺则精微物质方可濡养毛窍，扶助毛发生长，同时毛发的正常分布也离不开血脉血络的通畅，如果外有邪气阻碍血行，内有痰湿血瘀停滞，血行不畅，血络阻滞，毛窍则会失养，出现发枯发堕。

《医学入门》论述"血盛则发润，血亏则发枯"，毛发是否柔顺光亮、坚韧牢固也与血气盛虚有关。《证治准绳》中也指出："血盛则荣于须发，则须发美；若气血衰弱，经脉虚竭，不能荣润，故须发脱落。"

（二）从五脏论毛发生理

毛发生长不仅与气血有关，还与五脏关系密切，肝主藏血，体阴而用阳，肝不藏血，化生不足或血溢脉外，则气血亏虚，毛发无华。《灵枢·经脉》云："肝足厥阴之脉……上出额与督脉会于巅。"从经脉循行角度看来，肝血亦可循经直达巅顶荣养头发，《妇科冰鉴》有言："肝无水滋，毫毛焦枯，鬓发脱落。"

《诸病源候论》中论述"血盛则荣于须发，故须发美。若气血衰弱，经络虚竭，不能荣润，故须发脱落"，说明血与毛发息息相关。《素问·五藏生成》言："诸血者，皆属于心。"心主行血，心气不足，气血不运，则不能充泽毛发。

血的充足与否，尚有赖于脾胃运化功能的正常与否。《素问·玉机真藏论》云："脾为孤藏，中央土以灌四傍"，可知脾为中枢，为其余脏腑提供充足的物质基础，保持各脏腑生理功能的正常，五脏调和，津液充足，气血通畅，则毛发光泽浓密。脾味甘，肾味咸，肾华在发，由脾肾的乘侮关系，有云"多食甘，则骨痛而发落"（《素问·五藏生成》）。

"肺之合，皮也，其荣毛也"（《素问·五藏生成》）。《素问·六节藏象论》云："肺者，气之本，魄之处也，其华在毛。"《灵枢·决气》云："上焦开发，宣五谷味，熏肤，充身，泽毛，若雾露之溉，是谓气。"《难经·十四难》云："损脉之为病奈何？然：一损损于皮毛，皮聚而毛落……治损之法奈何？然：损其肺者，益其气。"《难经·二十四难》云："手太阴气绝，即皮毛焦。太阴者，肺也，行气温于皮毛者也。气弗荣，则皮毛焦；皮毛焦，则津液去；津液去，则皮节伤；皮节伤，则皮枯毛折。"

"肾者主蛰，封藏之本，精之处也，其华在发"（《素问·六节藏象论》）。《灵枢·经脉》言："人始生，先成精，精成而脑髓生，骨为干，脉为营，筋为刚，肉为墙，皮肤坚而毛发长。"《素问·五藏生成》言："肾之合骨也，其荣发也。"《素问·上古天真论》云："女子七岁，肾气盛，齿更发长……四七，筋骨坚，发长极，身体盛壮；女子五七，阳明脉衰，面始焦，发始堕……丈夫八岁，肾气实，发长齿更……丈夫五八，肾气衰，发堕齿槁……八八，则齿发去。"

脱 发

二、脱发的中医病理

（一）病名

脱发是一组以毛发减少为主要临床特征的皮肤附属器疾病，根据毛发是否可以再生分为瘢痕性脱发和非瘢痕性脱发。非瘢痕性脱发包括斑秃、雄激素性秃发、拔毛癖、生长期毛发疏松综合征、休止期脱发、颞部三角形脱发、老年性脱发、食糖性脱发、食盐性脱发、梅毒性脱发等，瘢痕性脱发包括毛发扁平苔藓、Brocq假性斑秃、头发分割性蜂窝织炎、绝经后脱发、红斑狼疮相关瘢痕性脱发等。

中医关于脱发的疾病记载最早见于《内经》，但此时还没有形成脱发这一病名，而是以"发落""发堕""毛发残"等症状描述多见，隋代《诸病源候论》中有毛发病诸候，共计十三论，明确将"须发秃落"作为一候，并且首次记载了"鬼剃头"，现在多认为鬼剃头即斑秃。唐代《外台秘要》将脱发归为"头风白屑"中，后世医书也有将"头风白屑"与脱发并论的。明代《外科正宗》才首次记载沿用至今的"油风"之名，现多认为"油风"与"鬼剃头"类似，均为斑秃病；清代《外科证治全生集》首次记载了"蛀发癣"，现多认为"蛀发癣"即脂溢性脱发。

近50年中医治疗脱发的文献共759篇，斑秃文献有421篇，雄激素性秃发文献有11篇，其余类型的脱发如红斑狼疮相关瘢痕性脱发1篇，毛发扁平苔藓1篇，休止期脱发2篇。从历代中医学对脱发的描述认知和现代中医对脱发的研究来看，其主要的方向为雄激素性秃发和斑秃，因此，这也是中医治疗的优势脱发种类。

（二）病因病机

1. 金元之前

脱发的病因病机都未脱离《诸病源候论》的论述，以血虚、风邪为主，而用治脱发的方剂也呈现独立发展的态势，未能和病因病机理论结合起来。这一局面到金元时期开始转变，金元时期医家受社会文化的影响，注重以理用方，辨析病机，格物致知，而且认为不能完全拘泥于古方，应该在继承医经的基础上创新，此时期出现了血热、痰湿、脾胃虚弱、阴虚等各种脱发病机及相应的遣方。

2. 金元时期

刘完素认为"五志过极皆为热甚",在治疗上常从清热之法,后人称其为"寒凉派",提出"玄府论"。认为若玄府闭密,则"目无所见,耳无所闻,鼻不闻臭,舌不知味,筋痿骨痹,齿腐,毛发堕落,皮肤不仁,肠不能渗泄"。据此可知,发根也是玄府的一部分,热气壅塞,头皮玄府郁闭,气血不能正常出入输布,则会脱落。其创制的防风通圣散正是他开通玄府的代表方。头皮玄府学说,与现代头皮毛囊说有类似之处。脂溢性脱发中医辨证多属湿热证,湿热之邪阻塞玄府,气血不达发根,引起头发脱落,防风通圣散可清热开玄。西医认为脂溢性脱发与毛囊被油脂阻塞有关,而现代医学研究表明,防风通圣散具有明显的降脂作用,对脂溢性脱发、痤疮、高脂血症等都有很好的疗效。现代许多自制外用生发剂中常用生姜、花椒、斑蝥等辛散药,也有开头皮玄府之意。

李东垣发《内经》"有胃气则生,无胃气则死"理论,系统总结治疗脾胃内伤的经验,提出"脾胃内伤,百病由生",注重顾护脾胃,被后世誉为补土派。李东垣《脾胃论·脾胃胜衰论》首次提及因脾胃虚弱,气血不能滋养,从而引起头发枯槁、脱落,并用黄芪建中汤温中补虚,用健脾的方法治疗脱发。

张从正创立了攻邪理论,认为人体之病"非人身素有之,或自外而入,或由内而生,皆邪气也",提出了血热、痰湿脱发两种实性病机,这在脱发病因病机上是一个突破性见解。张从正《儒门事亲·目疾头风出血最急说》首次论述血热盛、肝火上炎至头顶而引起的脱发,提出应该使用三棱针点刺头部穴位出血法治疗此类脱发,认为出血即养血。《儒门事亲·头风眩运》论述了痰邪阻滞可引起脱发,"夫妇人头风眩运,登车乘船亦眩运眼涩,手麻,发脱,健忘喜怒,皆胸中有宿痰之使然也",并给出治法,宜先催痰,再调养,"可用瓜蒂散吐之;吐讫,可用长流水煎五苓散、大人参半夏丸,兼常服愈风饼子则愈矣"。

朱丹溪从阴虚论治脱发,他在《格致余论·养老论》中论年老之人生理特点为精血耗损,易生虚热,故多见"头昏,目眵,肌痒,溺数,鼻涕,牙落,涎多,寐少,足弱,耳聩,健忘,眩运,肠燥,面垢,发脱,眼花,久坐兀睡,未风先寒,食则易饥,笑则有泪"等阴虚热证。阴亏易生虚火,燥伤发根,此类阴虚脱发,非单纯的体虚,不能纯用甘凉滋补,而应该养阴清火并行。

脱　发

金元四大家均是在自己的理论体系框架中提出的病因病机，但仍有不全面之处。明清医家注重临床实践、格物穷理，对脱发的认识在阐释经典著作的基础上呈现出了多元化的趋势，在全面继承前人认识的基础上又有创新发展，丰富了脱发的病因病机、治则治法，使脱发的辨证分治日趋完善。

3. 明清时期

从明清医家运用补中益气汤、六味地黄丸等名方，桂枝柏叶汤、小柴胡汤加减等化裁方治疗脱发也可看出，明清医家在脱发理法方药上既继承了前人的思想，又结合了自己的体悟来更新古论、古方新用。

（1）血热：内热耗血这一观点主要产生并流行于明清之际。火热耗伤精血，故致发脱；若阴血既伤，继而血虚生风，亦风摇木落。《景岳全书·杂证谟》言："服辛热药而眉发脱落者，乃肝经血伤而火动，非风也。"清代冯兆张认为"发乃血之余，枯焦者血不足也。若忽然脱落，或头皮痒须眉亦落。乃血热生风，风摇木落之象"。

（2）血燥血瘀：明代李梴《医学入门》云："须发脱落非因老，内风血燥亦奇哉。"王清任《医林改错》云："伤寒、温病后头发脱落，名医书皆言伤血，不知皮里肉外血瘀，阻塞血路，新血不能养发，故发脱落。无病脱发，亦是血瘀。"

4. 小结

先秦两汉时期是脱发理论的奠基时期，《内经》《难经》奠定了脱发病因病机以肾虚、肺虚热、外风为主。隋唐时期，脱发理论进一步发展，但仍然以虚、外邪为主。宋金元时期是脱发理论的变革时期，宋后期，辨证内治脱发开始兴起，出现了瘀血、血热、痰湿等实性病机。明清时期是脱发理论的传承与创新时期，出现了内风脱发、血瘀脱发，注重从血论脱发，如血虚脱发、血热脱发、血瘀脱发等，所以在认识脱发的病因病机时，既要考虑内伤血虚、血燥血热、脏腑功能失调、肾虚肺热等状态，也要注意外邪风寒湿热等的侵袭，考虑痰湿血瘀等情况。

三、白彦萍教授治疗经验

（一）经典与经验结合

白彦萍教授广阅经典，根据自身临床经验，提出脱发治疗首辨虚实，从虚、实、虚实夹杂3个角度认识脱发，虚态以气血阴阳为纲目，病在肝、脾、肾三脏，实则考虑血瘀、痰饮、玄府郁闭、湿热蕴结等情况，虚实夹杂详审辨之，具体方药试述如下。

1. 虚态

血虚脱发用地黄汤或归脾汤，气血两虚以气虚为主用人参养荣汤，气血两虚以血虚为主用桂枝柏叶汤，阴阳两虚、虚劳失精用桂枝加龙骨牡蛎汤，脾胃虚弱用黄芪建中汤或补中益气汤，肾精亏虚用六味地黄丸，肝肾不足用七宝美髯丹。

2. 实态

血瘀脱发用通窍活血汤（《医林改错》），痰湿内阻用五苓散合人参半夏丸，湿热壅盛用防风通圣散。

3. 虚实夹杂

精亏虚热用竹叶黄芩汤，血虚风动用天麻钩藤饮，阴虚肺热用麦门冬汤，血热风燥用凉血消风散（《外科正宗》）。

（二）内治与外治结合

白彦萍教授在临床治疗时注重内外结合，在发掘和使用外治法时，本于经典，常用外洗方剂有海艾汤、洗头菊花散、甘松子膏、蔓荆子膏、自制生发酊等。

白彦萍教授喜用梅花针叩刺阿是区域来治疗脱发，《医宗金鉴》云"若耽延年久，宜针砭其光亮处，出紫血，毛发庶可复生"，临证时注重叩刺深浅，以使皮损局部发红并可见少量出血点为度。同时搭配皮内针、耳针等，临床上取得不错疗效。

1. 斑秃治疗

在治疗斑秃时，白彦萍教授主张从"血"论治，先根据患者情况判断证属血热、血虚、血瘀，再运用"抓主症"思想，联合辨治，内外兼顾。

（1）血虚型

【证候表现】 毛发焦枯，触摸易脱，并且渐进性加重，黑点征明显，皮损处皮肤颜色苍白，瘙痒较轻，同时伴有唇白，心悸，气短懒言，倦怠乏力，舌淡，脉细弱等。

【治法】 养血消风，益气生发。

【治疗方案】 辨证内服汤药，配合梅花针叩刺，外用女贞子30 g，黄芪30 g，丹参30 g，冬青15 g为酊外抹，同时配合生姜汁外擦，皮内针取足三

脱 发

里、血海穴，有时在斑秃局部和百会穴艾灸。

（2）血瘀型

【证候表现】 大多病程较长，头发脱落前先有头痛或胸胁疼痛等症，因劳累和精神刺激而加重，常伴夜多噩梦，烦热难眠，舌有瘀点、瘀斑，脉沉细等。

【治法】 理气活血，解郁生发。

【治疗方案】 辨证内服汤药，外用红花50 g，干姜50 g，丹参50 g，赤芍50 g为酊剂或煎剂，皮内针选心俞、肝俞、太冲、内关、血海以加强活血行气的力量，耳针选用肝、内分泌、交感，若睡眠不足、思虑较重者，加神门。

（3）血热型

【证候表现】 以突然脱发成片，头皮瘙痒，或头部烘热为主要特点，皮损处皮肤光亮，舌红脉浮数。

【治法】 清热疏风，凉血生发。

【治疗方案】 辨证内服汤药，外用海艾汤（《外科心法要诀》）。其组成用法为海艾、藁本、菊花、蔓荆子、防风、薄荷、荆穗、藿香、甘松各30 g煎汤外洗，嘱患者自备润肌膏，当归60 g，紫草20 g油煎去渣外搽，取合谷、曲池泄热为要。

2. 雄激素性秃发治疗

在治疗雄激素性秃发时，白彦萍教授以气血虚实为纲目，从脏腑外邪角度辨证治疗，具体如下。

（1）湿热内蕴型

【证候表现】 头发光泽发亮，皮屑油腻，固着较紧，往往数根头发黏着，皮肤镜下可见明显的黄点征，若兼有脾虚，则常伴纳呆、便溏，若为饮食不节，则患者体型较胖，常常腹胀，二者均可见舌红，苔黄腻，脉弦滑。

【治法】 清热祛湿，除壅生发。

【治疗方案】 丹参30 g，白鲜皮30 g，苦参30 g，花椒20 g，何首乌30 g，95%酒精浸泡后外抹，配合梅花针叩刺，皮内针取足三里、血海、丰隆，耳针取神门、交感、内分泌，脾虚者加肝和脾。

（2）血虚风燥型

【证候表现】 头发干燥发痒，皮屑叠生，毛发稀疏，皮肤镜下可见毳毛明显增多，舌质正常或淡红，苔薄，脉弦。

【治法】养血消风，益阴生发。

【治疗方案】桑白皮30 g，枸杞子30 g，生姜30 g，何首乌30 g为酊，外抹，配合梅花针叩刺，耳针取交感、内分泌、神门，皮内针取合谷、肺俞、膈俞、三阴交、血海，血虚为主还可灸气海、关元，若兼有血热，则加双耳尖放血疗法泄热。

（3）精血不足型

【证候表现】临床以头发焦黄或发白，弥漫性脱落为主，皮肤镜下可见毛周征明显，多伴有腰膝酸软、头晕耳鸣，若心肾不交则心烦失眠，若肝郁脾虚则常叹息、胁肋胀痛，由脾及肾，后天无法滋养先天精血者，多为情志诱发，舌质淡，苔少，脉沉细。

【治法】养肝补血，益肾填精。

【治疗方案】外用女贞子30 g，墨旱莲30 g，侧柏叶30 g，透骨草30 g，黄精30 g，制何首乌30 g煎汤浸泡头皮，配合梅花针局部叩刺，皮内针选京门、足三里、太溪、失眠加安眠、翳风、心悸胸闷加内关、神门。

（4）阴虚血瘀

【证候表现】病程较久，长期使用西药者，潮热盗汗，五心烦热，颧红如妆，皮肤干燥，大便秘结，咽干眼干，口干口苦，但欲漱水不欲咽，舌有裂纹，又常见瘀点瘀斑，舌下络脉迂曲，脉虚涩。

【治法】滋阴养血，理气活血。

【治疗方案】以梅花针叩刺微微出血，外抹浮萍30 g，青蒿30 g，生何首乌30 g，蔓荆子30 g，霜桑叶30 g，侧柏叶30 g，墨旱莲30 g所制酊剂，皮内针取血海、三阴交，耳针取肾上腺、皮质下、交感、内分泌。

（三）善用辛香开窍法

"气络"一词首次见于张介宾的《类经》："血脉在中，气络在外，所当实其阴经而泻其阳络，则身强矣。"随着络病理论的发展，吴以岭院士高度总结概括出"经络之络运行经气又称为气络"，白彦萍教授将络病理论中的"气络"与皮肤结构功能相结合，提出皮肤气络是皮肤络脉的重要组成部分，是皮肤肌腠中转输气机的幽微通道，具有气化、卫外的功能。白彦萍教授基于辛香通络之法，发挥出辛香通气络、辛香开毛窍的创新用法，治疗脂溢性脱发。根据多年临床经验，总结出能透散皮肤气络、开通毛窍的五味辛香之品，称五香调气饮。

其由檀香、沉香、木香、香附、藿香5种辛香之品组成。专攻皮络气滞，毛窍闭阻之证，兼顾气与血、气与津的病理联系。其中檀香、沉香一升一降，木香理三焦之气，三者合用畅通全身气机。气血相依，香附为气中之血药，畅胁肋气滞，理气活血。气滞津停，则生湿浊，用藿香清中焦湿浊，畅气机之枢。五者相辅相成，使气血津液内外条达，畅达皮肤气络，清透皮肤毛窍，治疗脂溢性脱发，疗效颇佳。

（四）引经药与风药运用

无论何种类型之脱发，皆应随证加一两味祛风药，《医方集解》中就有"羌活散太阳之风，白芷散阳明之风，川芎散厥阴之风，细辛、独活散少阴之风，防风为风药卒徒，随所引而无所不至者也"。临证常用白芷、刺蒺藜、薄荷、防风、钩藤、羌活等，同时不同部位宜使用不同药物以期使得药至病所，药到病除（表1）。

表1 脱发不同部位引药汇总表

区域	用药
太阳经部位	羌活、蔓荆子、川芎、藁本
阳明经部位	葛根、白芷
少阳经部位	柴胡、川芎
厥阴经部位	吴茱萸、藁本
额部	白芷、升麻、石膏
巅顶部位	柴胡、青皮、川芎、枸杞子
两侧	柴胡、连翘、地骨皮
后侧	羌活、藁本

（白彦萍　齐亦铭）

东北地区

王玉玺治疗斑秃经验

王玉玺，黑龙江中医药大学附属第一医院皮肤科主任医师。1962年考入佳木斯大学（原佳木斯医学院）医疗系本科学习，1975年至1976年在黑龙江省西医离职学习中医班学习。1978年成为黑龙江中医药大学硕士研究生，先后师从中医外科及中西医结合外科名教授。王玉玺教授为国家级名中医，黑龙江省中医药学会外科分会主任委员，黑龙江省中西医结合学会皮肤疮疡委员会副主任委员，中华中医药学会外科分会常务理事，中国中医药学会外科疮疡专业委员会副主任委员，中国中医药学会外科乳腺病专业委员会副主任委员。从医40多年，主要从事中医、中西医结合外科及皮肤科的医疗、教学、科研工作，尤其对斑秃的治疗有独特见解。王玉玺教授从中、西医汲取精髓，融会贯通，发现并总结斑秃患者普遍存在本虚标实，多种因素影响到人精、气、神三个层次，导致心、肝、脾、肾各脏腑功能失常，毛发正常生理功能受损，治疗需从调整精、气、神三个层面出发，通过调整使得人体脏腑功能恢复正常，毛发得养而复生。

一、精、气、神辨证法

（一）从精论治：调补阴阳法

王玉玺教授认为斑秃肝肾受损，气血大伤，阴阳失衡，为本虚之候，治疗以"虚则补之"为原则，用药常选菟丝子、枸杞子、五味子、覆盆子，其中枸杞子、菟丝子既能补肾益精，又能扶阳助阴，二者药性温而不燥，补而不滞；五味子、覆盆子固肾涩精，填髓助纳。头部乃诸阳之首，若肾阳不足失煦，需加制附子、肉苁蓉、补骨脂等助阳之品，既可温补肾阳而达头末，亦能助阳填阴，达阴阳平衡。临床选用何首乌，既可补益肝肾，又能润肠通便；应用生白术除健脾之效外，亦有润下之功；同时，酌加益气、养阴、温阳、通络之品，共奏补气生发之效。肾阴不足，精血无生，发源枯竭，肾阴不足，肾失封藏，虚火上炎，临床王玉玺教授选用知柏地黄丸为基础方，辅助以《洪氏集验方》的"水陆二仙丹"，其中芡实、金樱子，一生于水，一生于山，水陆二品既可补肾，又能涩精。同时可加入桑螵蛸、刺猬皮、鸡内金、五味子以加强收涩之力，帮助肾封藏阴精，使得肾精有源、相火得息、精关得固、发秃可生。此外，部位辨证在中医的治疗中起到非常重要的作用，王玉玺教授针对头面部疾病，在审病求因的基础上，常加入羌活、天麻、白芷等药物，使之直达病所，疗效倍增；同时，《海上集验方》云："威灵仙，去中风，通十二经脉"，配合木瓜，二者共同宣通经脉，使脉络通畅，则率引经之品，使补益诸药达于病处。

（二）从气论治：调气养血法

王玉玺教授认为斑秃与肝脾肾、气血关系密切。而脾胃为气血生化之源，脾胃虚弱，生化无源，导致血液亏虚，血虚则不能荣养皮肤，以致毛根空虚，发失所养则致脱落。治当健脾以充气血生化之源，"发为血之余"，气血充盛，则发自生。《脾胃论》云："内伤脾胃，乃伤其气……伤其内为不足，不足者补之。"王玉玺教授选用补中益气汤意在调理脾胃，补中益气，使气血生化之源充盛；又体现了中医"陷者升之""虚则补之"的治疗原则。"脾为后天之本，气血生化之源"，脾健则气血可生；肝肾同源，精血互济，相火同生，二脏得健，阴阳乃和，毛发可生。王玉玺教授治疗斑秃常以《外科正宗》的"神应养真丹"为基础方，重在调补肝肾，养血通络，祛风生发，方中同时加入黄芪，其合当归亦为"当归补血汤"，可达气血双补之功。临床可合《医宗金鉴》的"祛风换肌丸"，养血祛风，滋养毛发。

（三）从神论治：调神法

斑秃患者除了脱发，多有失神情况，临床主要表现为不寐、情绪失调、脏腑失养等症状。中医藏象学说认为五脏藏五神，主五志，睡眠的本质是神安于其所，神有五种，分属五脏，不寐的本质在于五神不能安舍于五脏，所谓五脏皆有不寐。心主神志，心失所养，神失所调，可导致不寐，肝、脾、肾等脏腑疾病的传变，也可波及于心，影响心神。肝、心二脏生理相关，病理相联，若情志所伤，疏泄不及，肝气郁结，易累及于心，致心神被扰而失眠。思虑过度，久而伤脾，脾虚则运化失常，气血生化不足，血不养心，出现不寐。肾精不足则血化无源，肝血失充，元神不足，脑不得养，睡眠节律受扰。人体是有机的整体，睡眠不佳则五脏不得养，五脏病变则睡眠不得安。王玉玺教授运用安神定志法改善斑秃患者睡眠，选用柴胡龙骨牡蛎汤为主方加减，调理脏腑，使机体形成良性循环，毛发得以生长。

二、斑秃的辨证论治

（一）肾阴亏虚、阴虚火旺证

【病因病机】肝肾受损，气血大伤，阴阳失衡，为本虚之候，阴阳不足则毛发失养而脱落。

【证候表现】头发突然成片脱落，腰酸膝软，手足心热，口渴喜冷，大便秘结，小便短赤。

【治法】滋补肝肾，养阴清热。

【方剂】知柏地黄丸合水陆二仙丹加减。

【药物组成】熟地黄、山萸肉、怀山药、牡丹皮、茯苓、泽泻、金樱子、芡实、五味子、桑螵蛸、黄柏、知母、鸡内金。

【方解】方中熟地黄滋阴补肾，益精填髓，为君药。山萸肉补养肝肾，并能涩精；怀山药补益脾阴，亦能固精，共为臣药。配伍泽泻利湿泄浊，并防熟地黄之滋腻恋邪；牡丹皮清泻相火，并制山萸肉之温涩；茯苓淡渗脾湿，并助怀山药之健运。金樱子、芡实、五味子、桑螵蛸、鸡内金助山萸肉涩精，黄柏、知母清相火，全方填精固肾，使得气血生化有源，毛发得生。

（二）脾肾阳虚、气虚下陷证

【病因病机】脾肾阳虚气血生化缺少动力，气虚下陷，不能濡养毛发，而脾胃为气血生化之源，脾胃虚弱，生化无源，导致血液亏虚，血虚则不能荣养皮肤，以致毛根空虚，发失所养则致脱落。

【证候表现】头发成片脱落，伴腰酸膝软，畏寒，纳差，手足冷，大便不成形，小便清长。

【治法】温补脾肾，补气升阳。

【方剂】补中益气汤加减。

脱 发

【药物组成】 黄芪、炒白术、陈皮、党参、柴胡、升麻、当归、附子（先煎）、炙甘草、干姜、茯苓、补骨脂、狗脊。

【方解】 黄芪补气温阳，炒白术健脾益气，陈皮理气，党参补气，柴胡、升麻升阳，当归补血，附子、干姜温阳，茯苓健脾，补骨脂、狗脊补肝肾，炙甘草温补中气。

（三）肝郁脾弱、气血不足证

【病因病机】 若情志所伤，疏泄不及，肝气郁结，易累及于心，致心神被扰而失眠。思虑过度，久而伤脾，脾虚则运化失常，气血生化不足，血不养心，出现不寐。肾精不足则血化无源，肝血失充，元神不足，脑不得养，睡眠节律受扰。气血耗伤，毛发失去濡养，而致头发大量脱落。

【证候表现】 情志刺激后毛发突然脱落，伴失眠，头晕，早醒后难以再睡，手足凉，便干，舌淡红，脉沉细。

【治法】 安神定志，疏肝健脾，补气养血。

【方剂】 柴胡龙骨牡蛎汤合逍遥散加减。

【药物组成】 柴胡、黄芩、半夏、煅牡蛎（先煎）、煅龙骨（先煎）、桂枝、党参、生姜、大枣、黄芪、当归、熟地黄、制何首乌、川芎、茯神、远志、酸枣仁、五味子、松针等。

【方解】 柴胡龙骨牡蛎汤可调节阴阳气血，使阳气得以入阴，又可镇静安神、调畅情志。方中柴胡引升阳药以升阳，通阳达表，配伍黄芩疏调肝胆气机；煅龙骨、煅牡蛎重镇安神潜阳；半夏引阳入阴，亦为安神之品；桂枝温心阳，通血脉；生姜、大枣益气养营卫；黄芪、党参补脾益气，资气血生化之源；当归补血养心，与黄芪、党参配伍以补气血之不足；茯神养心安神，以治情志不宁；酸枣仁味酸、甘，性平，养心阴益肝血，安神志；五味子补肾涩精，宁心安神；远志交通心肾，定惊安神；川芎行气活血，使补而不滞；熟地黄、制何首乌合用补益精血，固肾乌须；松针轻身益气，生毛发。诸药合用养心气、滋心血，共奏气血双补、安神宁心之功。

三、头发的健康管理

王玉玺教授认为头发依附于人体外表，是人体健康与否的征象之一，健康的生活方式才能养育健康的体魄，健康的体魄才能拥有健康浓密的毛发，故健康的生活方式是健康毛发的根本。王玉玺教授特别强调，最普遍的不良生活习惯之一就是熬夜，熬夜严重透支人体气血津液，会干扰人体经脉运行规律，故脱发最重要的养护就是早睡觉、睡好觉。

四、病案举例

例1：患者，男，25岁，2011年1月10日就诊。主诉：患者头皮出现片状脱发6个月。现症见：有遗精史，较为频繁，数日1次，伴腰酸膝软，手足心热，口渴喜冷，大便秘结，小便短赤。西医诊断：斑秃；中医诊断：油风。辨证：肾阴亏虚、阴虚火旺。方药：知柏地黄丸合水陆二仙丹加减。药物组成：熟地黄20 g，山萸肉20 g，怀山药30 g，牡丹皮10 g，茯苓20 g，泽泻6 g，金樱子15 g，芡实15 g，五味子10 g，桑螵蛸15 g，黄柏15 g，知母10 g，鸡内金15 g。14剂，水煎，每日1剂，早晚饭后30分钟温服。

二诊：毛发从发际开始向上生长，仍有梦遗，伴腰酸、头晕。继服前方加刺猬皮15 g，黄精15 g，杜仲15 g，续断15 g。服21剂。中成药：精乌胶囊［制何首乌、黄精（制）、女贞子（酒蒸）、墨旱莲］，每次6粒，每日3次，服中药10分钟后用温水送服。

三诊：毛发生长良好。继服前方加仙茅15 g，淫羊藿15 g，巴戟天15 g，当归12 g。服21剂。

按语：患者素体阴虚，肾阴不足，肾失封藏，相火妄动，虚火上炎，日久精血耗伤，发源枯竭，方中重用熟地黄、山萸肉、怀山药三药，滋养肝脾肾。配伍泽泻利湿泄浊，并防熟地黄之滋腻恋邪；牡丹皮清泻相火，并制山萸肉之温涩；茯苓淡渗脾湿，并助怀山药之健运。渗湿浊，清虚热，平其偏胜以治标，均为佐药。六味合用，三补三泻，其中补药用量重于"泻药"，是以补为主；肝脾肾三阴并补，以补肾阴为主。金樱子、芡实、五味子、桑螵蛸、鸡内金助山萸肉涩精，黄柏、知母清相火。全方填精固肾，使得气血生化有源，毛发得生。

例2：患者，男，28岁，2011年7月7日就诊。主诉：患者头皮片状脱发1年余。现症见：左颞部头皮凹陷，无毛发生长，伴畏寒乏力、腰背部酸重、阴雨天发凉，便日1次，初干后溏，舌淡红，薄白苔，脉沉细。西医诊断：斑秃；中医诊断：油风。辨证：脾肾阳虚、气虚下陷。方药：补中益气汤加减。药物组成：黄芪60 g，炒白术15 g，陈皮15 g，党参20 g，柴胡10 g，升麻10 g，当归12 g，附子（先煎）15 g，炙甘草10 g，干姜10 g，

脱 发

茯苓 10 g，补骨脂 15 g，狗脊 15 g。14 剂，每日 1 剂，水煎，早晚饭后温服。

二诊：患者自述头皮偶有针刺样疼痛，上方加白芷 10 g，桃仁 10 g，红花 10 g，赤芍 15 g，川芎 10 g，葱白 3 段，生姜 6 片，黄酒 1 两。14 剂，每日 1 剂，水煎，早晚饭后温服。

三诊：继续好转，针刺感消失，头皮凹陷减轻，余无不适。一诊方继服 14 剂。

四诊：头皮凹陷处已不明显，原脱发区有大量新生毛发。后改服成药以巩固疗效。

按语：该患者头皮凹陷、畏寒乏力，气虚不足症状明显，君药予大剂量黄芪补气助阳，配合炒白术、陈皮、党参、柴胡、升麻取补中益气汤主药升阳举陷。患者腰背酸重、发凉，系寒湿外袭，方中附子走而不守，干姜守而不走，二者配伍入肾而祛寒湿、补火助阳、散寒止痛；入脾胃而温中逐寒，又可引血药入气分而生血。又加肾着汤，补火助阳、散寒止痛。狗脊、补骨脂共同起到温补肝肾、强筋骨、除腰膝酸重之功。二诊时患者头皮有针刺样痛感，说明药已有效，气血已达头皮，但因久病必瘀，故二诊时加入通窍活血汤，桃仁、红花、赤芍、川芎活血化瘀；生姜、葱白、黄酒，通阳入络开窍，从而使桃仁、红花、赤芍、川芎更能发挥其活血通络的作用。诸药合用，共奏益气活血化瘀、通窍活络之功。

例3：患者，女，25 岁，2014 年 5 月 20 日就诊。主诉：患者脱发 8～9 年。现症见：脱落处头皮光亮无发根，患者学习工作压力大，病情反复，迁延不愈并加重，现全秃，眉毛、睫毛均脱落。寐不安，易惊醒，多梦，便不成形，舌质淡，脉弦细数。西医诊断：斑秃；中医诊断：油风。辨证：肝郁脾弱、气血不足。方药：柴胡龙骨牡蛎汤合逍遥散加减。药物组成：柴胡 12 g，黄芩 6 g，半夏 6 g，煅牡蛎 15 g（先煎），煅龙骨 15 g（先煎），桂枝 5 g，生姜 5 g，大枣 6 枚，西洋参 6 g，白术 9 g，茯苓 9 g，当归 9 g，白芍 9 g，女贞子 6 g，墨旱莲 6 g，炙甘草 5 g，松针 9 g。14 剂，每日 1 剂，水煎取汁 300 mL，分早晚 2 次温服。

二诊：患者斑秃部头皮开始长出细软绒毛，睡眠改善，少梦，乏力，便不成形，舌淡，脉弦细数。上方加黄芪 9 g，14 剂，煎服法同前。

三诊：病情持续好转，毛发生长良好，诸证皆缓。继服前方 14 剂，煎服法同前。

后门诊随访3个月,新生毛发颜色转黑,头发基本长齐。

按语:本案患者因学习工作紧张,精神压力大,肝气郁滞不疏,肝藏血功能失常,气血不足,毛发失养,故脱发;肝郁则脾失健运,心气血虚则神不内守,出现情绪烦躁、夜寐不安。肝藏血,如肝之藏血足,疏泄有序,人体气机升降正常,情志条畅,则心神安定,睡眠正常。患者舌淡、脉弦细数皆为肝气郁滞、脾气虚弱、气血不足之征象。王玉玺教授认为精神压力大、情志不畅是本案患者的根本问题,故选用柴胡龙骨牡蛎汤为主方,配伍逍遥散加减。柴胡龙骨牡蛎汤有和解少阳枢机之功,能调和阴阳气血,又可镇静安神、调畅情志,标本兼治。以柴胡引升阳药以升阳,调达肝气,疏肝解郁;配伍黄芩,既可疏调肝胆气机,又能清泄内蕴之邪热;煅龙骨、煅牡蛎重镇安神潜阳;半夏可引阳入阴,治目不瞑,亦为安神之品,故少用为佐;西洋参能补气养阴,桂枝能通阳化气,同类相求;白芍养血敛阴,柔肝缓急;当归养血和血,为血中气药;白术、茯苓健脾益气以实土,使气血生化有源;生姜、大枣益气养营卫,配伍炙甘草又共奏滋阴养血益气之功;女贞子、墨旱莲益肝肾之阴,乌须发;松针味苦性温,轻身益气,生毛发,安五脏。二诊时诸证减轻,但乏力、便不成形,脾气尚弱,故加黄芪以增强健脾益气之功。王玉玺教授合理利用经方,标本兼治,调整睡眠,从根本上疏肝健脾,调理患者自身气血生化问题,使情志条达、气血充足,故头发开始生长。

例4:患者,女,30岁。主诉:2014年年初产子后出现脱发,8月出车祸后情志不调,病情加重。现症见:车祸后情志不调,左侧发际边缘两处斑片脱发区,伴失眠,头晕,早醒后难以再睡,手足凉,便干,舌淡红,脉沉细。西医诊断:斑秃;中医诊断:油风。辨证:属心肾亏虚、阴阳不调。方药:柴胡龙骨牡蛎汤合养心汤加减。处方:柴胡12 g,黄芩6 g,半夏6 g,煅牡蛎15 g(先煎),煅龙骨15 g(先煎),桂枝6 g,党参9 g,生姜6 g,大枣6枚,黄芪15 g,当归9 g,熟地黄9 g,制何首乌9 g,川芎15 g,茯神15 g,远志6 g,酸枣仁9 g,五味子6 g,松针15 g。14剂,每日1剂,水煎取汁300 mL,分早晚2次温服。

二诊:药后患者斑秃部头皮开始长出细软绒毛,睡眠改善,头已不晕,手足凉,便干,舌淡红,脉沉细。予上方加肉桂6 g,肉苁蓉9 g,14剂,煎服法同前。

三诊:患者服药后睡眠良好,手足温,二便正常,舌淡红,脉沉细。予二诊方去肉桂,继续服用20剂。

四诊：毛发开始生长,予三诊方14剂善后。

后门诊随诊,4个月后毛发恢复正常。

按语：该案患者因产后气血虚弱,治疗不及时,经历车祸后惊恐伤及心肾,阴阳不调,心神不宁,出现头晕、失眠；因气虚血少,不能温养机体,故手足凉、舌淡、脉沉细,皆为心肾亏虚之征象。王玉玺教授考虑孕妇产后精伤血少,睡眠不安,心肾失养,运用安神定志法联合补养心肾、调和阴阳。选用柴胡龙骨牡蛎汤为主方,配伍养心汤加减。二诊时虽头已不晕,睡眠尚可,但患者仍手足凉且便干,王玉玺教授认为此为阳气虚弱、阴精不足、肠道有失濡润所致,故加肉桂、肉苁蓉以助阳气、补阴精、润肠通便。王玉玺教授在临床中发现,产后气血不足是引发孕产妇斑秃的主要原因,加之孕妇处于照顾新生儿的特殊时期,普遍存在睡眠状态不好、神志不安等情况,故运用安神定志法辨证施治对孕妇产后斑秃起到了良好的作用。

（安立辉　王　强）

韩首章治疗脱发的中医处方配伍要旨

韩首章,主任医师,第七批全国老中医药专家学术经验继承工作指导老师,辽宁省名中医,辽宁中医药大学硕士研究生导师,辽宁省中医药学会副会长,辽宁省中医药学会皮肤性病美容专业委员会主任委员；中华中医药学会皮肤科分会委员；中华中医药学会美容分会常务委员；领衔创建国家中医药管理局"十二五"重点专科——辽宁奉天中医院皮肤科,发挥中医药特色优势,使传统医学与现代医学相结合,在微观辨证下治疗皮肤病,强调临证中先根据中医理论对疾病进行详细准确辨证,分清证型,同时应用现代病理和检测、检验方法对每一个病证进行综合分析,得出科学客观的指标结论,为指导临床治疗提出最佳方案。主编《消化系统病症中医处方配伍要旨》《心脑血管疾病中西汇通治疗》2部专著。发表论文20余篇,承担省、市科研课题4项,获省级科技进步奖2项。

斑秃,中医称之为"油风"或"鬼剃头",是一种突然发生的局限性非炎症性、非瘢痕性斑片状脱发，头发全部脱落为全秃，全身毛发均脱落为普秃。脂溢性脱发又称"男性型脱发""雄激素性秃发""早秃""女性弥漫性脱发"，中医称之为"蛀发癣"，俗称"秃顶""谢顶"。表现为头部皮脂溢出过度或头屑多，两鬓角、头顶部毛发逐渐细软、脱落，最终秃顶，青壮年多发，男性多见。中医认为二者的发病与以下几个因素有关。

一、脱发的病因病机

（一）气血瘀滞

《医林改错》中记载："头发脱落，各医书皆言伤血，不知皮里肉外血瘀，阻塞血路，新血不能养发，故发脱落，无病脱发，亦是血瘀"，首次提出瘀血阻络，致血不养发，故而发落的观点。因此，头部肌肤气血瘀滞，致使毛发失养也为本病发病原因之一。

（二）脱发与气血不足，脾肾亏虚有关

1. 气血不足

斑秃的发病是血虚不能滋养毛发，发失所养而致。《诸病源候论》中指出："若血气衰弱，经脉虚竭，不能荣润，故须发脱落。"《内经》有"血气虚则肾气弱，肾气弱则骨髓枯竭，故发白而脱落""气血皆少则无毛"等论述，认为精血作为毛发生长所必需的物质，其荣润枯槁有赖于气血滋养。

2. 脾虚肾亏

《外科证治全书》提出："油风……夫发为血余，肾主发，脾主血，发落宜补脾肾，故妇人产后，脾肾大虚多患之"，认为治疗上应补脾固肾以养血生发。脾为后天之本，可以通过补肾健脾的方法增强体质，促进头发生长。肾藏精，主骨生髓，其华在发，肝肾不足，经血亏虚，发失所养，故而脱发。《素问》曰："肾气实，发长齿更……肾气衰，发堕齿槁""肾藏精，其华在发"，认为肾精的充盈与否直接影响着毛发的荣枯，肾精不足是斑秃发病的一个重要病机。

（三）情志因素

情志抑郁，易致肝气郁结，经络不通，影响血液循环，使毛囊失去气血的滋养，而致脱发。现代医学认为，急躁、暴怒等应急反应，可通过神经介

脱 发

质、内分泌通路，引发神经、营养、血液循环及免疫功能紊乱，引起毛囊萎缩而脱发。故中西医认为情志因素可以引起脱发的观点是一致的。

（四）毒邪外袭

外感风、湿、热邪气，蕴结化毒，浸淫肌肤、毛窍，影响毛发生长。病变的毛囊内发现有淋巴细胞浸润，造成毛囊的破坏，引起脱发。

二、治疗

（一）中药内治

因脱发与血液循环、情志因素、气血不足、脾肾亏虚及外感毒邪有关，故脱发的治疗原则应以活血通络、疏肝解郁来改善毛囊的血液循环和促进局部机制畅通，为毛囊打开气、血、精输布的通路；然后以益气养血、补肾健脾来提供毛囊的营养物质；再以清热解毒清除毛囊内的炎症细胞浸润。

1. 以活血通络药为君

斑秃的致病因素主要是局部的血液循环功能下降，使毛囊失养而致脱发，故治疗上应以活血通络的药物来改善脱发区域的血液循环，消除局部的血瘀情况，促进毛囊的恢复。

常用活血化瘀通络的药物有丹参、川芎、桃仁、红花、赤芍、牡丹皮、鸡血藤。临证时可以酌情选用以上的几味活血通络的药物作为君药。

2. 以疏肝解郁药为臣

疏肝解郁的药物具有畅通经络、改善血液循环、舒缓情志的作用，故以疏肝解郁的药物为臣。常用疏肝理气的药物有柴胡、香附、郁金、香橼、佛手等。

3. 以益气养血、健脾、补肾药为佐

（1）益气养血：气具有固表的作用，可以减少毛发脱落；毛发的生长有赖于气血之供养，故养血药可以提供毛囊营养，促进萎缩的毛囊恢复功能，故以益气养血药为佐药。益气常用黄芪、党参等；养血常用当归、白芍等。

（2）健脾：脾为气血生化之源、后天之本，可以促进气血的生成，促进萎缩的毛囊再生（《内经》有"治痿独取阳明"的记载），故以健脾药为佐药。常用健脾药可以选用茯苓、白术、薏苡仁等。

（3）补肾：中医认为，脑为髓海，肾主骨生髓，其华在发，故补肾药可以提供毛发生长的营养物质，具有促进毛发再生的作用。

现代医学认为斑秃在免疫反应方面的问题主要是在病变的毛囊内发现一些抗体（抗平滑肌抗体、甲状腺抗体、胃壁细胞抗体等）升高。中医在抑制免疫反应方面主要是滋阴补肾。因为滋阴补肾的中药能促进肾上腺糖皮质激素的合成与释放。糖皮质激素具有抑制炎症细胞的浸润、抑制炎症介质和某些细胞因子，减轻血管的通透性及毛细血管的内皮水肿等抗炎作用；还对细胞免疫和体液免疫具有抑制作用。因此，滋阴补肾的药物具有抗炎及抑制免疫作用。

补肾采用阴阳双补的方法，参照肾气丸的处方配伍规律，应以滋补肾阴为主，以滋补肾阳为辅，其比例为7∶3或8∶2。

滋补肾阴常用熟地黄、枸杞子、山茱萸、龟胶、女贞子、墨旱莲、黑芝麻、桑葚等；补肾阳常用补骨脂、沙苑子、杜仲、续断、菟丝子等。

4. 清热解毒

因病变的毛囊内有淋巴细胞浸润，故以清热解毒的药物来抑制炎症细胞的浸润，防止毛囊的破坏。常用的清热解毒药有桑叶、菊花、金银花、连翘、蒲公英、大青叶等。

（二）斑秃的中医外治法配合针刺疗法

1. 中药酊剂

选用一些具有活血通络、补肾解毒功效的中药以60度的白酒浸泡1个月后过滤，制成酊剂。

（1）处方配伍原则：可以选用具有促进毛囊再生的补肾养血药，如补骨脂、何首乌、枸杞子、当归等；促进局部血液循环的活血药，如川芎、桃仁、红花、丹参等；具有抑制炎症细胞浸润的药物，如苦参、金银花等；酌情加一些透皮剂，如透骨草、艾叶等。

（2）用法：均匀涂于患处并轻轻按摩，每日3次，1个月为1个疗程。

2. 梅花针刺疗法

梅花针刺疗法可以改善局部血液循环与新陈代谢，促进组织修复与再生，促进毛发生长。

3. 针灸疗法

（1）体针：取百会、四神聪、头维（双）、生发穴（风池与风府连线中点，双侧）、翳风。根据辨证及患者体质采用补或泻手法。每次留针20分钟，或加用适量电流刺激，每日1次或隔日1次，10次为1个疗程。

（2）耳针：取肺、肾、肝、交感、内分泌等穴，针刺或采用压豆法，隔日1次。

（3）头三针：取两个固定穴，防老穴（百会穴后1寸）、健脑穴（风池穴下5分）；一个机动穴，上星穴（油脂分泌多者取之），头皮瘙痒者加大椎穴。防老穴针刺斜向前方，针柄须紧贴患者头皮，进针1分，留针15～30分钟，每日或隔日1次，10次为1个疗程。

三、头发的健康管理

有人认为，减少洗发次数可以减少掉发。这是个误区。如果出油比较多的人，可以每天都洗头发，出油少的可以2～3天洗一次头发，清洁头皮，让头发始终处于比较干爽的状态。

南瓜子、黑芝麻之类的坚果富含微量元素，对头发生长有帮助，但含油脂比较大，适量食用即可，脂溢性脱发的患者不建议每天食用太多。脱发者可根据湿热、血虚、血瘀、肾虚不同体质选用不同的食疗方法，基本的原则是少吃煎炸、烧烤、油腻、甜食，多食豆类、粗粮杂粮、黑色食品。

一般来说，每个人有10万根左右的头发，平均每根头发生长时间为1000天左右，因此每天脱落50～100根头发都属于正常现象。保持情志的舒畅，不要过于焦虑，切记不要每天数自己掉下来多少头发。有脱发的困扰时及时找专业医师诊治，不可随意听信民间偏方，医学上防脱发的正规诊疗才靠得住。

四、病案举例

例1：患者，男，40岁，于2021年3月20日就诊。患者患此病2年余，不间断性治疗，效果不理想。近日因情志内伤，症状加重，故来诊。刻诊：头部弥漫性拇指甲大小的脱发，伴心烦，病来无发热，纳呆，夜眠欠佳，舌质紫暗，苔薄白，脉弦。西医诊断：斑秃；中医诊断：油风。辨证：气滞血瘀证。治法：活血通络、疏肝理气、健脾补肾、清热解毒。药物组成：丹参15 g，川芎10 g，红花10 g，桃仁10 g，香附10 g，郁金10 g，茯苓15 g，白术15 g，薏苡仁20 g，黄芪30 g，女贞子15 g，墨旱莲15 g，熟地黄30 g，补骨脂10 g，桑叶15 g，菊花15 g。水煎450 mL，分早、中、晚3次温服。

按语：本例患者以丹参、桃仁、红花、川芎改善毛囊的血液循环；以香附、郁金疏肝解郁，畅通毛囊的经络，为气、血、肾精营养毛囊打开通路。以茯苓、白术、薏苡仁健脾益气，促进萎缩毛囊再生；以熟地黄、女贞子、墨旱莲滋补肾阴；以补骨脂补肾阳。以桑叶、菊花清热解毒，抑制毛囊内炎症细胞浸润，防止其破坏毛囊；同时二者清轻上扬，可以引药上行，并起到引经药的作用。以黄芪补气养血固表，起到固发的作用。

例2：患者，男，35岁，于2022年3月1日就诊。患者1年前头皮瘙痒，继而零散脱发，日渐加重。皮肤科查体：头顶部头发稀疏，毛发油腻，头晕纳呆，胸闷，周身倦怠，舌红苔薄黄稍腻，脉弦滑。西医诊断：脂溢性脱发；中医诊断：蛀发癣。辨证：脾胃湿热证。中医辨证：患者脾胃湿热，外感风邪，湿热之邪阻滞气机，清阳不升，导致血行不畅，发失血濡养。治法：清热渗湿、祛风活血。药物组成：桑叶15 g，菊花15 g，黄芩10 g，生地黄20 g，赤芍20 g，牡丹皮20 g，川芎10 g，红花10 g，桃仁10 g，香附10 g，郁金10 g，茯苓15 g，白术15 g，薏苡仁20 g，当归15 g，女贞子15 g，墨旱莲15 g，补骨脂10 g，泽泻10 g，车前子15 g。水煎450 mL，分早、中、晚3次温服。

按语：本例患者以黄芩清热燥湿；赤芍、牡丹皮、当归凉血养血；桃仁、红花、川芎活血改善毛囊的血液循环；以香附、郁金疏肝解郁，畅通毛囊的经络，为气、血、肾精营养毛囊打开通路；以茯苓、白术、薏苡仁健脾益气，促进萎缩毛囊再生；以生地黄、女贞子、墨旱莲滋补肾阴；以补骨脂补肾阳；以桑叶、菊花疏风清热解毒，抑制毛囊内炎症细胞浸润，防止其破坏毛囊，同时桑叶、菊花清轻上扬，可以引药上行，并起到引经药的作用；以泽泻、车前子渗湿通淋，促进湿毒从体内的排出。

（韩首章　孟青青）

马林从"清热利湿，滋阴养血，补虚泻实"辨证论治脂溢性脱发

马林，黑龙江省中医药科学院、黑龙江省中医医院皮肤科主任，首届"龙江名中医"，黑龙江省名中医，第七批全国老中医药专家学术经验继承

脱　发

工作指导老师，国家临床重点专科、国家中医药重点专科带头人，中国民族医药协会皮肤专业委员会副会长。擅长治疗银屑病、脂溢性皮炎、斑秃、脂溢性脱发、痤疮、湿疹、荨麻疹、过敏性紫癜等皮肤病。马林教授于临床工作中总结提出"清热利湿，滋阴养血，补虚泻实"治疗脂溢性脱发的辨证思路，重视血热兼血虚风燥、脾胃湿热、肝肾不足证的治疗，提出在临床中应湿热与滋阴并顾，以及重视中医证型的转化与演变，对干性与湿性两大类脱发均有独到的治疗方法和见解。

一、清热利湿，滋阴养血，从血论治

在多年临床实践、潜心研究中医经典理论的基础上，马林教授提出"清热利湿，滋阴养血，补虚泻实"治疗脂溢性脱发的辨证思路。脂溢性脱发多从前额鬓角部位开始，初发时头皮油腻，头发逐渐变细变软、稀疏、脱落，秃发逐渐向顶部延伸。脂溢性脱发分为干性与湿性两大类，"清热利湿"适用于"湿性"脱发，此类脱发多见于头发黏腻如油涂水洗者，辨证为脾胃湿热证，由于湿热上蒸较重故采用清热利湿的治法。"滋阴养血"适用于"干性"脱发，此类脱发可见发干枯或枯黄，由血热或血虚生风化燥而成。而肝肾不足证由于肝肾亏损，不能化生精血终致毛根血虚，头发脱落亦属于"干性"脱发之类。

马林教授认为干性脱发由血虚或血热化燥而成，湿性脱发则由于过食肥甘、脾胃湿热而致，本病病因可归结为血热、血燥与湿热。而脾胃湿热证多见湿热内蕴，亦易引发血热，故主张从血论治脂溢性脱发。正如《医碥》所论："头起白屑者，血热太过。世俗只知发者血之余，以为血衰，不知血热发反不茂。"血热与血虚均是"发不茂"的主要病因。人体毛发的生长、繁茂与气血的关系密切，正如《内经》云："足阳明之上血气盛则髯美长，血少气多则髯短，故气少血多则髯少，血气皆少则无髯。"《证治合参》亦云："须发，毛类也，无关于病。然一损损于肺，则皮聚而毛落……闻之血虚者其须发早白，亦见有盛衰之候。"相较于人体其他部位的毛发，头发对于人体气血的盛衰更为敏感，《医述》有云："人身毫毛皆微而发独盛者，何也？百脉会于百会，血气上行而为之生发也。"李东垣《脾胃论》中记载运用黄芪建中汤补气养血治疗脱发，"若脉弦，气弱自汗，四肢发热，或大便泄泻，或皮毛枯槁，发脱落，从黄芪建中汤"。

二、辨证论治、补虚泻实

脂溢性脱发属于遗传性、难治性皮肤病。疾病前期常因血热、湿热之实邪壅滞，后期则可出现阴血耗伤、肝肾不足之证，疾病中期常有血热而见头屑增多，瘙痒严重又有久劳、思虑过度耗伤阴血而见头晕耳鸣的虚实夹杂之证。脱发可分为以邪实为主的血热风燥证及脾胃湿热证，以本虚为主的血虚风燥证及肝肾不足证，以及虚实夹杂之证。总体而言诊疗难度较大，故治当四诊合参、辨证施治。

（一）虚实夹杂证

【病因病机】 病邪日久，损伤正气，或本已正虚，无力祛邪，气滞血瘀阻塞清窍，气血不能上荣则毛发失养而脱发。

【证候表现】 头发干枯，轻度出油，稀疏脱落，病情初起或日久，或见头痛、偏头痛，舌质红或紫暗，苔黄，脉细涩。

【治法】 清热活血，养血滋阴。

【方剂】 生发汤。

【药物组成】 当归、白芍、熟地黄、何首乌、木瓜、酸枣仁、女贞子、黄精、生山药、山茱萸、桑葚、墨旱莲、甘草。

【方解】 对于虚实夹杂者当补虚泻实，重视从血论治。《痘疹会通》所记清热活血之"活血方"与《摄生众妙方》所记补精养血、增液润燥之"还少乳乌丸"，结合马林教授的临床工作经验加减合方为"生发汤"。其中当归补血活血，白芍、熟地黄养血滋阴，何首乌补精，木瓜化湿，酸枣仁养心安神，女贞子补益肝肾、清虚热，黄精、生山药滋阴益气，山茱萸补益肝肾，桑葚养血舒筋益气，墨旱莲滋阴益肾、凉血止血，甘草补脾益气。

（二）脾胃湿热证（湿性脱发）

【病因病机】 素体恣食肥甘厚味、嗜酒而损伤脾胃，脾胃运化失司，湿热蕴结皮肤孔窍，导致精血不能上荣而致脱发。

【证候表现】 头发稀疏脱落，伴头皮油腻或头垢明显，头皮光亮潮红或头皮瘙痒，伴口干口苦，胃纳差，烦躁易怒，舌质红、苔黄腻，脉滑数。

【治法】 清热利湿，健脾和胃。

【方剂】 由生发汤加《疡科心得集》中所述燥湿解毒的"化毒除湿汤"

合方而成。

【药物组成】 泽兰、薏苡仁、牡丹皮、金银花、栀子、当归、赤芍、生地黄、茯苓、黄柏、黄连、甘草。

（三）血热风燥证（干性脱发）

【病因病机】 素体血热，复感风邪，风盛则燥，耗伤阴血，阴血不能上荣巅顶而导致脱发。

【证候表现】 头发干枯焦黄，搔之白屑飞扬，落之又生，自觉头部烘热，头皮瘙痒，伴口干舌燥，溲黄，舌质红，苔薄黄，脉弦数。

【治法】 清热凉血、祛风润燥。

【方剂】 常用生发汤合透疹凉解汤。

【药物组成】 石膏、金银花、知母、桑叶、栀子、当归、生地黄、牡丹皮、赤芍、黄连、黄柏、玄参。

（四）血虚风燥证（干性脱发）

【病因病机】《医学入门》云："血盛则发润，血衰则发衰。"久病不愈或脾胃功能异常而致水谷精微不能奉心化赤，肝血亏虚，阴血不足，经脉虚竭，不能荣发，生化无源而致脱发。

【证候表现】 头发干枯，脱发较多，头皮微痒，伴眩晕、体虚乏力，口干舌燥，舌质红，苔白，脉沉弦。

【治法】 滋阴养血，祛风润燥。

【方剂】 用生发汤合桃仁红花汤（《症因脉治》）加减治疗，适用于血虚风燥证。

【药物组成】 常用桃仁、红花、牡丹皮、当归、赤芍、栀子、侧柏叶、薏苡仁、白茅根、黄柏、知母、玄参、何首乌、茯苓、甘草。

（五）肝肾不足证

【病因病机】 先天禀赋不足、过度劳累、用脑过度或年老体衰等原因，而致肝肾亏虚，不能化生精血，毛根空虚、失养，发无生发之源。

【证候表现】 脱发多有遗传倾向，头发稀疏脱落日久，脱发处头皮光滑或遗留少数稀疏细软短发，伴眩晕失眠、腰膝酸软、夜尿较多，舌质淡红苔少，脉细。

【治法】补益肝肾,养发生发。
【方剂】常用生发汤加补阴辟邪汤补益肝肾。
【药物组成】桑葚、菟丝子、女贞子、丹参、当归、生地黄、牡丹皮、侧柏叶、赤芍、玄参、黄柏、桑叶、知母、荆芥、酸枣仁、茯苓。

三、病案举例

例1:患者,男,30岁,2019年2月16日初诊。主诉:脱发4年,加重2个月。现症见:患者头顶部发稀疏,头皮色红、脱屑,自觉烘热,瘙痒较甚,大便秘结,2~3日一行,舌质红,苔薄黄,脉数。西医诊断:脂溢性脱发;中医诊断:发蛀脱发。辨证:血热风燥证。治法:清热润燥,养血滋阴。药物组成:地黄15 g,赤芍15 g,牡丹皮15 g,蝉蜕10 g,桑叶15 g,知母15 g,黄连15 g,黄柏15 g,栀子15 g,柴胡12 g,玄参15 g,甘草10 g,石膏30 g,金银花15 g。14剂,水煎服,每日2次。

二诊:服上方14剂后脱屑减少,饮食二便尚调,舌质红,苔黄,脉数。改方:生地黄15 g,赤芍15 g,栀子15 g,牡丹皮15 g,桑叶25 g,知母10 g,金银花25 g,柴胡15 g,浮萍15 g,薏苡仁30 g,黄连12 g,甘草10 g。7剂,水煎服,每日2次。

三诊:服上方7剂,患者头皮淡红,尚有少许皮屑,饮食二便如常,舌质红苔薄黄,脉平。续服上方7剂。

四诊:服上方7剂后患者脱发数量减少,症状减轻,头皮色淡红,饮食二便如常,舌质红,苔薄白,脉平。初诊方去金银花、石膏,加蝉蜕。7剂,水煎服,每日2次。

五诊:服上方7剂,脱发症状明显好转,舌质淡红,苔薄黄,脉滑,嘱患者续服2周汤药后随诊。治疗:生地黄15 g,牡丹皮15 g,赤芍15 g,石膏30 g,金银花25 g,柴胡15 g,浮萍15 g,牛蒡子15 g,知母15 g,桑叶15 g,栀子12 g,黄连15 g,黄柏15 g,玄参15 g,甘草10 g。14剂,水煎服,每日2次。

1个月后电话随诊患者,患者未有其他不适。

按语:本例患者属于血热风燥证,证属干性脱发。表现为头皮烘热、脱屑严重,且病程较久、风热偏盛,运用生发汤合透疹凉解汤加减治疗,重在清热凉血疏风。马林教授认为应以清热泻火之石膏、栀子,以及清热疏风之桑叶、蝉蜕、牛蒡子、金银花,配伍清热凉血之牡丹皮、赤芍,可外清风

脱 发

热、内清血热，表里同用，在清血热、风热的同时入营血可透热转气，则病情可解。

例2：患者，女，35岁，2021年1月20日初诊。主诉：脱发2年，加重1周。现症见：患者头顶部发稀疏、枯黄，脱发较甚，夜寐欠安，纳食正常，二便调，月经色淡、量稀少，舌质淡，苔薄，脉弦细。西医诊断：脂溢性脱发；中医诊断：发蛀脱发。辨证：肝肾不足证。治法：补益肝肾。药物组成：薏苡仁15 g，枸杞子15 g，当归20 g，白芍15 g，熟地黄15 g，何首乌15 g，木瓜15 g，侧柏叶15 g，酸枣仁15 g，女贞子15 g，黄精15 g，生山药15 g，山茱萸15 g，桑葚15 g，墨旱莲15 g，甘草10 g。7剂，水煎服，每日2次。

二诊：服上方7剂，患者脱发减少，饮食二便如常，睡眠改善，舌质红，苔白，脉沉细。上方去薏苡仁，加羌活、菟丝子。7剂，水煎服，每日2次。

三诊：服上方7剂，头发脱落明显缓解，饮食二便如常，舌质淡，苔薄白，脉平。药物组成：当归20 g，白芍15 g，熟地黄15 g，何首乌10 g，侧柏叶15 g，枸杞子15 g，羌活12 g，夜交藤15 g，木瓜10 g，酸枣仁15 g，女贞子15 g，黄精15 g，生山药15 g，山茱萸15 g，桑葚15 g，墨旱莲15 g，甘草10 g。7剂，水煎服，每日2次。

四诊：服上方7剂，毛发脱落较前缓解明显，脱落处毛发生长，但生长缓慢，饮食二便如常，舌质红，苔白，脉弦。药物组成：当归15 g，熟地黄15 g，茯苓15 g，桑叶20 g，荆芥15 g，侧柏叶15 g，枸杞子15 g，羌活15 g，桑葚15 g，墨旱莲15 g，甘草10 g，山药15 g，山萸肉15 g，鸡血藤15 g，女贞子15 g。7剂，水煎服，每日2次。

五诊：服上方7剂，毛发脱落基本停止，新发生长良好，舌质红，苔薄黄，脉弦。治疗：续服上方7剂，不适随诊。

按语：本例患者顶部发稀疏、枯黄，皮脂溢出较少，证属肝肾不足，为干性脱发。由于女性肾中精气与天癸的不足，女性在35岁后常表现为"阳明脉衰，面始焦，发始堕"，该患者素有月经量少且月经后期的症状，故在过度劳累、睡眠不佳、肾中精气与天癸不足的情况下发为本病。本病治疗采用补益肝肾气血、宁心安神之品。方用女贞子、墨旱莲、枸杞子、黄精补益肝肾，桑葚、熟地黄、侧柏叶滋阴补血，夜交藤、酸枣仁养心安神，使患者夜寐得安。

例3：患者，男，32岁，2018年6月6日初诊。主诉：脱发1年，加重

1个月。现症见：头顶部发稀疏、头发粘连，头皮鲜红，头顶皮肤溢油。夜寐尚安，纳食正常，大便黏腻，小便色黄，舌质红，苔黄腻，脉滑数。西医诊断：脂溢性脱发；中医诊断：发蛀脱发。辨证：脾胃湿热证。治法：清热健脾，燥湿和胃。药物组成：泽兰15 g，薏苡仁30 g，茵陈20 g，牡丹皮20 g，金银花15 g，栀子15 g，羌活15 g，赤芍15 g，生地黄10 g，茯苓20 g，黄柏15 g，黄连10 g，甘草10 g。7剂，水煎服，每日2次。

二诊：患者头皮色红稍退，头皮溢油依然严重，近日患者常嗳气，舌红苔黄腻，脉滑数，大便黏腻2日一行，小便色黄。药物组成：生地黄15 g，牡丹皮15 g，赤芍15 g，栀子15 g，薏苡仁30 g，茯苓25 g，羌活15 g，黄连15 g，黄柏15 g，山楂15 g，茵陈15 g。14剂，水煎服，每日2次。

三诊：头皮溢油明显缓解，头皮色稍红，大便黏腻感消失，小便色黄，舌红苔黄，脉滑数。上方去山楂，加泽泻15 g，苦参10 g。14剂，水煎服，每日2次。

四诊：患者头皮溢油明显缓解，脱发症状明显改善，头皮颜色恢复正常，小便色黄，舌红苔薄黄，脉滑数。药物组成：薏苡仁30 g，猪苓15 g，车前子15 g，草薢15 g，茵陈15 g，生地黄10 g，牡丹皮20 g，赤芍15 g，苦参10 g，荆芥10 g，栀子15 g，知母10 g，黄连15 g，黄柏15 g，羌活15 g，甘草5 g。14剂，水煎服，每日2次。

五诊：患者异常脱发症状消失，脱发处可见新生毛发。续服上方14剂，不适随诊。

按语：本患者平素体内湿热较甚，有酗酒的习惯，过食肥甘厚味，损伤脾胃。脾胃运化失职，水谷内停，化湿蕴热，湿热上蒸巅顶，侵袭发根，发为本病。本病治疗采用健脾利湿、清热化湿之品。方用薏苡仁、泽泻、车前子、猪苓健脾清热利湿，山楂健脾消食。

例4：患者，男，34岁，2019年6月16日初诊。主诉：脱发1年，加重20天。现症见：头顶部发稀疏、头发稀疏，头皮瘙痒。夜寐欠安，纳食正常，舌淡红，苔薄白，脉细数。西医诊断：脂溢性脱发；中医诊断：发蛀脱发。辨证：血虚风燥证。治法：养血祛风润燥。药物组成：当归15 g，生地黄15 g，赤芍15 g，牡丹皮15 g，栀子15 g，桑叶20 g，薏苡仁30 g，白茅根25 g，黄柏15 g，麦冬15 g，制何首乌15 g，侧柏叶15 g，玄参15 g，茯苓15 g，桃仁15 g，甘草10 g。7剂，水煎服，每日2次。

二诊：患者夜寐欠安，脱发好转，饮食、二便正常，舌淡红苔薄白，脉细。上方加龙骨20 g，牡蛎20 g。7剂，水煎服，每日2次。

三诊：患者夜寐欠安明显好转，脱发明显好转，饮食二便正常，舌淡红苔薄白，脉细。药物组成：荆芥10 g，当归15 g，生地黄15 g，赤芍15 g，牡丹皮15 g，栀子15 g，远志15 g，合欢皮15 g，薏苡仁30 g，白茅根15 g，黄柏15 g，知母15 g，何首乌15 g，侧柏叶20 g，玄参15 g，茯苓15 g，桃仁15 g，甘草10 g。7剂，水煎服，每日2次。

四诊：续服上方14剂，不适随诊。

按语：本患者平素学习辛苦，过度用脑，耗伤阴血，精血不足，不能荣养毛发，毛根失养，发为本病。本病治疗采用养血活血，祛风润燥的方法。

（马　林　曾添成）

杨素清从"标本兼顾，内外联合"论治斑秃

杨素清，二级教授，主任医师，医学博士，博士研究生导师，黑龙江省名中医，"龙江名中医"，全国首届杰出百名女中医师，第四批全国老中医药专家学术经验继承工作继承人，国家中医药管理局重点学科学科带头人，国家中医药管理局"十二五"重点专科学术带头人，黑龙江省级领军人才梯队学术带头人，2019年成立杨素清黑龙江省名中医专家传承工作室。擅长运用中医理论治疗皮肤病、疮疡病、周围血管病、乳腺病等多种常见病、疑难疾病。针对斑秃，杨素清教授采用"补益肝肾，养血祛风""活血通窍、疏肝理气"等内治方法，与梅花针叩刺、火针等外治法联合运用，立足于整体观念，标本兼顾，收效甚佳。

一、标本兼顾辨治斑秃

（一）肝肾不足型

【证候表现】病程日久，平素头发焦黄或花白，皮损呈圆形或椭圆形大片状脱落，甚或全身毛发脱落。可伴有头昏耳鸣，五心烦热，腰膝酸软，遗精盗汗，夜寐不安。舌淡红，苔薄，脉弦细数或缓弱无力。

【治法】 滋补肝肾，养血祛风。

【方剂】 补益固发汤。

【药物组成】 熟地黄 10 g，制何首乌 15 g，女贞子 15 g，墨旱莲 20 g，当归 10 g，白芍 15 g，茯苓 15 g，菟丝子 20 g，木瓜 10 g，川芎 15 g，羌活 10 g，天麻 10 g，松叶 10 g，甘草 10 g。

【方解】 补益固发汤是以神应养真丹为基础方加减而成。神应养真丹来源于《三因极一病证方论》，为补肝肾、祛风养血的经典方药，由当归、川芎、白芍、天麻、羌活、熟地黄各等份，炼蜜为丸口服，《外科正宗》在此基础上加木瓜及菟丝子。补益固发汤是在《外科正宗》神应养真丹基础上，加女贞子、墨旱莲、制何首乌、茯苓、松叶、甘草组成，其方义如下。

君药：熟地黄、制何首乌。熟地黄，味甘、微温，归肝、肾二经，具有较强的补益之功，为补血之要药，善于补肝肾、益精填髓。《本草纲目》谓其"填骨髓，长肌肉，生精血，补五脏内伤不足，通血脉，利耳目，黑须发"。对于肝肾精血不足，须发早白、发脱发落之症有较好疗效。制何首乌，味甘、涩、微温，归肝、肾二经，善养肝补血，固肾益精，强筋骨，乌须发。《证类本草》云："益血气，黑髭鬓，悦颜色，久服长筋骨，益精髓，延年不老……"。二药相须为用，对于肝肾阴血亏虚之脱发疗效明显。

臣药：女贞子、墨旱莲、当归、白芍。女贞子，味甘、苦，性凉，归肝、肾经，善补肝肾之阴而力缓，又有乌须明目之功。《本草备要》记载其"益肝肾，安五脏，强腰膝，明耳目，乌须发，补风虚，除百病"。墨旱莲，味甘，归肝、肾经，善补益，能补肝肾之阴。《本草纲目》谓其"乌髭发，益肾阴"。女贞子、墨旱莲二药相合，可助君药增强补益肝肾之功。当归，味甘、辛，性温，入肝、心、脾经，益心肝而补血，又能活血，使补血而不留瘀。《本草正》云："当归，味甘而重，故专能补血；其气轻而辛，故又能行血。补中有动，行中有补，诚血中之气药，亦血中之圣药也。"白芍，味苦、酸、甘，微寒，归肝、脾经，功能养血调经、柔肝止痛、敛阴止汗，既养肝阴，又调肝气，既能补益，又能疏导。《医学启源》记载其"安脾胃，治腹痛，收胃气，止泻痢，和血，固腠理，补脾胃"。当归、白芍二味补血养血，使毛发得血濡养而不致脱落，且当归又能活血，白芍又能调肝气，使得补而无瘀滞。四药合用，发挥补益肝肾、养血生发之功。

佐药：羌活、天麻、川芎、木瓜、菟丝子、茯苓、松叶。羌活味辛、苦，性温，归膀胱、肾经，功能散寒祛风，胜湿止痛。本品宣散肌表游风及寒湿之邪，尤善于散上半身风寒湿邪，为太阳经引经药。天麻味甘、性平，归肝经，既息内风，又祛外风。天麻加补血、补肝肾的药物可起到促进生发的作用。羌活、天麻二者合用，祛风除湿，宣散外邪。川芎味辛，性温，归肝、胆、心包经，既能活血又能行气，为血中气药，还可祛风止痛。川芎善上行头目，下行血海，中开郁结，旁通络脉，可上行于病所，使药效得以更好发挥，又可祛除风邪。木瓜，味酸，性温，归肝、脾经，有散风祛湿、舒筋活络、和胃化湿之效，乃益筋之品，养血之味，宜与当归、熟地黄并用。因斑秃发病突然，与风邪致病特点有关，故佐以上四味药，既可祛除风邪，又可佐当归、熟地黄活血行气、养血益阴，以助生发。菟丝子味辛、甘，性平，有滋补肝肾、益气强阴之效，中医认为肾为先天之本，内寓元阴与元阳，是人体生长发育的根源，因此菟丝子可佐君药、臣药共奏平补肝肾、益精养血之功以固发防脱。茯苓味甘、淡，性平，归心、脾、肾经，功能利水渗湿、养血安神；松叶，性温，味苦，入脾经，功能祛风除湿、活血安神。茯苓、松叶二药均具有安神的功效，可通过改善睡眠，增强防脱发、助生发的作用。上七味共为佐药，既助君臣药发挥补益之功，又能发挥活血、祛风、祛油的作用，并可引药上行巅顶以助生发。

使药：甘草。甘草，味甘、性平，既能益气补中，又能调和诸药。《用药法象》云："甘草……其性能缓急，而又协和诸药，使之不争，故热药得之缓其热，寒药得之缓其寒，寒热相杂者，用之得其平。"

诸药合用，有补益肝肾、气血者，以解本病之虚；有活血行气者，使补而不留瘀，免诸补药滋腻之性，又可舒达肝气，解除情志之郁结；有祛风散邪者，兼顾本病外邪因素。诸药合用，配伍精当，组方严谨，补肝肾亏虚之本，以助生发。

【加减应用】偏阳虚者加补骨脂、怀牛膝，偏阴虚者加枸杞子、黄精，气虚明显者加黄芪、党参，血虚明显者加鸡血藤、阿胶，伴有失眠者加夜交藤、酸枣仁、远志，伴有头皮刺痛等血瘀症状者加桃仁。

(二) 气滞血瘀型

【证候表现】病程时间较长，局部头发脱落，脱发前有头皮刺痛、痛有定处，或胸胁疼痛等症。可伴有夜多噩梦，偶有健忘，烦热难眠，舌质暗红，有瘀点、瘀斑，苔薄，脉沉细。

【治法】活血通窍，疏肝理气。

【方剂】通窍生发汤。

【药物组成】川芎、当归、桃仁、红花、赤芍、刘寄奴、白芷、青皮、羌活、干姜、姜黄、甘草、大枣。

【方解】通窍生发汤是以通窍活血汤为基础方加减化裁而成。通窍活血汤来源于《医林改错》，能活血化瘀、通窍活络，可用于血瘀所致的斑秃、油风等，其主要材料包括赤芍、川芎、桃仁、大枣、红花、老葱、鲜姜、麝香等。在此基础上，以白芷代麝香，以干姜易生姜，去老葱，再加当归、刘寄奴、青皮、羌活、姜黄、甘草，共成通窍生发汤，其方义如下。

君药：川芎、当归。川芎，味辛，性温通，归肝、胆和心包经，既能活血化瘀，又能行气止痛，有"血中之气药"之美名。《本草正》载："川芎，其性善散，又走肝经，为血中之气药也"，其上行头目，中开郁结，下行血海，故可行至头皮病所之处，以充分发挥其活血功效。当归，味甘，性辛、温，归心、肝、脾三经，其甘温质润，善于补血，为补血之要药，又辛行温通，亦谓活血行瘀之要药，当归为治血要药，可养血和血、活血破血，《医学起源》言之"气温味甘，能和血补血，尾破血，身和血"。以川芎、当归相须为用，共为君药，可化瘀而不伤正，活血而毛发生。

臣药：桃仁、红花、赤芍、刘寄奴。桃仁，味甘、苦，归心、肝、大肠经，具有活血祛瘀、润肠通便、止咳平喘之功，《名医别录》言其"止咳逆上气破癥瘕，通脉，止痛"。《本草秘录》谓其"活血通经止痛"。红花，性味，辛温，归心、肝二经，具有活血通经、祛瘀止痛之功，为活血祛瘀之要药。《本草衍义补遗》谓其"破留血，养血。多用则破血，少用则养血"。赤芍，性寒，味苦，其功能清热凉血，活血祛瘀，《神农本草经》提及："芍药，除血痹、破坚积寒热疝瘕、止痛。"刘寄奴，性温，味苦，归肝、脾经。其温散善走，辛散苦泄，能活血散瘀，破血通经，兼止痛止血之功，《本草经疏》言："其味苦，其气温，操之有香气，故应兼辛。苦能降下，辛温通行，血得热则行，故能主破血下胀"。以上四药共为臣药，其辅助君药，加强活血祛瘀、通利血脉之功，使瘀血祛而新发生。

佐药：干姜、青皮、姜黄、羌活、白芷。干姜，性热，味辛，归心、肺、脾、胃和肾经。干姜辛香，善于走窜，能走能守，以干姜易生姜，增强温通血脉之功，可开腠理、助血运而使毛发生长。青皮，性温，味苦、辛，归肝、胆、胃三经，其辛散温通，苦泄下行而奏疏肝理气、散结止痛之功，取其行气之功，气行则血行，加强活血散瘀之力。姜黄，性辛、温，味苦，

脱　发

归肝、脾二经，其具有活血散瘀、行气止痛之功，姜黄用药部位为根茎，辛温行气，祛瘀力强。羌活性温，味辛、苦，归膀胱、肾经，其辛温发散，气味雄烈，其气俱升，善于升散发表，《雷公炮制药性解》谓："羌活气清属阳……可发表邪"，且羌活为太阳经引经药，可引药上行头以去贼风邪气，通畅血脉。白芷，性温，味辛，归肺、胃、大肠经，白芷辛散温通，素有"植物麝香"之美名，以白芷代替麝香，活血化瘀，行血中之瘀滞，开经络之壅遏，能通经散结止痛，且白芷为阳明经引经药，善治阳明头痛，引诸药上行直达病所。以上五味药物共为佐药，共奏温通行气、通络散结之功，并可配合君药、臣药加强行气活血通络的疗效。其中姜黄、羌活、白芷视为佐使之品，引药性直达病所，助诸药发挥治疗作用。

使药：大枣、甘草。大枣，性温，味甘，归脾、心经，其甘温，能补脾益气，养血安神以助生发。甘草，性平，味甘，归心、肺、脾、胃经，既能补益脾气，又可调和诸药。方中大部分药味性温，两药共奏调和诸药之功。

纵观全方，一则行气与活血相结合，既能行血分之瘀滞，又能解气分之郁结；二则养血与祛瘀同施，使活血无伤血之忧，行气亦无伤阴之弊；三则善于引经，内外兼治，既能养血活血，行气通瘀，又可祛风开窍，引邪外出，治其血瘀之本，以助生发。

【加减应用】 伴气滞明显者加柴胡、郁金；伴有失眠者加夜交藤、酸枣仁、远志；偏阳虚者加补骨脂、怀牛膝；偏阴虚者加枸杞子、黄精；气虚明显者加黄芪、党参；血虚明显者重用当归加鸡血藤、阿胶。

二、特色外治疗法

（一）梅花针叩刺法

1. 梅花针叩刺法治疗斑秃的操作方法和注意事项

梅花针是皮肤针的一种，早在《内经》中就有所记载，《灵枢·官针》云："扬刺者，正内一，旁内四"，即中间一根针，边四根针，称之为五星针，为今日梅花针的起源。

梅花针叩刺治疗斑秃的具体操作方法：医者以右手食指伸直压在针柄上，其他四指握住针柄，针柄的尾端放在腕横纹上，均匀地运用腕部弹力垂直地叩击患部。操作时，针尖对准叩击部位，先由皮损外围向中心呈环形叩击，后由中心向外围叩击。频率不宜过快或过慢，一般每分钟叩打 70～90

次为宜。叩打的强度可根据病情选择不同的手法，若病程短，皮损处有稀疏毛发生长，则宜轻度刺激，至皮肤潮红无出血为度；若病程长，皮损部位无毛发生长，宜略加重刺激，至皮肤隐隐出血，患处有疼痛感觉为佳。如此反复治疗2~3次，每周2次，4周为1个疗程。

注意事项：治疗前先对患者做好解释工作，说明针刺时稍有痛感是正常现象，以免患者紧张，对慢性病要坚持治疗；治疗前要做到对梅花针工具、医师手指、治疗部位的严格消毒；操作前要注意检查针具，要求针尖不宜太利，呈松针状，针柄牢固富有弹性，全束针要平齐，防止偏斜、缺损和钩曲；对患者要有高度的责任心，态度和蔼，关心和体贴患者，举止切忌轻浮粗鲁；在治疗时要注意观察患者的表情，询问其感觉看是否有不正常反应，一旦发觉有异常现象，应立即停止治疗，采取措施处理。

2. 梅花针治疗斑秃的中医机制

《素问》言："是故百病之始生也，必先于皮毛""皮之十二部，其生病，皆皮者脉之部也""凡十二经络脉者，皮之部也"，说明十二经脉在皮肤的相应区域即为十二皮部，其为经脉、脏腑功能反映在体表的区域，也是络脉之气散布之所在。皮部是人体最外层，故视皮部为机体的固护屏障，其可起到保护机体、抗御外邪和反映脏腑内在病变等功用，故通过皮部的治疗，亦可达到调理脏腑、疏通经络、扶正祛邪之功效。梅花针属外治法的一种，在治疗疾病的机制上基于十二皮部，其直接施于皮肤表面，通过叩击体表一定部位和穴位，激发经络功能，以调整脏腑气血，平衡阴阳达到治病作用。中医认为斑秃之病，其为肝肾兼气血两亏，正气渐虚，腠理失于固摄，风邪乘虚而入，致风盛血燥；肝气郁结，气血运行不畅，发失所养所致。梅花针通过对皮损的刺激，以达到激发脏腑功能、调畅气血之功，且头为诸阳之会，叩刺头皮部，振奋一身之阳气，驱邪外出，并通过局部刺激，调整气血运行。

3. 梅花针治疗斑秃的现代研究

梅花针治疗疾病是通过痛觉反射来实现的。当梅花针作用于皮肤表面，刺激痛觉神经末梢，随即发出神经冲动信号，沿传入神经至中枢神经，再通过神经中枢的处理，将冲动信号传至相应的器官组织，形成一套完整的反射弧，进而激发和调整身体内部脏器的交感神经和副交感神经，推动各部分脏器生理功能，达到提高免疫能力、加速血液运行、调整新陈代谢的作用。斑秃患者皮损处存在血管功能紊乱及毛细血管血液流变学的异常，通过梅花针叩刺皮损表面，促使毛细血管扩张，改善局部血运，加强血液循环，并通过刺激皮损皮肤表层的感觉神经末梢，进而引起中枢神经反射作用。

(二) 火针疗法

1. 火针治疗斑秃的操作方法

火针疗法是一种将针灸针在火上烧红后迅速刺入人体的一定穴位和病变部位的治疗方法。火针疗法源远流长，最早在《内经》中记载，称其为"大针""燔针"，火针刺法称为"焠刺"。

火针治疗斑秃的具体操作方法：患者取舒适体位（常采取坐位），对毛发脱落部位皮肤进行常规消毒。点燃酒精灯，一手持酒精灯，另一手的拇指、食指、中指持针（一次性无菌针灸针，规格：0.35 mm×40 mm），置针于火焰的外焰，将针头烧至发白，用针灸针从脱发区边缘向中心密刺，针刺间距1 mm左右。速刺急退，刺破即可，勿要过深，以少量出血为度。操作完毕后对皮损部位进行常规消毒即可。每周进行治疗1次，治疗过程中根据皮损转归情况选择终止火针治疗。

注意事项：在治疗前医者应详细告知患者火针治疗的操作过程及可能出现的各种情况，以消除患者紧张、恐惧心理；操作过程需要严格遵守常规消毒流程；如若在火针治疗后，局部皮肤出现灼热、轻微红肿、疼痛等症状，可先观察，一般属于正常现象；经过火针治疗后，24小时内不可沾水、搔抓，应等待其自然结痂恢复；饮食清淡健康，作息规律。

2. 火针治疗斑秃的中医理论

火针疗法集针刺和热灸于一体，具有双重作用，既有针的刺激作用又有灸的温热作用。火针集针刺之通及灸之温于一体，可温经通络、行气活血，促进人体血液循环使营养送达头皮部，头皮得养，则毳发长。火针疗法还可通过针刺，使热量通过皮肤进入人体，直接刺激肾阳的产生，并且可以温通经络、消坚散肿，开启肌肤腠理之门，使邪顺势而出，达到祛邪治病的目的。火针疗法治疗斑秃，主要发挥其温、通、补的作用，使机体的气血运行通畅、阳气得以振奋、消散经络阻滞，从而促进毛发生长。

3. 火针治疗斑秃的现代研究

火针通过刺激病变部位及反射点，可起到消除或改善局部组织水肿、充血等作用，进而加快血液循环，促进机体代谢，恢复受损组织功能。火针对机体产生的轻度灼伤会增加机体血液中的抗体、增加白细胞的渗出、增强吞噬功能等一系列的应激反应,这些应激反应会促进炎症的消退而达到治疗作用。经火针治疗后的部位皮温升高,血液循环加快,组织代谢加强,改善头皮环境而促进毛发生长。

三、病案举例

患者,男,30岁。主诉:1个月前运动时头部碰撞,后出现脱发。现症见:左侧发际边缘两处斑片脱发区,伴头痛,头晕,夜内加重,手足麻木,便干,舌暗边有瘀点,脉细涩。西医诊断:斑秃;中医诊断:油风。辨证:气滞血瘀证。方药:通窍生发汤。药物组成:川芎10 g,当归15 g,桃仁10 g,红花10 g,赤芍10 g,刘寄奴10 g,白芷10 g,青皮10 g,羌活10 g,干姜10 g,姜黄10 g,柴胡10 g,甘草10 g,大枣15枚。14剂,每日1剂,水煎取汁300 mL,分早晚2次温服。同时配合火针点刺脱发区,每周进行治疗1次。

二诊:药后患者头痛头晕减轻,手足冷。予上方加桂枝15 g,14剂,煎服法同前,继续每周1次火针治疗。

三诊:患者服药后头晕消失,偶有头痛,手足温,二便正常,舌淡红,脉沉细。予二诊方去桂枝,继续服用30剂。

四诊:脱发区见细毛发生长,予三诊方30剂善后。

后门诊随诊,3个月后毛发恢复正常。

按语:该案患者因头部受到碰撞后发病,结合患者头痛头晕及舌脉,考虑为外伤后瘀血阻滞经脉,局部头皮气血运行不畅,毛发失去滋养而出现脱发。临床应用通窍生发汤加减治疗5个月后毛发恢复正常,本例患者同时配合火针治疗温通经脉促进局部气血运行,对缩短治疗时间有很大帮助。

(杨素清)

白郡符从"辨虚实,理气血,调肝肾"治疗斑秃

白郡符,黑龙江省著名中医外科学家,龙江医派杰出医家,18岁独立出诊,尊古人之经验而不泥,临床疗效显著,闻名乡里,人称"小白郎

脱 发

中"。后入汉医讲习所深造，融汇中西，为龙江医派中医外科奠基者之一。新中国成立后，白郡符先生于黑龙江中医药大学从事中医外科学的教学、临床、科研工作，其医术精湛，学验俱丰，在皮肤外科界，与当时北京的朱仁康、赵炳南和上海的顾伯华、顾伯康共称"南二顾，北赵朱，龙江白"。他认为斑秃是一种头部毛发突然发生斑块状脱落的慢性皮肤病，中医称为油风、鬼剃头。其特点是脱发处皮肤变薄且无自觉症状。斑秃的病因不完全清楚，认为其和遗传、免疫机制和精神神经因素有关。中医对其有悠久的历史、完整的认识和完备的辨证体系。

一、白郡符先生辨证斑秃思路

（一）辨虚实

1. 以虚为本

《素问·阴阳应象大论》云："阴阳者，天地之道也，万物之纲纪，变化之父母，生杀之本始，神明之府也。治病必求于本。""本"在《辞海》释义中有事物的根源或根基，本来、原来之意。所以治病求本之"本"，应该是指病证的本质。《外科正宗》记载："油风，乃血虚不能随气荣养肌肤，故毛发根空，脱落成片，皮肤光亮，痒如虫行"，气血虚弱导致毛发失于濡养而脱落。《诸病源候论》记载："足少阴之经血，外养于发，血气盛，发则光泽；若虚，则血不能养发，故发无润泽也。"肾藏精，肝藏血，精血互生，肝肾同源。若肝肾不足，则精亏、血虚、气脱，最终导致毛发脱落。

2. 以实为标

（1）外风致病：《诸病源候论》中提到"人有风邪在于头，有偏虚处，则发秃落，肌肉枯死。或如钱大，或如指大，发不生，亦不痒，故谓之鬼剃头。"《医宗金鉴》曰："毛孔开张，邪风乘虚而入，以致风盛燥血，不能荣养毛发"，道明了外风的致病机制。肌肤失养，腠理不闭，风邪入体，血虚风燥，毛发脱落。外风侵袭为标，本质上还是血虚风燥，毛发失养所致。但还需标本兼治，双管齐下，在调养气血、补益肝肾的基础上加入风药往往能取得较好的疗效。

（2）内邪致病：内风、痰湿、气滞、血瘀等阻碍气机升发的机体代谢产物称为内邪。血虚生风，血热动风，导致内风的产生，风动而发落。或饮食不节，劳伤脾胃，内生痰湿。内邪阻碍气机宣发，营气不能上达厥阴，发无生长之源,毛囊空虚而发落。

(3) 初期以虚实夹杂证为主:从斑秃的别名"鬼剃头""油风"就可以看出,斑秃和风邪有关。风为阳邪,风行数变,故斑秃发病急、起病快,风易上行,故一夜之间头发呈斑块状脱落。素体肝肾不足,气血虚弱,正气虚弱,此时正气与风邪或内邪相斗争,正气虚而邪盛,形成了虚实夹杂、实偏盛的病机,可以采用和法从病在少阳来论治。当病情进一步发展,邪气损耗正气,正气进一步虚弱,就表现为虚实夹杂,以虚为主,就在补虚为主的基础上给邪气通路,让邪气有处可散。"邪气盛则实,精气夺则虚",虚实夹杂的程度要看邪正盛衰的动态变化。在起病初期治疗上就采用祛其偏盛、补其偏衰的方法,辨肝肾的虚实、气血的虚实、邪正的盛衰,通过理肝肾、调气血、祛风扶正来治疗斑秃。

(4) 久病以虚证为主:斑秃突然发生,头发脱落,为邪盛;斑秃日久不愈,头发不得生长,为气、血、精不得濡养。发无气、血、精等精微物质的滋养,就如无根之萍,无法扎根、生长。因此斑秃的治疗需要培养头发生长的土壤,给予毛发精微物质帮助其生长。对于久秃的患者,治疗周期较长,在治疗初期,头发扎根缓慢,这是久虚导致毛囊干枯,不能濡养毛发。在经历一段时间的补虚填精以后,土壤得到滋养,毛囊得到滋润后,头部就开始出现细小的白色绒毛,数目会越来越多,逐渐变黑、变长,最后恢复正常。阴虚血瘀,腠理不密,风邪外袭,发失濡养。治法用活血化瘀,滋补肝肾,佐以疏风。

(5) 虚实之间的消长转化:在临床上,斑秃症状表现是复杂多样的,并且随着病情的变化而变化,不会单纯地表现出实证和虚证,常常是虚中有实、实中有虚、虚实夹杂的情况。而且疾病的属虚属实不是固定不变的,随着病情的进展而改变。当斑秃初起虚实夹杂时,一味使用补药,不给邪以出路,关门留寇,病机将向实证转化。当久病耗伤气血,气血不足,病机将向虚证转化。因此要抓住主证和兼证的从属关系,准确辨证虚实,从而更好地处方用药,达到更好的疗效。

(二) 理气血

理气血是在整体观念指导下,针对气、血自身不足和功能失常,以及气血之间关系失调而制定的治疗原则。气和血都是构成人体和维持人体生命活动的基本物质。一方面,它们在生理和病理上具有各自的特点,因此治疗应该根据它们各自的特点,气病治气、血病治血。另一方面,气血作为基本物质,生理上又是密切联系的,在病变时可以相互影响。因此,对气、血病变的治疗,不能孤立地治气、治血,必须顾及其相互间关系失调的一面,通过调理,从整体上促进它们之间关系的正常协调。

1. 气滞血瘀

《医宗金鉴》提出"油风毛发干焦脱……养真海艾砭血痊"。《医林改错》中述:"头发脱落,各医书皆言伤血,不知皮里肉外血瘀,阻塞血路,新血不能养发,故发脱落。"清代唐宗海在《血证论·瘀血》中记载:"瘀血在上焦,或发脱不生。"斑秃本质是气血亏虚,肝肾不足,但是不能只考虑"本",而忽略"标",不能只考虑气血亏虚,而忽视气滞血瘀,而应该标本兼治。皮里肉外的瘀血,阻碍气血的运行,瘀血不去,新血不生,毛发失去濡养则脱落。

2. 气血两虚

局部肌肤的气血亏虚是导致毛发根枯、脱落成片的根本原因。《诸病源候论》有云"血盛则荣于头发,故须发美;若气血衰弱,经络虚竭,不能荣润,故须发脱落"。发为血之余,气为血之帅,气血衰弱,肌肤失去濡养而脱发。补血为毛发的生长提供物质基础,补气为毛发的生长提供动力,在补气血的同时要注意补而不滞,补而收之,补而散之,补不留邪。在治疗斑秃时不能一味地加入补药,而要在补的同时佐以行气活血之品并给邪气以通路,或加入防风使气辛散,或加入五味子进行酸收,使气血运转起来,更好地滋养毛发。

3. 血热生风

《儒门事亲》提出:"年少发白早落,此血热太过也。"血热太过,热极生风,局部气血瘀滞不通,气郁化火,又加重了血热,毛发不能得到濡养,故引起毛发早白早脱。"治风先治血,血行风自灭",所以在治疗斑秃时,进行头部针刺治疗,能达到刺激局部气血通畅的作用,血行畅通,风自灭之,气血通畅,则太过之处恢复,回归原有的动态平衡,毛发自然生长,以此达到治疗斑秃的目的。

(三) 调肝肾

1. 肝肾不足

《内经》中便有肾与毛发之间关系的论述,如"肾气实,发长齿更;肾气衰，发堕齿槁""肾之合骨也，其荣发也"等。《素问》云"肾者主蛰……精之处也其华在发"，《难经》云"少阴者，冬脉也，伏行而濡于骨髓，肉濡而却，故齿长而枯，发无润泽"，皆强调了先天之本肾与毛发之间的密切关系。《金匮要略》阐释了肝肾与发落之间的因果关系："夫失精家，少腹弦急，阴头寒，目眩发落，脉极虚、芤迟，为清谷，亡血失精。"肝肾不足是导致毛根失养，毛发脱落的重要原因。《内经》曰"肾气实，发长；肾气衰，发堕"，发为肾之外候，发长、发堕与肾气盛衰密切相关。同时，毛发的荣枯有赖于血之濡养，"肝肾同源，肾藏精，肝藏血"，肾精与肝血相互协调统一，精血互生互化，互相资助，共同滋养毛发。

2. 肝气郁滞

《内经》云："肝者，罢极之本，魂之居也。"魂是精神活动之一。当人们深谋远虑，进行紧张的精神活动时，需要肝气的开发和肝血的供给。现在临床研究发现，紧张的情绪可以导致斑秃的发生，情绪的变动与心、肝密切相关。可以通过疏肝使气机通畅，而情绪舒畅。还可以通过滋肾阴、降相火的方式使心肾相交，而心气平和。肝脏居中，是气血调节枢纽，肝脏的疏泄功能并不局限于气机调畅，还涉及精神的调节。《灵枢·本神》云："肝藏血，血舍魂。""发为血之余"，肝血不足，发失荣而脱落，故在治疗上可以从肝入手，疏肝解郁、调畅情志。

二、斑秃的辨证论治

（一）虚实夹杂证

【病因病机】斑秃病机的本质是气血亏虚，肝肾不足。正气不足，外感风邪，血虚风盛，经络壅滞，局部气血亏虚，毛发失于濡养而脱落。或是气滞血瘀，痰浊内阻，阻碍气血濡养头发，从而导致头发脱落。无论"标"为何，"本"都是阻碍气血的运行，使局部毛发失于濡养而脱落。

【证候表现】头发突然成片脱落，腰酸膝软，手足心热，口渴喜冷，大便秘结，小便短赤。

【治法】活血化瘀，滋补肝肾，佐以疏风。

【方剂】自拟方。

【药物组成】生地黄 30 g，红花 15 g，桃仁 10 g，川芎 15 g，女贞子 20 g，当归 20 g，僵蚕 15 g，枳壳 15 g，白芍 15 g，黑芝麻 20 g，白芷 15 g，

脱　发

何首乌 30 g，桑葚 20 g。

【方解】 白郡符先生认为本病有虚有实，实则血热生风，风热随气上窜于顶，毛根得不到阴血的濡养，头发突然脱落。虚则气血两虚，肝肾不足，精血不化，发无生长之源而发为斑秃，治疗根据"治风先治血，血行风自灭"的原理，采用凉血息风、养血祛风、滋阴补肾等方法，以桃红四物汤养血活血，僵蚕、白芷祛风，黑芝麻、女贞子、桑葚、何首乌滋补肝肾。

（二）气血失调证

【病因病机】 局部肌肤的气血亏虚是导致毛发根枯、脱落成片的根本原因，皮里肉外的瘀血，阻碍气血的运行，瘀血不去，新血不生，毛发失去濡养则脱落。

【证候表现】 头发成片脱落，神疲乏力，手足冷，口干，大便不调，舌质淡，苔白，脉细。

【治法】 凉血息风，活血化瘀。

【方剂】 自拟方。

【药物组成】 黑芝麻 20 g，桃仁 10 g，羌活 15 g，女贞子 20 g，红花 15 g，生地黄 40 g，枸杞子 20 g，川芎 15 g，丹参 20 g，赤芍 15 g，当归 20 g，防风 15 g，甘草 10 g。

【方解】 本方桃红四物汤、丹参活血化瘀调血，羌活、防风、甘草调气。

（三）肝肾失调证

【病因病机】 肝郁血虚，风燥伤阴，发失濡养，肝郁导致气滞使毛发根部失去气血的营养导致斑秃。

【证候表现】 头发成片脱落，胸胁胀满，手足麻木，眠差，眼干涩，大便干燥，舌质暗，苔白，脉沉弦。

【治法】 疏肝祛瘀，养血润燥。

【方剂】 自拟方。

【药物组成】 柴胡 15 g，青皮 10 g，丹参 20 g，神曲 15 g，女贞子 20 g，生地黄 30 g，枸杞子 20 g，何首乌 20 g，菟丝子 25 g，黑芝麻 20 g，桑葚 20 g，甘草 10 g。

【方解】 柴胡、青皮疏肝理气，丹参、生地黄、枸杞子、何首乌、女贞子、黑芝麻、桑葚养血滋补肝肾气血，神曲、甘草健脾益气。

三、病案举例

患者，女，28岁。主诉：头发脱落1周。现病史：1周前头发多处脱落，无痒痛。平素熬夜，工作压力大。现症见：头发见3处圆形脱落，脱发区触之光滑，少许头发残留，腰膝酸软，手足心热，口渴喜冷，大便秘结，小便短赤，舌质红，苔少，脉细。西医诊断：斑秃；中医诊断：油风。辨证：虚实夹杂证。治法：活血化瘀，滋补肝肾，佐以疏风。药物组成：生地黄30 g，红花15 g，桃仁10 g，川芎15 g，女贞子20 g，当归20 g，僵蚕15 g，枳壳15 g，白芍15 g，黑芝麻20 g，白芷15 g，何首乌30 g，桑葚20 g。14剂，每日1剂，水煎取汁300 mL，分早晚2次温服。

二诊：手足心热减轻，仍有腰膝酸软，局部头发可见细绒发生长，二便调，舌淡红，苔白，脉细。效不更方，上方30剂继续治疗。

三诊：头发生长，腰膝酸软减轻，舌淡红，苔白，脉滑。上方加杜仲20 g。

治疗4个月，头发生长，诸症消失。

按语：本例患者由于长期熬夜耗伤精血，气血虚弱，正气不足，外感风邪，此时正气与风邪或内邪相斗争，正气虚而邪盛，形成了虚实夹杂、实偏盛的病机，辨证以肝、肾不足为主，证属虚实夹杂证。首诊予以活血化瘀、滋补肝肾，佐以疏风。患者治疗有效，随后加强补益肝肾，守方治疗4个月病情痊愈。

（王远红）

孙颖满医满药治疗脱发、白发

孙颖，长春中医药大学附属医院皮肤科主任，副主任医师，硕士研究生导师，吉林省重点专科（皮肤）学科带头人，吉林省名中医工作室负责人，长春市特色专科学科带头人，第七批全国老中医药专家学术经验继承工作继承人。中华中医药学会皮肤科分会委员，中国民族医药学会皮肤科分会常务

脱　发

理事,吉林省健康管理学会中医皮肤专业委员会主任委员,吉林省中医药学会皮肤性病专业委员会副主任委员,吉林省中西医结合学会皮肤性病专业委员会副主任委员。擅长治疗脱发、痤疮、银屑病、湿疹、带状疱疹、慢性荨麻疹等反复性顽固性皮肤病,运用中医理论辨病情阶段、辨病证类型、辨个人体质,制定早期治疗、中期巩固、后期调理的全程方案。满医在其发展历程中吸纳了汉族、蒙古族、朝鲜族等民族的医药知识,故与其理论有相融性。满医认为脱发是由外感风湿邪气,内因元气不足、精髓虚空所致。满族民间用药为生产生活实践所得,口传心授,以野生为主,重视药材质量,喜用鲜活药材,用药量大,处方用药类少,治疗效果好,应时而采,古法炮制。民间用药虽无完整系统的医理,然而多数所用之药,均被现代药理所证实。总之,满族医药具有民族文化特性,并且具有地域性、实用性、与中医药的相融性等特点。

就目前文献记载来看,古代满族医药文献中关于脱发的记载散落于各个部分。一方面为清代宫廷记载方药,清宫医案记载了历代皇帝和皇族的疾病防治过程与用药、养生保健,涉及内、外、妇、儿、骨等各科疾病,皮肤科疾病分散在其中。清宫医学的特点是秉承中医理论,沿用满族医学,吸纳蒙古族等其他民族医学,多学科融合。另一方面为民间的偏方、秘方、验方的结晶,满族医药的形成和发展过程具有独特之处,形成了满族医药药物疗法与非药物疗法、预防保健与治疗康复、食物疗法与心理疗法相结合的"有病治病,无病强身"的特点。

一、外用生发方

(一)慈禧令发易长方一

【来源】《慈禧光绪医方选议》。

【组成】桑叶、麻叶。

【用法】煮水洗头七次,可长数尺。

【主治】头发生长缓慢,头屑瘙痒。

【方解】本方疏风清热,有益于头发的保健,如去头屑、止痒等。原脉案载,慈禧常用此方煮水洗头。至于"洗头七次,可长数尺"之说,恐为过誉之词。

（二）慈禧令发易长方二

【来源】《慈禧光绪医方选议》。

【组成与制法】东行枣根三尺，横卧甑上，蒸之两头汁出，收取涂发，即易长。

【方解】东行枣根即枣树朝东方向生长的根，可能考虑阳气较盛之故。蒸取枣树根的汁液涂抹头发，可助发长。

（三）香发散

【来源】《慈禧光绪医方选议》。

【组成】零陵草一两，辛夷五钱，玫瑰花五钱，檀香六钱，川锦纹四钱，甘草四钱，粉牡丹皮四钱，山奈三钱，公丁香三钱，细辛三钱，苏合油三钱，白芷三两。

【用法】共为细末，用苏合油拌匀，晾干，再研细面，用时掺匀发上，篦去。

【主治】发有油腻，勿用水洗，将药掺上一篦即净。久用发落重生，至老不白。

【方解】此方为宫廷用美发护发之方，油脂分泌明显的头发，用篦梳沾药粉篦发，既可去除油脂，又能护发生发，还有芳香化浊的功效。

（四）令发不落方

【来源】《慈禧光绪医方选议》。

【组成】榧子一个，核桃二个，侧柏叶一两。

【用法】共捣烂，泡在雪水内，梳头。

【主治】头发易落。

【方解】方中核桃润肌，黑须发；榧子杀虫、润燥；侧柏叶去血分湿热。

（五）乌须药方

【来源】《清宫医案集成》。

【组成】五倍子一两，铜花一钱（将红铜打成片，火内烧红，入好醋内淬，自有花下在醋内），官粉一钱，明矾一钱，白面五分（原方系白面一钱，但搽后黏滞须上，一时难于洗净，是以屡经试验，减去一半，只用五分，便易于洗净矣)。

【制法】将五倍子打碎，用水洗净，晾干入铜锅内炒，先起黑烟，二起黄烟，三起青烟，见青烟起即取起，用苏青布包好，压成一块，务要生熟得宜，随即碾成细面，将前药共合一处，再研极细，入磁罐内收贮，每用一次，称药一钱四分，入食盐一分，用烧酒调匀，如稀浆糊，盛磁杯内，入重汤煮至有枣儿香为度，若过干，再用烧酒加入，务要稠稀得宜。

【用法】先将须用肥皂洗净，将药搽上，不过一二时许干即去药，皮上之黑色用香油擦之。

【主治】须发花白。

【方解】本方原方中的白面为一钱，使用时不易清理，经反复验证，改为五分。李时珍《本草纲目》谓"五倍子……皮工造为百药煎，以染皂色，大为时用"，但未云可以染须。宫中另有"天下乌须第一方"，由当归、天麻、细辛、没石子、白干面、诃子组成，炒黑后，入此方，共研细末合匀，煮药二三十沸，裹须，云可使须黑，"明润如漆""并不伤损须鬓"。此方即为清代宫廷使用的染须发剂。

(六) 发落不生方

【来源】《清宫医案集成》。

【组成】合欢木灰二合，墙衣五合，铁精一合，水萍末二合。

【用法】研匀，用桂花油调涂，每夜一次。

【主治】须发脱落不长。

【方解】合欢木宁心、解郁、和血、消痈，成灰后之功用如何，未有考究。水萍即浮萍，《神农本草经》记载其可"长须发"，《名医别录》记载其"以沐浴生毛发"。

(七) 发槁不泽方

【来源】《清宫医案集成》。

【组成】桑根白皮、柏叶各一斤。

【用法】煎汁，沐之即润。

【主治】发槁不泽。

【方解】桑根白皮即为桑白皮，为泻肺平喘、利水消肿之中药，实验研究显示外用桑白皮煎剂对多种细菌真菌有抑制作用，现代多数外用生发药中均含有桑白皮。侧柏叶凉血止血，祛风湿，今人以其鲜者浸泡于酒精中，治斑秃有效。二药合用，治发槁不泽，或可有助。

二、内服生发方

（一）琼玉膏方

【来源】《清宫医案集成》。

【组成】生地黄十六斤，捣绞取净汁十二斤，人参细末二十四两；白茯苓细末四十八两，白蜜炼去渣十斤。

【用法】上药和匀，入磁缸内，以油纸五重、厚布一重紧封缸口，置铜锅内，水中悬胎，令缸口出水上，以桑柴火煮三昼夜，如锅内水减，则用温水添之，缸满取出，再用蜡纸紧封缸口，纳井中浸一昼夜取出，再入旧汤内煮一昼夜，以出水气取出，先用少许祭天地神祇，然后每取一二匙酒调服，不饮酒白汤下，日进二三服，如遇夏日，置阴凉处，或藏水中，或埋地下，须于不闻鸡犬声幽静处……制时始终勿犯铁器，服时忌食蒜、葱、萝卜、醋、酸等物。

【主治】此药填精补髓，返老还童，补百损，除百病，发白转黑，齿落更生。

【方解】此为雍正十二年宫中太医院配琼玉膏方一料。此方见于《饮膳正要》《遵生八笺》，是宫中常用之保健医方。皇帝亦常令御药房修合，以赏臣下。本方具有补肝肾、益心肺、健脾胃、安五脏之功。精血足则发黑齿坚、耳目聪明、容颜如玉、行健有力，实为延年益寿之良方。

（二）延龄蟠桃丹

【来源】《年希尧集验良方》卷五。

【组成与制法】人参四两去芦；大鹿茸一对燎去毛，用奶酥油炙；麦冬去心蒸熟三两；肉苁蓉酒洗四两；当归四两酒洗蒸熟；大地黄八两酒拌，九蒸九晒杵烂为膏；沙蒺藜四两酒拌炒；怀牛膝三两酒洗蒸两炒黄色；川杜仲盐水拌炒去丝三两；牡丹皮二两盐酒洗蒸；天冬去心三两蒸熟；北五味一两炒；虎骨膏，虎全骨熬膏，用四两蛤粉炒成珠。

【用法】上药共为细末，用乌饭草熬膏一斤足，桑葚熬膏半斤足，墨旱莲蒸膏半斤足，将各膏拌众药末，如不足，再加炼白蜂蜜为丸，桐子大，每

脱 发

日空心服三四钱，淡盐汤送下，秋石汤更妙。忌猪首、鲤鱼、牛肉。

【主治】 乌须黑发、滋补精神。

【方解】 本方是宫中所用益寿延年的方药，由峻补五脏药物组成，通过补益五脏，达到乌须黑发的目的，故方名"延龄蟠桃丹"。本方中所用皆为名贵药材，炮制亦很讲究，是本方能取得较好疗效的又一因素。

三、病案举例

患者，女，45岁，2020年2月初诊。病史：患者2年前无明显诱因出现脱发，每日100~150根，发丝变细软，并伴有面色不泽，神疲乏力，腰膝酸软，月经少，偶有失眠，口舌干燥，大便时溏，遂来就诊。自述平日工作繁忙，欲寻求简易调理方案。查体：头顶毛发稍稀疏，粗细不一，毛发花白枯槁，无光泽，头皮未见红斑、丘疹、脱屑。诊断：女性型脱发。药物组成：生地黄900 g，白茯苓360 g，人参180 g，白蜜750 g，上药熬膏600~800 g装瓶冷藏。服法：每次服1羹匙（10~15 g），每日2次，约1个月量。

二诊：毛发脱落减轻，每日约50根，精神转佳，睡眠尚可。令患者继续服用前方2个月，调饮食，慎起居。

按语：本方参考清宫琼玉膏方，膏方发展到清朝已是鼎盛时期，清代近300年历史，使膏方不断发展，清宫膏方承继历代膏方精髓，形成处方简洁、药量精少、量少效优的特点。

（孙 颖）

华东地区

刘巧内外合治脱发思路

刘巧，教授，主任医师，博士研究生导师，享受国务院特殊津贴专家，第五、第六批全国老中医药专家学术经验继承工作指导老师，江西省名中医。中华中医药学会皮肤科分会名誉副主任委员、世界中医药学会联合会皮肤科专业委员会副会长、江西省中医药学会皮肤科分会主任委员，拥有"刘巧全国名老中医传承工作室"。主持多项国家、省自然科学基金项目，获得国家发明专利6项，主编著作15部，作为副主编出版著作15部，发表论文150多篇。从医30余年，提出皮肤病"毒邪发病"学说，为皮肤病诊治提供了新思路；尤其在内外合治脱发方面有独到的见解。临床上，形成了从标止脱祛风毒、从本生发滋补肝肾、头发之质重在气血、儿童脱发注意健补脾胃、关注情志因素、重视从血瘀论治的治疗思路。同时，善用中医特色外治法综合治疗脱发，临床获得满意疗效。

一、内治脱发思路

刘巧教授认为，脱发的病机属"本虚标实"，以"风、湿、热、瘀、毒"为标，以"肝肾不足，气血亏虚"为本，临证常见风湿毒蕴、肝郁血瘀、肝肾不足、气血亏虚、脾胃虚弱，相应采取健脾除湿、祛风解毒、疏肝安神解郁、活血化瘀通络、滋补肝肾、调和气血、健补脾胃等治法，形成了治标止脱侧重于祛风解毒除湿，从本生发侧重于滋补肝肾、调和气血的诊疗思路，同时注重从血瘀论治。

脱 发

二、辨证论治

(一) 脾虚湿盛证

【病因病机】斑秃常因内生风邪,又复感外风侵袭毛窍,致使毛发脱落;雄激素性秃发常因脾虚失运,湿热上蒸于头,致使毛发脱落,甚至毛囊闭合,此时期即为脱发的活动期。其病因主要为内外风合邪而致,外风主要为正气不足、邪风外扰;内风主要为肝风内动,血热生风或血虚风燥。

【证候表现】脱发数量增多,病情发展迅速,严重者可能会出现斑秃合并雄激素性秃发,并伴有头皮油脂分泌过多、头皮屑增多、头皮瘙痒的症状,舌质淡,苔白腻,或边有齿痕,脉沉滑。

【治法】活血祛风解毒,兼以健脾除湿。

【方剂】生发除湿汤。

【药物组成】萆薢 15 g,白术 10 g,泽泻 10 g,猪苓 10 g,川芎 10 g,羌活 10 g,生地黄 15 g,枸杞子 10 g,侧柏叶 10 g,熟地黄 10 g,炙甘草 6 g。

【方解】方中以萆薢、泽泻祛风除湿毒为主药;白术补气健脾以固其本,利水同时兼顾健脾化气;川芎活血祛风,引药上行,取"治风先治血,血行风自灭"之意;羌活疏风解表止痒;湿邪郁久于内易化生湿热之邪,生地黄、熟地黄合用,补血养精同时可清热滋阴;枸杞子补益肝肾;侧柏叶活血祛风、生发乌发;炙甘草调和药性。诸药合用,使风邪去,脾得健运,精血上充,毛发得生。

(二) 肝肾不足证

【病因病机】脱发恢复期,肾藏精,肝藏血,精血旺盛,则毛发粗壮而润泽;精血不足,则毛发无以滋养而脱落。

【证候表现】毛发生长相对缓慢,质地、光泽欠佳;脱发区可见较多纤细柔软、色浅的毳毛,病灶范围进一步缩小,常伴脘腹胀满、面色晦暗,舌质淡,苔白,脉沉弱。

【治法】滋肝补肾、养血生发。

【方剂】生发滋阴汤。

【药物组成】熟地黄 15 g,川芎 10 g,白芍 10 g,当归 10 g,羌活 6 g,

菟丝子 12 g，北沙参 15 g，山药 15 g，茯苓 15 g，枸杞子 10 g，山茱萸 15 g，桑葚 15 g，炙甘草 3 g。

【方解】方中当归、白芍、川芎、熟地黄为四物汤主药，活血行滞，养血调血；菟丝子、枸杞子、山茱萸、桑葚滋补肝肾；羌活祛风湿之邪；北沙参、山药、茯苓益气滋阴、养血生发；炙甘草调和药性。全方共达滋肝补肾，滋阴润燥生发之功。

（三）气血亏虚证

【病因病机】头发的质量取决于气血的濡养。如果气血足，则可上荣于发，濡养头发；如果气血不足，则不能上荣于发，头发脱落。尤其气血亏虚明显者，可出现头顶部斑块状头发脱落。

【证候表现】毛发稀疏、枯黄或细软萎黄，甚至毛发无光，稀疏枯槁，触摸易脱，并伴有唇白、倦怠乏力、少气懒言等，舌红苔白，脉沉细。

【治法】滋肝补肾、养血生发。

【方剂】生发养血汤。

【药物组成】羌活 10 g，熟地黄 15 g，枸杞子 10 g，川芎 10 g，木瓜 10 g，赤芍 10 g，当归 15 g，白芍 15 g，鸡血藤 10 g，黄芪 15 g，炙甘草 3 g。

【方解】方中以黄芪益气养血生发为君；配四物汤（当归、白芍、川芎、熟地黄）活血行滞，养血调血，熟地黄、枸杞子滋补肝肾，共为臣药；佐以鸡血藤养血活血，羌活祛风湿之邪，木瓜、赤芍和胃行瘀化湿；炙甘草调和诸药、益气生发。

（四）肝郁气滞证

【病因病机】肝郁贯穿脱发始终，与血瘀相关联。主要因为肝主疏泄，调畅情志，肝失条达，气血失和，致气滞血瘀，发根失于气血的濡润而致脱发。

【证候表现】毛发稀疏，前发际线后移，伴有胸闷易怒、情绪低落等，舌淡，苔薄白，脉弦滑。

【治法】疏肝解郁安神。药物治疗的同时疏导患者不健康的心理状态，给予其内心认同感，使得患者得到积极向上的心理暗示，引导患者建立良好的生活习惯，发展健康的兴趣活动来转移不良情绪。

脱　发

【方剂】常以柴胡疏肝散、逍遥散进行加减治疗。

【药物组成】柴胡10 g，白芍15 g，鸡血藤15 g，丹参20 g，赤芍15 g，陈皮6 g，焦栀子10 g，当归10 g，桃仁5 g，红花5 g，酸枣仁15 g，川芎10 g，大枣10 g，郁金10 g，炙甘草6 g。

【方解】方中柴胡、郁金疏肝理气；白芍、鸡血藤、丹参、当归、桃仁、红花、川芎柔肝养血活血，赤芍、焦栀子清热凉血，酸枣仁、大枣、陈皮健脾益气安神；炙甘草调和药性。诸药合用，具有疏肝行气、活血生发之功效。

（五）气滞血瘀证

【病因病机】脱发的核心病机为"血瘀"，重症脱发尤要注重"痰瘀阻络"。血瘀阻于毛窍，经络不通，瘀血不去，新血不生，发失濡养而脱落。

【证候表现】患者脱发区的面积及数量较前稳定不变，总体脱发量较前减少，脱发区毛囊及新生毛发量较少，常伴情绪欠佳、睡眠不佳等症状，舌质暗红，有瘀斑。

【治法】活血化瘀生新。

【方剂】方用生发活血汤，使瘀血去，新血生，发得所养。

【药物组成】羌活10 g，熟地黄15 g，枸杞子10 g，川芎10 g，桑葚10 g，木瓜10 g，赤芍10 g，当归15 g，白芍15 g，鸡血藤10 g，黄芪15 g，炙甘草3 g。

【方解】当归、川芎、鸡血藤、赤芍养血活血凉血；羌活祛风通络，引药上行颠顶；黄芪、白芍柔肝养血；熟地黄、木瓜、枸杞子、桑葚滋补肝肾；炙甘草调和诸药。全方共达活血化瘀，养血生发之效。

（六）脾胃亏虚证

【病因病机】多因患儿先天禀赋不足，或后天脾胃虚弱，导致头发异常脱落。

【证候表现】常见于消化不良或偏食的儿童。头部出现斑块状毛发脱落，舌淡，苔白，脉细弱。

【治法】调补脾胃。

【方剂】方选归脾汤加减或人参养荣汤加减。同时以食疗为主，建议多吃黑芝麻、黑豆、黑米、核桃、黑木耳等，饮食多样化。

【药物组成】常用药物如黄芪、党参、茯苓、白术、陈皮、当归、白芍、山药、山楂、神曲、大枣等。

【方解】黄芪、党参、茯苓、白术、陈皮补气健脾，当归、白芍柔肝养血，山药、山楂、神曲、大枣消食和胃。全方起到调补脾胃的作用。

三、善用外治综合疗法

采用口服中药进行辨证治疗的同时，根据不同类型的脱发，善用中医特色外治法，采用"梅花针－电针－耳穴－外用药物"进行综合治疗，每周1次，10次为1个疗程，临床获得满意疗效。

（一）梅花针叩刺

梅花针叩刺对于毛囊闭塞日久者，可打开闭合毛囊，以达疏通脉络、畅通毛孔之功效；同时对毛囊明显可见者，可达疏通经络气血、蕴养毛囊之效。具体操作需按一定顺序进行叩刺，一是叩刺全头皮；二是重点叩刺百会、四神聪、头维、生发穴；三是重点叩刺阿是穴。操作要点主要有"沉肩，垂肘，悬腕，指实，掌虚"；梅花针针尖需垂直叩刺头皮；力度应先小后大，均匀增加；频率固定。此外，要灵活选用弹刺手法；对于脱发区头皮微红伴轻度肿胀者，宜手法轻柔；脱发区无明显变化者，要采用中等刺激量叩刺，使局部头皮潮红充血；头皮按之较硬或色苍白、质地凹陷者，采用偏重刺激程度叩刺至少量渗血为宜。同时，治疗后需要注意：24小时内治疗区不碰水；如出现轻微瘙痒，属于正常现象；出现明显瘙痒者，叩刺手法应较上次更轻，速度更慢，时间更短。而对于头皮原发性瘙痒者，往往先单纯口服中药控制瘙痒，瘙痒减轻后，再加用梅花针叩刺。

（二）电针疗法

针刺治疗脱发，主要通过针刺百会、四神聪、头维、阿是穴后，加用电针疗法，以增强活血通络的力度，促进气血运行，新生毳毛。操作时，需注意针刺的角度、针感及电针的波形选择；在进针时，常细微调整针刺角度，询问患者针感，研究发现在头顶部穴位以针刺45°，前发际线处穴位以针刺0°或15°患者的针感最强。同时，应用3组电针加强刺激约15分钟，电针波形选择连续波或疏密波以促进机体的新陈代谢和气血运行，增加皮肤局部营养，且疏密波的疗效优于连续波；正如其他研究表明，低能量激光从连续照射转换到脉冲照射时，可增加毛发的密度，二者有着异曲同工之妙。

同时，要注意辨证取穴。头发较细软萎黄者，说明气血津液不充，不能滋养头发；故而对此类患者，另加大椎、颈夹脊穴进行针刺，以提升机体阳气，疏通头—颈—背经络气血，使气血上达巅顶，滋养头发；对于局部毛发缝隙过大者，另加围刺，其间距为1 cm左右，局部反应以轻微潮红为佳；对于M型脱发患者，另加神庭、头维穴；严重者，在前发际线处加用阿是穴，额角处加用"角针刺"，即以头维穴为中心，另于头维穴旁1 cm处选取2个阿是穴，使其构成三角，以促局部气血运行，生长头发。

（三）耳穴贴压

针对脱发常见病因，常联合应用耳穴贴压心、肝、脾、肾、神门穴位，以期达到调心养肝、健脾补肾、安神助眠的作用。同时，选用内分泌耳穴以起整体调节作用。操作时需轻揉耳郭至发红，将王不留行籽贴压于耳穴；并嘱患者每天按压揉捏2~3次，每次持续约5分钟，以耳朵微微发红、温热为佳。

（四）外用生发药物

对于急性脱发，常在梅花针叩刺时，导入曲安奈德注射液或复方倍他米松注射液，以起到抗炎、抑制免疫作用，下调炎症因子从而促进毛发生长。对于生长期脱发，应用梅花针导入各种生长因子药物，或者配合中药生发酊，常用药物有黄芪、女贞子、丹参、桑白皮、何首乌、红花等，以促毛发生长。

四、调护经验

刘巧教授认为，脱发与季节因素及患者的自身因素如生活作息、饮食、情志、头发护理等密切相关。所以，在治疗的同时，修正患者的生活习惯，进行心理疏导是非常重要的。首先，嘱咐患者在饮食上少吃肥甘厚味之品，多吃黑芝麻、黑木耳、黑米、黑豆、核桃、花生米及其他坚果等益气补血生发食物；其次，告知患者睡眠的重要性，让患者保证充足的睡眠。最后，向患者详尽解释目前治疗方案、治疗周期及可能取得的效果，提高患者对治疗的自信心；特别对于心理焦虑患者，通过团队一对一对其进行心理疏导，让患者详悉自己的治疗情况，适时减压，保持愉悦心情。

五、病案举例

例1：患者，女，22岁，2020年7月29日初诊。主诉：后枕部斑片状脱发1月余。现症见：后枕部毛发脱失，出现一个10 cm×5 cm条状脱发区域，有瘙痒感，平素乏力，稍有畏寒，饮食正常，睡眠不佳，舌质淡，苔薄白，脉弦滑。西医诊断：斑秃；中医诊断：油风。辨证：气血亏虚夹肾虚证。治法：益气养血，补肝益肾。方剂：生发养血汤加减。药物组成：羌活10 g，枸杞子10 g，川芎10 g，木瓜10 g，炒菟丝子10 g，防风10 g，当归10 g，白芍15 g，鸡血藤10 g，熟地黄10 g，益母草20 g，桑葚10 g，远志10 g，蒲公英10 g，山茱萸10 g，北沙参10 g，赤芍10 g，炙甘草6 g。同时辅以中医特色外治法。

二诊：后枕部脱发区周围及中央部分区域出现白色毳毛，瘙痒症状、睡眠较前改善。继守上方去山茱萸、远志、赤芍，加墨旱莲10 g，陈皮6 g，北沙参5 g，14剂；配合梅花针治疗。

三诊：病灶四周明显新生细软毛发。守上方不变，7剂；外治法增加电针、耳穴治疗。

四诊：病灶处新生较多细小毛发。守上方不变，继续服之1个月；同时配合梅花针、电针、耳穴治疗。

五诊：原脱发区见片状新生毛发覆盖，毛发镜下部分新生毛发较前增粗，生长毛发面积约达原先病灶的1/2；嘱继续配合梅花针、电针、耳穴治疗。

1个月后随访，脱发区毛发恢复至3/4。

按语：患者见头皮后枕部条状脱发伴轻微瘙痒，近期脱发量增多，脱发区不断扩大，属于斑秃的活动期；患者平素乏力，稍有畏寒，治疗重在益气养血、补肝益肾。因患者伴有轻微头皮瘙痒感，认为其与风邪侵袭有关，风邪入侵人体，邪气久不解化为风毒，故加川芎、防风、羌活、当归活血祛风，蒲公英祛风解毒止痒；脾胃位于中焦，主运化水湿，久虚生湿，故加木瓜化湿和胃；同时配合梅花针、电针等外治法疏通经络气血。当患者脱发区不再扩大，处于稳定期时，患者肝肾不足日久，肝血滋养不足，故加用墨旱莲补肝益肾，增加北沙参用量滋肝阴，加用陈皮调中渗湿，以增强健脾化湿之力；同时在梅花针、电针的基础上加用耳穴治疗，以增强活血通络力度。

例2：患者，男，21岁，2020年7月6日初诊。主诉：脱发伴头皮油腻4年，加重2个月。现症见：头发脱落，伴头皮油脂分泌过多，头顶部毛发

脱 发

稀疏，前发际线后移，饮食睡眠可，二便正常，舌质淡，苔白腻，有齿痕，脉沉滑。西医诊断：雄激素性秃发；中医诊断：发蛀脱发。辨证：脾虚湿盛证。治法：健脾除湿。药物组成：萆薢10 g，茯苓15 g，炒白术10 g，炒苍术10 g，猪苓10 g，当归15 g，生地黄15 g，薏苡仁20 g，枸杞子10 g，侧柏叶6 g，蒲公英10 g，羌活6 g，山药15 g，炙甘草6 g。7剂；配合梅花针叩刺治疗；嘱患者保证充足睡眠，清淡饮食，保持愉悦心情。

二诊：患者仍有脱发，但头皮油脂分泌较前减少，腹胀，睡眠欠佳，饮食可，二便正常，舌质淡，苔白腻，有齿痕，脉沉滑。考虑湿阻中焦，故上方萆薢加至15 g，猪苓加至15 g，加木瓜10 g以利湿邪，加合欢皮10 g安神助眠，14剂；配合梅花针叩刺治疗。

三诊：患者脱发较前明显减少，头皮油脂分泌基本正常，睡眠尚可，饮食二便正常，舌淡红，苔薄白，脉沉细。药物组成：羌活10 g，当归10 g，白芍15 g，丹参15 g，木瓜10 g，菟丝子10 g，北沙参15 g，枸杞子10 g，远志10 g，赤芍15 g，山萸肉15 g，陈皮6 g，合欢皮10 g，桑葚10 g，炙甘草6 g。7剂；配合梅花针叩刺及电针疗法；嘱患者多吃黑芝麻、黑木耳、黑米、黑豆、核桃等益气补血生发食物，保持愉悦心情。

四诊：患者无异常脱发，头皮可见新生小毳毛，睡眠欠佳，饮食二便正常，舌淡红，苔薄白，脉沉细。上方加酸枣仁10 g以增强安神助眠之力，7剂；配合梅花针叩刺、电针、耳穴治疗。

五诊：患者头皮可见大量新生毳毛，睡眠基本正常，饮食二便可，舌淡红，苔薄白，脉沉弱。上方减酸枣仁10 g，加太子参10 g以增加补益之功，14剂；外搽米诺地尔酊；配合梅花针叩刺、电针、耳穴治疗。

按语：该患者处于青春期，素体生机旺盛，初诊时可见头发进行性减少、脱落，前发际线后移，伴有头皮油脂分泌过多，舌脉属脾虚失运之象，故应用生发除湿汤随证加减，梅花针叩刺头皮以疏通经络气血，滋养毛囊。治疗中期见头发脱落减少，头皮油脂分泌明显减少，头皮触感稍硬，法当疏肝解郁，活血化瘀生新；同时配合梅花针叩刺、电针、耳穴治疗，以增强疏通经络气血之效。后期见头发脱落明显减少，头皮油脂分泌基本正常，舌脉属肝肾不足之象；其以"肝肾不足，血瘀湿滞"为核心病机，故应用生发养血汤随证加减。且当头皮可见大量新生毳毛时，增强中药及针刺的补益之力，使之茁壮成长为乌黑茂密的头发。

（刘 巧 孙泠冰 童 曦）

曹毅从肺论治脂溢性脱发

曹毅，主任中医师，博士研究生导师，浙江省第七批省级名中医，国家中医药管理局"十二五"重点专科（中医皮肤科）学科负责人，浙江中医药大学中医外科学二级学科建设负责人。擅长足病、下肢溃疡、变态反应性皮肤病、银屑病、脱发性疾病和各种疑难皮肤病的中医、中西医结合诊治。针对脂溢性脱发，曹毅教授在传承先辈学术经验的基础上，认为脂溢性脱发病机以虚实夹杂为主，气血不足、肝肾亏虚、湿热蕴结、气滞血瘀等皆为脱发的主要病机，以脏腑气血为本，清热利湿、活血化瘀为治疗大法。然"肺主皮毛"，因此提出在脂溢性脱发的整个诊疗过程中，当以宣肺发汗为枢机，保证肺气功能畅达贯穿始终，并强调脂溢性脱发当分性别、年龄论治，同时注重心理疏导，安神、疏肝药物灵活佐用。

一、以宣肺发汗为枢机，从肺论治

（一）宣肺发汗法的必要性

肺主一身之气，宣发肃降是其基本生理功能。皮毛的润泽、温煦，玄府的开合有度，各种功能的正常发挥，均赖于肺宣发肃降功能的正常。气血皆通过肺气进行宣发肃降，当肺气充足，宣发肃降功能正常时，气血如注，上达巅顶，则毛发华美。当外感六淫、七情内伤导致气血不足、肝肾不足、湿热上蒸，进而导致肺气的宣发功能失常时，气血难以达到巅顶，则引起一系列脱发变化。

宣肺发汗法是通过宣发肺气、开泄腠理等作用，使得在肌表之邪随汗而解的一种治法。发汗不仅是邪气外出的一条重要途径，同时可以宣通表卫的郁闭，畅达其气血，使肺气调节有序，脏腑功能自调而病愈。结合肺主皮毛这一理论，外感六淫、七情内伤交互作用，均可导致脱发，治疗时应在采用补益气血、调补肝肾、祛除湿热邪气、活血化瘀的基础上宣发肺气，以恢复肺的调畅气机的枢机作用，从而有助于"肺主皮毛"功能的健康运行，促进毛发再生。

脱 发

脱发疾病乃各种病邪阻滞凝结虚弱之体而产生,理论上当祛邪扶正,但肺脏宣发功能失常不解除,药物则不易到达病所,邪气亦无出路,此时,若能稍加辛温透散之剂,开通肺气,通畅气机,引药达表,则可起到四两拨千斤之效。故而,在辨证论治的基础上,加入少量宣肺发汗之品促进毛窍开合,汗出得宜,以为佐使之用,则逐邪有径,直达体表,开通闭塞,解郁闭之状态,使祛邪药和补益药各就其位,各尽其用,各致其理。

(二) 辨证论治

1. 肺脾气虚型

【病因病机】脾胃为后天之本,气血生化之源,脾胃虚弱,气血化生不足,毛发不得濡养,可见毛发干枯、断裂。皮毛乃肺之合,肺主一身之气,发生于皮,肺气足则皮肤坚,皮肤坚而毛发长,反之,肺气虚弱,肌肤失养,则毛发枯槁、脱落。

【证候表现】梳头发落,毛发渐疏,头皮外露,毛发枯槁无光泽,自觉乏力,少言懒动,动则气喘、汗出,纳差,大便稀,舌体胖大有齿痕、苔薄白,脉沉细。

【治法】益气养血,健脾补肺。

【方剂】黄芪益气汤加减。

【药物组成】黄芪20 g,红参15 g,当归15 g,炒白芍9 g,炒白术9 g,茯苓9 g,桂枝5 g,桔梗9 g,炙甘草3 g。

【方解】曹毅教授认为此型脂溢性脱发,当健脾补肺,使气血充足,生化有源,并输精于皮毛,则毛发健美。方中黄芪可补肺脾之气,益气固表;参、苓、术、草有补气健脾之功,可补土生金,健脾气而补肺气;桂枝配白芍,调和营卫;桔梗开宣肺气,为舟楫之药,载药上行;当归补血活血。本方能治肺脾气虚之本,气足则能生血、行血,滋润皮毛,而使毛发得长。

2. 肝肾不足型

【病因病机】肾藏精,肝藏血,精血同源,精足则血旺,血能生发,发为血之余,发为肾精之外候,精血充足,则头发浓密而有光泽;肝肾不足,则精血亏虚,不能上荣于发,导致毛发变白、干枯、脱落、无光泽。

【证候表现】头顶脱发,毛发稀疏,毛发枯槁,呈地中海形,伴腰背酸痛,眼花耳鸣,夜寐梦多,胃口一般,二便正常,舌质红、苔薄白,脉沉细。

【治法】补益肝肾，宣发肺气。

【方剂】七宝美髯丹加减。

【药物组成】制何首乌、熟地黄、桑葚、续断、黄芩、丹参、茯苓、怀牛膝各15 g，枸杞子、菟丝子、山茱萸、知母各10 g，桔梗9 g，炙甘草6 g。

【方解】曹毅教授认为，治疗肝肾不足型的脂溢性脱发，一方面当补益肝肾，填精补血，培元固本；另一方面要意识到临床上脂溢性脱发多数属虚实夹杂证，必须兼顾祛邪，不忘对肺脏气机的调理，宣发肺气，使肺气畅达功能正常，布散精微物质濡养毛发。方中制何首乌为生发之要药，熟地黄补血养阴、益精填髓，山茱萸为滋补肝肾之常用药。三者皆归肝、肾经，共为君药。枸杞子、菟丝子、桑葚补肝肾，可养血生发，是为臣药，其中菟丝子可补肝明目、补肾益精，桑葚味甘性寒，为凉血补血之要药。佐以续断补肝肾，茯苓健脾渗湿，黄芩清热燥湿，丹参活血化瘀、清心除烦，知母、怀牛膝兼清下焦；炙甘草为使，调和诸药，使全身气血通达。诸药配伍，相辅相成，共奏补益肝肾、滋阴养血、乌须生发、清热祛湿、活血化浊之功。加桔梗，兼顾肺气的畅达功能，使精微物质得散于巅顶，生发之本可培。

3. 湿热蕴结型

【病因病机】饮食不节，水湿内生，郁而化热，湿热困脾，不得下利，致使上蒸，毛窍闭阻，发根受侵，可见头皮油腻、瘙痒、头皮屑多、头发细短软。同时，肺气失于宣发，受到湿热、痰浊等阻滞，鼓动无力，则会引起气机不畅，气血不得上输于头，毛发失去濡养而脱发。

【证候表现】多见于中青年男性，可见额顶部毛发稀疏、细软，前发际线上移，头皮油腻，伴瘙痒，头屑增多，胃纳差，不思饮食，睡眠不佳，大便黏腻，小便黄。舌质红、苔黄腻，脉弦数。

【治法】清热燥湿，健脾利水，宣畅肺气。

【方剂】除湿胃苓汤加减。

【药物组成】苍术、白术、猪苓、厚朴、泽泻、车前子、栀子各10 g，滑石、薏苡仁各30 g，茯苓、山楂各15 g，防风、甘草各6 g，桑叶、浮萍、白鲜皮各9 g。

【方解】曹毅教授认为，治疗湿热蕴结型脂溢性脱发，当清热燥湿、健脾利水，使湿热之邪从三焦散去，则巅顶可安。方中苍术最善运脾除湿，厚朴行气化湿，两药相伍，同治中焦湿阻，兼健脾行气为君药；滑石清热利水，白术、茯苓健脾利湿，泽泻、猪苓淡渗利湿，五药共奏健脾利湿之效为臣药；白鲜皮祛风燥湿、清热止痒，栀子善清三焦湿热，兼制苍术温燥之性，防风祛风胜湿，山楂软坚散结化湿，诸药共为佐药，增强清热利湿之力；甘草调和诸药为使。全方以健脾利湿、清热利水为主，兼顾祛风止痒。同时兼顾宣散肺经湿热，加桑叶、浮萍等，使湿热之邪走表而散，则脱发之症可去。

4. 血瘀毛窍型

【病因病机】七情内伤日久，情志抑郁，气机不畅，气滞血瘀，或外感六淫侵袭肌肤，腠理不固，久病入络，脉络瘀阻，产生瘀血。瘀血不去，新血不生，阻碍了肺传输精微物质的途径，使毛囊失去濡养，则可见头发断裂、干枯、脱落。

【证候表现】多见于女性脱发患者，头顶头发稀疏，瘙痒，头屑如雪，头皮偶有刺痛，经行腹痛，色暗有血块，睡眠可，多梦，二便调。舌质暗红有瘀点、苔白，脉细弦。

【治法】活血通络，祛瘀生发，疏肝理肺。

【方剂】通窍活血汤加减。

【药物组成】赤芍、柴胡各12 g，桃仁、红花、川芎、当归各10 g，藁本、荆芥、防风、杏仁各10 g，大枣数枚。

【方解】曹毅教授认为，治疗血瘀毛窍型脂溢性脱发，当活血化瘀、疏肝理肺，使瘀血得去，则新血可生，巅顶气血可复。本方中赤芍清热活血；川芎、桃仁、红花、当归养血活血行血，祛瘀生新；藁本、荆芥、防风辛温解表，祛风止痒，载药上行，上达巅顶；佐以大枣缓和芳香辛窜药物之性。全方共奏养血活血、化瘀通络之功。同时兼顾疏肝理肺，加用柴胡、杏仁等归肝、肺经药，助瘀血消散更快，使新血畅达无阻，生发之效可保。

二、分性别、年龄论治

（一）分男女论治

现代医学将脂溢性脱发又称为雄激素性秃发，分为男性雄激素性秃发及女性雄激素性秃发，发病机制及治疗方法不同。曹毅教授认为，脱发的病机为虚实夹杂，虚多为肝肾亏虚，男子以肾为先天，女子以肝为先天，故在脂溢性脱发临床辨证论治时亦当分男女论治。

1. 男性脂溢性脱发

"肾藏精,其华在发",男子重在补肾。曹毅教授常用七宝美髯丹和六味地黄丸,补益肝肾,养发生发。方药以黄芪、制何首乌、菟丝子、补骨脂、山茱萸、熟地黄为主。男性脂溢性脱发,现代医学的一线治疗包括非那雄胺片 1 mg 每日口服及 5% 米诺地尔酊外用,二者联用能取得较满意的疗效,但存在一定的不良反应,包括性功能下降、外用药物局部刺激性,对于头皮局部症状改善较为缓慢,在部分患者使用中受限。因此,针对较严重的男性脂溢性脱发患者,目前无生育计划的,曹毅教授采取中西药结合治疗,改善头皮局部症状,减少不良反应,增加患者依从性,提高临床疗效。

2. 女性脂溢性脱发

"肝藏血,发为血之余",女子重在调肝,尤其是围绝经期女性。曹毅教授常用丹栀逍遥散合二至散,调肝郁,滋肝血,益肾精;补肝,补血,皆以养阴。方药多用养阴之品,以女贞子、墨旱莲、枸杞子、桑葚、生地黄、柴胡、白芍为主。伴见双目干涩、失眠多梦等肝血不足者,加用酸枣仁、阿胶。

女性脂溢性脱发西医机制目前尚不完全明确,缺乏针对性治疗。曹毅教授认为中药内服在女性脂溢性脱发治疗中有一定的优势,同时配合中药外洗、外涂或微针等物理治疗,采取综合治疗方法提高临床疗效。

(二) 分年龄论治

曹毅教授认为,脂溢性脱发虚实夹杂,气血不足、肝肾亏虚、湿热缊结、气滞血瘀等为脱发的主要病机。青年患者多为实中夹虚,老年患者多为虚中夹实。在临床诊治中,仿除湿健发汤,并灵活加减。除湿健发汤源于《赵炳南临床经验集》,主治脂溢性脱发,具有健脾祛湿、滋阴固肾、乌须健发的功效。方中炒白术、泽泻、猪苓、茯苓、萆薢、车前子健脾利湿,利水而不伤其阴;生熟二地、桑葚、何首乌藤补肾养血以助生发;川芎活血,且能引药上行;白鲜皮除湿散风止痒,以治其标;赤石脂能收敛,旨在减少油脂的分泌。在中青年患者中,多以湿热为主,痰湿体质多见,或为脾胃湿热,或为肝胆湿热,或伴脾虚,或伴肾虚。随着脂溢性脱发趋向年轻化,由于工作压力大及情志抑郁等原因,年轻患者以肝胆湿热型较为常见。故治疗重用方中健脾祛湿之品,若为肝胆湿热,则以茵陈、黄芩为君药,加入少量益肾之品,激发元气以助毛发生长。湿热熏蒸,导致毛囊处血分热盛,瘀热互结，佐以生侧柏叶、丹参、生山楂等清热凉血活血。老年患者则以肝肾亏虚为主，兼有湿热、血瘀。故重用补肾养血之品，加六味地黄丸或七宝美髯丹方中药物，伴有头晕耳鸣、腰膝酸软者，加用龟甲、鳖甲。根据肾气虚或肾阴虚辨证加减，佐以少量利湿、通窍活血药物。

三、注重心理疏导

七情不遂，思虑过度，暗耗心血；或情志抑郁，肝失疏泄，气机不畅，瘀阻毛窍。情志因素是脱发的重要原因之一，提示我们在药物治疗的同时，还应该引入适当的心理治疗。曹毅教授认为脂溢性脱发患者就诊时，除病情的沟通外，应对患者的心理状态做一个简单评估，若发现患者有较严重的焦虑抑郁、严重睡眠障碍，建议精神卫生科同时治疗。曹毅教授在脂溢性脱发的临床诊治中，发现保持心境平和、心情舒畅，可以提高药物疗效。遣方用药时，以柴胡、郁金为代表的疏肝理气、条达佛郁之品与以大枣、龙眼肉为代表的补心、安神定志之品皆为治疗脱发的辅助用药。

四、脂溢性脱发治疗需要注意的问题

1. 脂溢性脱发发病逐渐年轻化，是一种慢性渐进性疾病，建议尽早治疗，治疗越早，效果越好。

2. 脂溢性脱发治疗的时间相对较长，少则3个月，多则1~2年才能看出效果。如果在治疗过程中发现头部的油腻减轻或头发脱落减少，这说明治疗已经起到了效果，新发长出来要较长的时间，所以患者要有足够的耐心和信心。

3. 正常人的头发也会脱落，每天掉60~80根都是正常的，不必惊慌。

4. 脂溢性脱发患者多伴有头皮瘙痒、头发油腻、鳞屑较多等症状，可配合中药外洗方或酮康唑洗剂等直接作用于患病部位，可早期改善患者头皮局部症状，增强患者治疗本病的信心。

5. 脂溢性脱发患者生活宜忌如下。要注意建立健康的生活习惯，尽量做到不熬夜，不过度疲劳，并适量运动；饮食宜清淡，忌辛辣油腻，多吃对头发生长有利的食品，远离如浓茶、巧克力、油炸食品、高糖高脂等食物；减轻压力，保持良好的心态；平素可轻轻按摩头皮，避免频繁烫染，头皮油腻及鳞屑改善后宜选用温和中性或偏弱酸性的洗发水，保持健康的头皮环境。

五、病案举例

例1：患者，女，42岁，2016年11月9日初诊。主诉：脱发5年余。现症见：头顶毛发稀疏、干枯无光泽，发际线后移，头皮外露，患者素日乏力，少言懒动，动则气喘、汗出，纳差，二便可，舌体胖大有齿痕、苔薄白，脉沉细。西医诊断：脂溢性脱发；中医诊断：发蛀脱发。辨证：肺脾气虚证。治法：益气养血。方剂：黄芪益气汤加减。药物组成：黄芪30 g，党参、茯苓各15 g，当归、炒白芍、白术各9 g，甘草6 g，桂枝、荆芥、白芷各10 g。7剂，每日1剂，分2次口服。

二诊：自诉乏力缓解，汗出减少，脱发减轻，药已中的，效不更方。续服原方15剂，原有头发变粗变硬，继续服药3个月，巩固治疗。

按语：患者肺脾脏腑虚损，精血生化不足，气血亏虚，发失濡养，毛发脱落，干枯无光泽，素日乏力，少言懒动，不思饮食。曹毅教授以黄芪益气汤为主方，重用黄芪为君药，健脾益气；臣以党参、茯苓、白术健脾益气，利水渗湿，达培土生金之效，培脾补肺；当归、炒白芍兼顾血虚，气血得以生化，毛发有所濡养。同时兼顾宣发肺气，加入桂枝、荆芥、白芷，开通肺气，通畅气机，引诸药达表。

例2：患者，男，40岁，2016年6月16日初诊。主诉：脱发3年余。现症见：头顶毛发稀疏，头皮油腻，伴有黄色油腻性鳞屑，发质软细，发际线后退，瘙痒难忍，发质变软，色黄，胃纳差，不思饮食，四肢乏力，睡眠不佳，大便黏腻，小便黄。舌质红、苔黄腻，脉弦数。西医诊断：脂溢性脱发；中医诊断：发蛀脱发。辨证：湿热蕴结证。治法：清热除湿。方剂：除湿胃苓汤加减。药物组成：苍术、白术、猪苓、泽泻、车前子各10 g，党参、茯苓各15 g，薏苡仁30 g，甘草6 g，桑叶、蝉蜕、浮萍、白鲜皮各9 g。7剂，每日1剂，分2次口服。并辅以药物煎水外洗，以减少油脂分泌，促进毛囊恢复。具体药物组成：透骨草60 g，桑叶30 g，侧柏叶20 g，苦参15 g。

二诊：自诉头发油腻感较前好转，可2天洗1次头，大便不黏腻，小便黄，胃口不佳，仍有乏力，去猪苓，加生黄芪30 g，淡竹叶6 g，高良姜10 g。14剂，每日1剂，分2次口服。

三诊：患者自诉小便不黄，纳可，脱发减少，头发出油减少，额部可见少许绒毛，原有头发变粗，原方继续服用7天巩固疗效。

脱 发

按语：患者平素嗜食肥甘厚味，脾胃运化失常，湿浊内生，蕴而化热，湿热蕴结脾胃，脾失健运，胃失和降，湿遏热伏，郁蒸于内，湿热上炎，临床表现为头发油腻、脱发、大便黏腻、小便黄。日久损伤脾胃，四肢乏力，胃纳不佳。曹毅教授常用除湿胃苓汤加减，既可清热除湿，又可兼顾脾胃。方中白术、苍术清热燥湿，健脾和胃为君；猪苓、茯苓、党参、薏苡仁健脾利水渗湿；泽泻、车前子渗湿泄热；白鲜皮清热燥湿、散风止痒；桑叶、蝉蜕、浮萍同时兼顾宣散肺经湿热，使湿热之邪走表而散；甘草调和诸药。待湿热之邪渐去，加用生黄芪、高良姜以加强健脾和胃之效。头皮油腻，配合外洗方，减轻患者头皮局部不适症状，内外并用，提高疗效。

（曹　毅　李园园　傅宏阳）

肖定远、黄宁——闽山昙石萧氏皮科流派辨治脱发

闽山昙石萧氏皮科流派以全国名中医、福州萧氏外科第七代传人、福建中医药大学附属第二人民医院肖定远教授及其学术传承人黄宁教授为代表。黄宁教授现任福建中医药大学附属第二人民医院皮肤科学科带头人、中西医结合皮肤病福建省高校重点实验室负责人、中华中医药学会皮肤科分会副主任委员、中国中药协会皮肤药物研究专业委员会副主任委员、中国中医药信息学会中西医结合皮肤病学会副会长、中国民族医药学会中医皮肤科分会副会长、世中联中医皮肤科分会常务理事、中国整形美容协会中医美容分会常务理事、福建省中医药学会皮肤科分会名誉主任委员。闽山昙石萧氏皮科流派博采中医皮肤科大家之长，树闽医皮肤科特色之帜，对疑难复杂的中医皮肤科病证，形成了独特的方法，积累了丰富的经验。针对脱发疾病，提出"辨明虚实，重视血瘀，标本兼治"的诊疗思路。认为在临床中应重视谨守病机，治病求本；重视整体，审别阴阳；顾护脾胃，调和气血；三因制宜；内外兼治，重视外治。并在临方调配姜柏酊外治方面有较为独到的见解。

一、辨明虚实，重视血瘀，标本兼治

《黄帝内经》云："肾主藏精，精生于血，其华在发""发为血之余"。

《诸病源候论》指出:"冲任之脉,为十二经之海,谓之血海,其别络上唇口,若血盛则荣于须发,故须发美;若血气衰弱,经脉虚竭,不能荣润,故须发脱落",明确指出脱发与经脉之气血盛衰有关。因此临床治疗脱发应抓住以肝肾不足为本,邪气充盛为标,重视血瘀,标本兼治。

脱发疾病有实,有虚,或虚实夹杂,或本虚标实,实者以风、湿、热、瘀、气滞为多见;虚者以肝肾不足、气血两虚、肾精亏虚等多见。脱发疾病的致病因素较多,病情复杂,不仅是局部毛发功能的改变,更是整体功能的异常。临床上以虚实夹杂、本虚标实者多见,辨证上不离肝肾之本虚,亦不离风湿热瘀之标实等。急者治其标,治疗多偏泻实,可选用清热、祛湿、活血、祛瘀、疏肝、理气等治法以治其标;缓者多偏补虚,可选用益肾、补气、养血、滋肝、健脾、益胃等治法以治其本。治疗时,更应注重中医学整体观念的基本特点,辨证施治,充分有效地发挥脏腑之间的相互制约、相互资生、相互协调平衡的作用,以达到最终的治疗目的。

肖定远教授认为瘀血导致脱发可从两方面理解,瘀血既是发病之因,亦为发病之果。中医学认为瘀血不去,新血不生,瘀血阻滞了气血精微的转化运输,使毛囊局部失养,故毛发脱而不生。而瘀血的产生可由于湿热、外伤、气滞、气虚、血热、血虚等,所以在治疗上不仅要活血化瘀,还要注重瘀血产生的原因,从本论治。气虚致瘀者加益气药,气滞致瘀者加行气药,血热致瘀者宜凉血散瘀。中医学认为久病入络,对于严重脱发及病程长的脱发,更应注重在活血化瘀基础上加用通络之品,如地龙、僵蚕、全蝎、蜈蚣等。针灸治疗脱发多注重局部选穴,或梅花针治疗,其目的主要是调和气血及活血化瘀通络。

在治疗上重视整体疗法,以滋补肝肾、养血消风、益气养血、理气活血、凉血消风等内治法为主,重在治本;以外搽、熏洗、湿敷、针灸、按摩等外治法为辅,重在治标;内外结合,急则治标,缓则治本,各取所长,标本兼治。

脱发疾病属于常见病,亦属于难治病。临床虚实夹杂的患者多见,针对临床复杂的病情变化,在"辨明虚实,重视血瘀,标本兼治"的基础上,提出在整个治疗过程中都应平补肝肾,养血滋阴,以稳固发根。强调"平补",即不可选用过于温燥的方药,以免伤血耗精。常常灵活运用何首乌侧柏生发汤、七宝美髯丹、左归丸、神应养真丹、人参养荣汤、二仙丹等经典方剂加减治疗,其中菟丝子既可补阳,又可益阴,具有温而不燥、补而不滞

脱　发

的特点，是谓"平"；制何首乌补肝肾、益精血、乌须发，且能化脂降浊、补中有泻，是谓"平"；桑寄生与制何首乌相须配伍以滋阴补血，寒温互制，是谓"平"；女贞子、墨旱莲均平补肝肾，荣发生发，是谓"平"。常用药物有制何首乌、菟丝子、怀牛膝、补骨脂、枸杞子、桑寄生、当归、熟地黄、山药、山茱萸、女贞子、墨旱莲、人参、党参、黄芪、黄精、桑葚、侧柏叶、透骨草等。兼有失眠、多梦者酌加灵芝、刺五加、酸枣仁、夜交藤、合欢皮等；兼有腰膝酸软者酌加杜仲、续断等；兼有情志不畅、易怒者酌加郁金、柴胡、香附等；兼有便溏、腹胀、纳呆者酌加佛手、生麦芽、赤小豆、陈皮、砂仁、炒白术、茯苓等；兼有耳鸣、耳聋者酌加磁石、生龙骨、生牡蛎等；兼有两眼昏花、目暗不明者酌加石决明、菊花等。

肖定远教授指出，除内服汤药外，配合适当的外治，往往事半功倍。外用中药可直接透皮吸收作用于患处，起效快，针对性强。可配合梅花针或牛角梳、木梳梳头等，以疏通经络，运行气血，改善脱发区血液循环。根据脱发区局部的皮肤变化情况，用梅花针轻巧而均匀地叩刺皮损区穴位，灵活选择弹刺手法。头皮微红轻度肿胀的脱发区采用轻叩手法；头皮无明显变化者采用中等刺激量叩刺，使局部头皮潮红充血；头皮凹陷，表面苍白光亮，应用重手法叩刺至少量渗血，每区5分钟。

二、斑秃的辨证论治

本病多因肝肾亏虚，故精血不足为根本，其临床表现又分虚实两端，有实有虚，虚实夹杂，或本虚标实，而以虚证为多。肝藏血，肾藏精，肝肾不足，精血亏虚，致发失所荣，或因生产、劳累、脾胃虚弱等导致的气血不足为虚，发病缓慢，病程较长；实则多因情志化火、血热风燥、气滞血瘀而致，病程较短。

（一）血热风燥证

【病因病机】因过食辛热、炙煿之品，或者情志抑郁化火，损阴耗血，血燥生风，风热上窜于头部，毛发得不到阴血的濡养，故头发突然脱落。

【证候表现】脱发时间短，突然发生大块脱发，进展快，相继有眉毛、胡须脱落的现象，偶有头皮瘙痒，舌质淡，苔薄，脉细数。

【治法】凉血息风，养阴护发。

【方剂】四物汤合六味地黄汤加减。

【药物组成】生地黄、玄参、当归、赤芍、川芎、牡丹皮、茯苓、泽泻、山药、山茱萸、白鲜皮、炙甘草等。

【加减应用】若风热偏胜,脱发迅猛者,宜养血散风、清热护发,方用神应养真丹加减;瘙痒明显者,加蒺藜、苦参;头部烘热者,加地骨皮、桑白皮;烦躁易怒者,加黄连、栀子、郁金。

(二) **气滞血瘀证**

【病因病机】多因外伤,或肝气郁结,气机不畅,气滞则血瘀,导致瘀血阻塞经脉,瘀血不去,则新血不生,发失所养,故头痛、脱发。

【证候表现】病程较短,头发脱落前先有头痛或胸胁疼痛等症,伴夜多恶梦,烦热难眠,舌质暗红,有瘀点、瘀斑,苔薄,脉沉细。

【治法】通窍活血,祛瘀生发。

【方剂】通窍活血汤加减。

【药物组成】当归、赤芍、川芎、红花、香附、茜草、泽兰、牛膝、侧柏叶、炙甘草等。

【加减应用】头痛者,加白芷、藁本、天麻;胸胁疼痛者,加郁金、柴胡、延胡索;烦热难眠多梦者,加栀子、合欢皮。

(三) **气血两虚证**

【病因病机】发为血之余,血虚则发无以生,气虚则肌腠失却温煦,故毛根空虚,成片脱落。

【证候表现】多在病后或产后头发呈斑块状脱落,并呈渐进性加重,范围由小而大,毛发稀疏枯槁,触摸易脱,伴唇白,心悸,气短懒言,倦怠乏力,舌质淡,舌苔薄白,脉细弱。

【治法】益气补血,养血生发。

【方剂】人参养荣汤加减。

【药物组成】党参、黄芪、白术、茯苓、制何首乌、黄精、熟地黄、当归、大枣、白芍、五味子、酸枣仁、甘草等。

【加减应用】乏力、气短明显者,加黄芪;神志不安者加五味子、夜交藤。

脱 发

（四）肝肾不足证

【病因病机】 肝为木脏，依赖肾水以滋养，故有肝肾同源之说；若肝肾不足，精血不充，则发无生长之源，故毛发脱落。

【证候表现】 病程日久，平素头发焦黄或花白，发病时呈大片均匀脱落，甚或全身毛发脱落，伴头昏，耳鸣，目眩，腰膝酸软，舌质淡，苔薄，脉细。

【治法】 滋补肝肾，养阴生发。

【方剂】 何首乌侧柏生发汤（自拟方）或七宝美髯丹加减。

【药物组成】 何首乌、侧柏叶、生地黄、熟地黄、黑芝麻、墨旱莲、菟丝子、枸杞子、女贞子、当归、夜交藤、合欢皮、姜黄、茯苓、甘草等。

【加减应用】 头晕耳鸣实证者，加天麻、钩藤；腰膝酸软者，加杜仲、桑寄生；阴虚火旺、潮热遗精者，加知母、黄柏；偏阳虚者加补骨脂、淫羊藿、巴戟天；偏阴虚者加知母、牡丹皮；兼有血瘀者加茜草、紫草、丹参、红花；失眠多梦者加五味子、益智仁、合欢皮、酸枣仁等；情志不畅者，可加用柴胡、郁金。

三、脂溢性脱发的辨证论治

肾主骨生髓，其华在发，肾精化生气血，发为血之余，精血濡养毛发。素体禀赋不足，肝肾精血不充，气血生化乏源，毛发失去精血的滋养；加之患者嗜食辛辣荤腥之品，内生湿热，湿热之邪熏蒸于头皮，蕴结于毛窍，壅滞局部气血，使原本贫瘠的发根更加匮乏气血充养，进而发枯易堕。多与患者后天嗜食肥甘辛辣的不良饮食习惯有关，因此，在肝肾不足的基础上又有脾胃湿热的症候，故提出了"肾虚为本，湿热为标"的发病观念，治疗上应首先辨明虚实干湿。临床多表现为头发油腻，头皮发红、瘙痒，伴鳞屑增多，以实证为主，当以清热祛湿、凉血生发为治疗原则。病情反复发作，病程缠绵者，湿热之邪耗伤阴血可致血热风燥或转为肝肾不足之证，治疗则当以补益肝肾、滋阴清热为主。湿性脂溢性脱发治宜清热化湿，"先去油后生发"；干性脂溢性脱发多因血燥生风、肌肤失养，治宜祛风清热、养血润燥。在治疗过程中可适当采用药性轻清上浮之花草类药物，再适当加以引经药，如桑叶、菊花、荷叶、薄荷等。

(一) 脾胃湿热证

【病因病机】湿热内生,上壅头面,毛窍受阻,毛发失去荣养而脱落。

【证候表现】平素喜食肥甘,头发油湿,鳞屑油腻,毛发脱落,头皮瘙痒,舌红,苔黄腻,脉滑数。

【治法】健脾除湿,和营生发。

【方剂】萆薢渗湿汤加减。

【药物组成】绵萆薢、茵陈、侧柏叶、白茅根、薏苡仁、茯苓、泽泻、黄柏、牡丹皮、滑石等。

【加减应用】头皮油腻甚者,加生山楂、桑叶、荷叶、白术;发短细软者,加墨旱莲、侧柏叶。

(二) 血热风燥证

【病因病机】阴血不足,虚热内盛,生风化燥,毛发失养而落。

【证候表现】头发干枯,稀疏脱落,鳞屑迭起,头皮瘙痒,舌淡红,脉细。

【治法】养血祛风,生发润燥。

【方剂】当归饮子加减。

【药物组成】当归、生地黄、白芍、川芎、何首乌、荆芥、防风、白蒺藜、黄芪、生甘草等。

【加减应用】头发干燥甚者,加女贞子、鸡血藤;头皮痒甚者,加白鲜皮、蝉蜕、羌活。

(三) 肝肾不足证

【病因病机】先天禀赋不足,肝肾精血亏虚,气血生化乏源,故毛发无以化生。

【证候表现】毛发枯槁易脱,发无光泽,病程日久,面色憔悴,发落齿槁,常伴有腰膝酸软,头晕耳鸣,舌红少苔,脉沉细。

【治法】滋补肝肾,养阴生发。

【方剂】何首乌侧柏生发汤(自拟方)或七宝美髯丹加减。

【药物组成】何首乌、侧柏叶、生地黄、熟地黄、黑芝麻、墨旱莲、菟丝子、女贞子、当归、夜交藤、合欢皮、姜黄、茯苓、甘草等。

【加减应用】阴虚火旺者，加知母、黄柏；遗精盗汗者，加金樱子、芡实；失眠多梦者，加珍珠母、生牡蛎。

四、临方调配复方姜柏酊外治

复方姜柏酊是闽山昙石萧氏皮科流派临床上用来治疗轻中度斑秃、脂溢性脱发的经验方剂，合方共奏清热祛湿、凉血养血、益肾生发之功。该方由侧柏叶、蒲公英、菟丝子、薄荷等药浸于75%乙醇中72小时，取过滤后浸出液，加入生姜汁，混匀后制成。

"外治之理，即内治之理；外治之药，即内治之药，所异者法也"。方中侧柏叶性寒味苦涩，归肺、脾、肝经，能生发乌发、凉血、祛风祛湿，为本方君药。古籍中早已对侧柏叶生发乌发的功效有着具体的描述，汉末《名医别录》记载侧柏叶能用于治疗烂疮、脱发等疾病，《本草纲目》则提示侧柏叶研末外涂可生发。臣药蒲公英性寒味苦，归胃、肝经，不仅能清热解毒，更有生发乌发的作用，《本草纲目》也对其有着"乌须发，壮筋骨"的相关描述。蒲公英能清热利湿解毒，与侧柏叶同用，可加强清热除湿之功。佐药菟丝子性甘微温味辛，归肾、脾、肝经，禀气中和，具有补益肝肾之功。毛发的生长有赖于肝肾精血的濡养，肾精充足，可滋养、濡润、推动、温煦各脏器功能，则表现为发长光泽而不易脱落。佐药生姜性微温味辛，归脾、胃、肺经，能行气行血、解表发散，可制约君臣寒凉太过，涂抹患部可激发阳气，温通血脉，增强头皮血运，濡养毛发，加速代谢，促进皮毛生长。使药薄荷可清利头目、解表散邪，擅长消风散热。《本草纲目》言："薄荷质轻升散……能治风瘙瘾痒"，能缓解头皮瘙痒等问题。其性清轻上行，可透邪外出，气味芳香通利九窍，可引药至营卫，故为使药。该方制作简单，方便使用，安全有效，经济实惠，深受广大患者的欢迎。

五、生活调适

立足于"五色入五脏"的理论，肖定远教授及黄宁教授建议患者多选用色黑的食物，既能以色补色，又可取其入肾以益精血之效，黑芝麻、黑豆、黑米、黑木耳、黑枣适量熬粥，坚持每天食用，并且减少油脂摄入，少食辛辣刺激的食物。避免搔抓头皮，根据头皮油腻程度，适度清洗头发，可2~3天清洗1次，减少电吹风的使用，采用干毛巾擦干后自然晾干，避免在睡前洗头。

现代医学认为长期慢性的紧张状态可导致脱发的发生，并且脱发疾病顽固难治、病程较长，在一定程度上加重了患者心理负担。因此强调在坚持药物治疗的同时，需关注患者情志因素，注重情志疗法，调畅心情，切不可汲汲索效延误病情。

六、病案举例

患者，女，31岁。2010年7月17日初诊。主诉：脱发2年。现病史：2年前无意中发现头部小片头发脱落，嗣后日渐加重，由初时梅大发展为大片如李如桃大呈圆形或椭圆形脱落，无自觉症状，自用生姜外搽效果不明显。外院皮肤科诊治，诊断为斑秃，并配给中西药物内服及多种乙醇制剂外擦，效果均不理想。现症见：脱发、眉毛、睫毛脱落，伴口微干，心情懊恼、忧郁不舒，夜寐欠宁，梦多，倦怠无力，饮食不香，月经后错，二便一般。查体：头发及眉毛、睫毛约2/3已脱落，头皮发亮，可见散在之少数小白毳毛，残存之毛发稍触动即可脱落，舌质淡红，苔薄白，脉细弦。西医诊断：斑秃；中医诊断：油风。辨证：肝肾不足证。治法：补肝肾，益精血，养血生发。方剂：何首乌侧柏生发汤加减（自拟方）。药物组成：何首乌9 g，生地黄15 g，熟地黄15 g，黑芝麻15 g，墨旱莲15 g，女贞子12 g，当归9 g，侧柏叶15 g，夜交藤18 g，合欢皮15 g，仙鹤草15 g，紫草18 g，姜黄6 g，白鲜皮12 g，川芎9 g，菊花12 g，柴胡5 g，制香附5 g。30剂，清水煎，每日1剂，每剂分2次，早晚饭后半小时至1小时各送服1次。外用：复方姜柏酊，用米外涂患处，每天早晚各1次。每次涂擦时用牛角梳或樟木梳沾药水，沿前发际往后枕部梳头，每次5~10分钟。可将内服药渣三煎后隔日外洗头发1次。

二诊：服药和外治1个月后，脱发停止，过去脱落处已有少许毳发新发生长，效不更方，继服2个月，服法同上，外用照旧。

三诊：经服上方前后3个月，脱发区长出细软黑发，并渐渐增多，眉毛、睫毛新发已长，恢复正常。精神、睡眠、饮食均有好转，患者信心大增，治仍守前法稍作加减追之。照前方去仙鹤草、紫草、姜黄、白鲜皮，加入生黄芪15 g，山药15 g，茯苓15 g，黄精12 g，益气健脾，滋阴填精之品，继服30剂。外用照旧。

按语：本案例系由多种原因导致精血不能畅荣毛发。追其源盖因肾藏精，其华在发，肝藏血，发为血之余，是以脱发与肝肾二脏关系最为密切，当为临床调护之重点。根据其病机特点，故方中何首乌、生地黄、熟地黄、黑芝麻，皆入肝肾两经，滋补肝肾，生精养血，为生发乌发之要药；女贞子、墨旱莲为二至，甘凉而养阴血补肝肾，乌须发助养血生发之能；当归祛瘀生新，养血活血，以其温通之性，助滋养药物畅荣毛发；侧柏叶为"补阴之要药"，其性多燥，久得之，最益脾土，大滋其肺，有凉血活血、疏风清热、解毒之功，能生须发，并可防前药过于阴柔滋腻碍脾之弊，古今多用此药治疗脱发；仙鹤草、紫草凉血活血；姜黄、白鲜皮活血行气止痒消风，血行风自灭，故可起到促进毛发生长的功效；夜交藤、合欢皮镇静、宁心安神；川芎行气，上行头目，引药入经；菊花疏肝清热，引药上行头部；柴胡、制香附疏肝解郁，活血化瘀。诸药合用，共奏祛风活血、疏肝理气、滋阴肝肾、补益精血、养血生发的作用，所以取得了满意的疗效。与外用药内外同治，其药理作用是改善头皮血液循环，促进机体新陈代谢，调整内分泌系统，增加人体免疫功能，从而达到乌发、生发的治疗目的。

（肖定远 黄 宁）

胡凤鸣内外合治脱发经验

胡凤鸣，国家中医药工作示范单位、省级临床重点专科学科带头人，南昌市名中医，江西省名老中医药专家学术经验继承工作指导老师。长期从事中医药皮肤领域的临床、教学、科研工作，擅长应用六经辨证理论体系及中医外治法治疗常见及难治性皮肤病。针对各类脱发，胡凤鸣教授认为脱发病机总属本虚标实，其发病之根本为湿热蕴阻、气滞血瘀、情志内伤、脏腑亏损导致气血不和，发失所养而成，与肝、脾、肾三脏关系最为密切，病理上与湿、瘀、虚相关，治疗上重在疏肝健脾补肾，兼以清热祛湿、活血化瘀，同时辅以中药外洗、梅花针及毫针针刺等治疗，内外合治，疗效显著。

一、病因病机

脱发是一种以毛发减少为主要症状的临床常见疾病，中医学称之为"油风""发蛀脱发""发堕""蛀发癣"，包括现代医学的斑秃、雄激素性秃发等多种疾病。《医宗金鉴·四诊心法要诀》记载："凡毛发虽属五脏，然皆血液所生，故喜光泽"，说明五脏、气血与毛发生长密切相关。在前人基础上，胡凤鸣教授结合自身多年临床经验认为，脱发与肝、脾、肾关系最为密切，常见病理因素为湿、瘀、虚。不同类型、不同分期、不同年龄、不同性别的脱发，其病因病机均有所差别。

斑秃的发病与肝、脾、肾三脏关系最为密切，其病因主要与外感风邪、情志内伤、劳倦、瘀血等相关。其中儿童斑秃常见脾肾不足之证，治以益气健脾、补肾生发；成年人斑秃初期可由素体血热，外感风邪，血热风燥所致，治疗上以清热凉血疏风为主，亦可由情志内伤、肝郁、气滞、血瘀所致，治疗上以疏肝解郁、活血化瘀生发为主；病程长、发病久者，气血耗伤，肝肾不足，常治以滋补肝肾、养血生发。

雄激素性秃发的发病亦与肝、脾、肾三脏关系密切，其病因主要与湿热内生、情志内伤、饮食失宜、瘀血等相关，其中情志内伤或劳倦，肝郁脾虚，气血失和所致脱发较为常见，治疗上以疏肝健脾、益气生发为主。现代社会中，辛辣刺激、肥甘厚味食物等易造成饮食失宜，湿热内生，阻于毛发根部，发失所养，故治疗上常以清热、健脾、除湿生发为主；发病日久，气血耗伤，肝肾亏虚，精不化血，血不养发，常治以滋补肝肾、养血生发。此外，病久亦常致脾肾阳虚，多治以温补脾肾、养血生发之法。

在治疗过程中还常需观察头皮健康状况，给予毛发良好的生长环境，同时辅以中药外洗、梅花针、普通针刺等中医外治法调气活血，促进毛发生长，并通过调畅情志以助毛发恢复。

二、斑秃的辨证论治

（一）血热风燥证

【病因病机】平素过食辛辣厚味，血分蕴热，外感风邪，内外相搏，或情志抑郁化火，损阴耗血，血热生风，风热上窜巅顶，毛发失于阴血濡养而突然脱落。

【证候表现】病程短，头发突然脱落，伴头皮轻度瘙痒，头部发热，心烦易躁，舌质红，苔薄或薄黄，脉弦数或浮数。

【治法】清热凉血，疏风固发。

【方剂】荆防方加减。

脱　发

【药物组成】荆芥12 g，防风12 g，蝉蜕6 g，生地黄12 g，金银花9 g，牡丹皮9 g，浮萍9 g，薄荷3 g，白茅根9 g，黄芩12 g，羌活9 g，生甘草6 g。

【方解】方中荆芥温而不燥，善祛血中风，配伍防风加强祛风止痒之功效；白茅根、黄芩清热泻火；金银花清热解毒；牡丹皮、生地黄入血分，凉血活血；薄荷清轻凉散，解风热之邪；蝉蜕凉散风热，开宣肺窍；浮萍升散开窍；羌活活血祛风；生甘草解毒，调和诸药。

（二）肝郁血瘀证

【病因病机】情志不畅，肝失疏泄，气血不和，瘀血内生，阻塞脉络，毛窍失养，则毛发脱落。

【证候表现】病程较长，头发脱落伴头痛或胸胁疼痛，情志抑郁或心烦，入睡困难，夜梦多，舌质紫暗或有瘀斑，脉沉涩或沉弦。

【治法】疏肝解郁，活血化瘀生发。

【方剂】柴胡疏肝散加减。

【药物组成】柴胡9 g，川芎9 g，当归9 g，白芍12 g，陈皮9 g，黄芩12 g，生地黄9 g，栀子9 g，丹参9 g，鸡血藤12 g，桃仁9 g，红花9 g，甘草6 g。

【方解】柴胡功善疏肝解郁；川芎活血行气，助柴胡以解肝经之郁滞，并增行气活血之效；陈皮理气行滞；白芍、甘草养血柔肝；当归、鸡血藤养血活血；黄芩、栀子清热泻火；生地黄入血分，凉血活血；丹参、桃仁、红花行气活血；甘草调和诸药。

（三）脾肾不足证

【病因病机】先天不足，后天失养，脾肾亏虚，气血生化不足，毛发失养，则毛发脱落。

【证候表现】儿童斑秃多见，头部斑片状脱发，头发细软，伴食纳欠佳或偏食、挑食，神疲乏力，腰膝酸软，四肢凉，舌质淡胖，苔薄腻，脉沉濡或沉细。

【治法】益气健脾，补肾生发。

【方剂】六味地黄丸合四君子汤加减。

【药物组成】熟地黄12 g，山萸肉12 g，牡丹皮9 g，山药20 g，茯苓12 g，泽泻12 g，菟丝子12 g，桑葚12 g，当归12 g，墨旱莲12 g，制何首乌9 g，枸杞子12 g，黄芪20 g，甘草6 g。

【方解】熟地黄滋阴补肾，益精填髓；山萸肉、制何首乌、菟丝子、枸杞子、桑葚、墨旱莲补养肝肾；黄芪、山药补益脾阴，亦能固精；泽泻利湿泄浊，并防熟地黄之滋腻恋邪；牡丹皮清泄相火，并制山萸肉之温涩；茯苓淡渗脾湿，并助山药之健运；甘草调和诸药。

(四) 肝肾不足证

【病因病机】发病日久，肝肾亏虚，精不化血，血不养发，发无生长之源，毛根空虚而发落成片，甚至全身毛发脱落。

【证候表现】脱发经久不愈，或边脱边长，伴头晕、失眠、耳鸣、目眩、腰膝酸软，舌淡红，少苔，脉细。

【治法】滋补肝肾、养血生发。

【方剂】七宝美髯丹加减。

【药物组成】羌活9 g，防风9 g，川芎9 g，当归9 g，白芍12 g，熟地黄12 g，制何首乌9 g，菟丝子12 g，枸杞子12 g，鸡血藤12 g，桑葚9 g，木瓜9 g，补骨脂9 g，女贞子9 g，墨旱莲9 g。

【方解】方中熟地黄、白芍、当归、川芎养血活血；制何首乌、菟丝子、枸杞子、桑葚、女贞子、补骨脂、墨旱莲滋补肝肾，益精填髓；鸡血藤、防风、羌活活血祛风，又可引药上行，直达病所；木瓜散风通络。

三、雄激素性秃发的辨证论治

(一) 脾胃湿热证

【病因病机】多见于中年男性患者，饮食不节，恣食肥甘厚味，损伤脾胃，脾胃运化失职，水湿内聚，湿郁化热，致使湿热上蒸巅顶，侵袭发根，引起脱发。

【证候表现】素体肥胖，喜食辛辣刺激、肥甘厚腻之品或饮酒。头发稀疏，发质油腻；伴纳差，脘腹胀满，肢体困倦，大便溏泄不爽，舌质红，苔黄微腻，脉濡数。

【治法】清热健脾，除湿生发。

【方剂】除湿生发汤加减。

【药物组成】绵萆薢12 g，炒白术12 g，泽泻12 g，猪苓9 g，车前子

12 g，川芎 9 g，白鲜皮 12 g，桑葚 9 g，生地黄 9 g，熟地黄 9 g，侧柏叶 12 g，薏苡仁 15 g，甘草 6 g。

【方解】 方中以绵萆薢为君药祛风除湿；炒白术健脾利湿；泽泻、猪苓、车前子、薏苡仁利水渗湿；头发脱落多因血虚不能荣养肌肤而致，且肾之华在发，故以生地黄、熟地黄、桑葚滋阴养血，补益肾阴；川芎行一身之气助祛湿，白鲜皮清热除湿止痒，侧柏叶清热生发。诸药合用，标本同治。

（二）肝郁脾虚证

【病因病机】 情志不遂，郁怒伤肝，肝失条达，横乘脾土，气血失和，毛发失养所致脱发；或饮食不节、劳倦太过，损伤脾气，脾失健运，湿壅木郁，肝失疏泄，气机不畅，气滞血瘀而致发失所养。

【证候表现】 多见于中年女性患者，头发稀疏，发质细软，伴食少纳呆，脘腹胀闷，四肢倦怠，胸胁胀痛，月经失调，腹胀便溏，舌质淡红、舌体微胖或有齿痕，脉弦。

【治法】 疏肝健脾，养血生发。

【方剂】 逍遥散加减。

【药物组成】 柴胡 12 g，当归 12 g，川芎 9 g，茯苓 12 g，白术 12 g，白芍 12 g，山药 20 g，桑葚 12 g，陈皮 9 g，炙甘草 6 g。

【方解】 方中柴胡疏肝解郁，使肝气得以条达；当归、川芎养血活血；白芍养血敛阴，柔肝缓急；白术、茯苓健脾去湿；山药益气健脾；桑葚滋阴补血、乌发生发；炙甘草益气补中、缓肝之急。

（三）肝肾亏虚证

【病因病机】 发病日久或先天不足，肝肾亏虚，阴血不足，不能化生精血，毛根空虚，发无生长之源，毛发大量脱落或毛发生长困难。

【证候表现】 头发大量而均匀脱落，头发干枯、焦黄；伴头昏耳鸣，腰膝酸软，月经不调；舌质红，苔少或无，脉沉细。

【治法】 滋补肝肾，养血生发。

【方剂】 二至丸合知柏地黄丸加减。

【药物组成】 女贞子 12 g，墨旱莲 12 g，桑葚 12 g，山药 20 g，熟地黄 9 g，山萸肉 12 g，茯苓 12 g，泽泻 9 g，牡丹皮 9 g，黄柏 9 g，知母 9 g，黑芝麻 12 g，炙甘草 6 g。

【方解】方中女贞子、墨旱莲补养肝肾之阴,后者又兼凉血止血,二药合用补养肝肾而不滋腻;桑葚增益滋阴补血之功;熟地黄滋肾阴、益精髓;山萸肉滋肾益肝,山药滋肾补脾;泽泻泻肾降浊;牡丹皮泻肝火;茯苓淡渗脾湿,并助山药之健运;知母、黄柏清肾中伏火;甘草调和诸药。

(四) 脾肾阳虚证

【病因病机】久病或感受外邪耗损脾肾之阳气,致脾肾阳虚,气血生化不足,毛发失养,引起脱发。

【证候表现】发病日久,头发稀疏,伴面色苍白、怕冷、手脚冰凉、腰腹及胃脘冷痛,腹泻便溏,夜尿频,舌淡胖或边有齿痕,舌苔白,脉沉细无力。

【治法】温补脾肾,养血生发。

【方剂】真武汤加减。

【药物组成】附子 12 g,白芍 9 g,白术 9 g,干姜 12 g,茯苓 12 g,桂枝 9 g,山药 20 g,熟地黄 9 g,山萸肉 9 g,枸杞子 9 g,菟丝子 9 g,肉桂 9 g,当归 9 g,炙甘草 6 g。

【方解】方中附子、肉桂、菟丝子温肾助阳,以化气行水,兼暖脾土;山萸肉、山药、枸杞子滋补肝肾;茯苓、白术健脾燥湿;熟地黄滋补肾阴以助肾阳;干姜之温散,既助附子温阳散寒,又合苓术宣散水湿;白芍一者利小便以行水气,二者防止附子燥热伤阴,以利于久服缓治;桂枝温阳化气;当归养血活血;炙甘草调和诸药。

(五) 血虚风燥证

【病因病机】血虚生风化燥,毛发不得荣养,头发稀疏,干枯。

【证候表现】头发稀疏,干枯,头皮干燥鳞屑,瘙痒,伴面色无华,乏力、心悸,舌淡红,苔薄白,脉细。

【治法】养血祛风,滋补肝肾。

【方剂】四物生发汤(经验方)。

【药物组成】熟地黄 15 g,当归 9 g,白芍 9 g,川芎 9 g,女贞子 9 g,菟丝子 9 g,羌活 9 g,木瓜 9 g,天麻 9 g,山药 15 g,甘草 6 g。

【方解】方中当归、熟地黄养血活血;白芍养血兼滋阴;川芎活血通络;菟丝子、女贞子滋肝益肾;羌活、木瓜祛风止痒;天麻祛风通络,引药上行；山药健脾行气，助气血化生；甘草调和诸药。

四、中医外治

胡凤鸣教授治疗脱发的中医外治法内容丰富多彩，他常说："外治法不但是内治法的有效补充，更是与内治法并行的一种重要的治疗手段"。胡凤鸣教授强调治疗脱发类疾病与治疗其他皮肤病一样，必须学会"两条腿走路"，"一条腿"是内治，"一条腿"是外治，内外结合，其效弥彰。胡凤鸣教授治疗脱发疾病（斑秃、雄激素性秃发）的常用外治法分为药物、针灸和其他疗法三大类。药物外治法以中药外洗为主；针灸疗法包括梅花针、毫针针刺；其他疗法包括穴位注射、TDP神灯照射等。

（一）中药外洗

中药外洗常用药物为艾叶、皂角、侧柏叶、地肤子、薄荷、苦参、杭菊花等，或院内制剂十味参蛇洗剂（内含苦参、金银花、黄柏、千里光等），具有清热燥湿、解毒止痒功效，适用于雄激素性秃发伴或不伴头皮瘙痒、头皮脂溢性皮炎。治疗方法：每日1次，洗头皮约5分钟后用清水冲洗，把头发自然风干。

（二）梅花针叩刺法

常规消毒后用梅花针在脱发区局部、生发穴、大椎穴叩刺，以皮肤潮红或微微出血为度，每次叩刺约10分钟，具有活血通经、调和气血、促进毛发生长的功效。适用于各类斑秃、雄激素性秃发。治疗方法：通常每周1次，连续2~3个月为1个疗程。

（三）毫针针刺法

取主穴：阿是穴、百会、四神聪、风府、风池、生发穴（风府与风池连线中点）、神庭、头维、上星、足三里、三阴交、悬钟。血虚风燥者加足三里、血海；肝肾不足者加太溪、关元；气滞血瘀者加太冲、血海、内关；头晕者加上星、足三里；失眠者加神门、三阴交、安眠穴；腰酸耳鸣者加命门、太溪。功效：调整脏腑功能，促使气血流畅，使局部毛窍得以濡养，新发得以再生。治疗方法：每日1次，每次30分钟，连续10次为1个疗程。适用于斑秃、雄激素性秃发。

(四) 穴位注射法

药品：丹参注射液或维生素 B_{12} 注射液。操作方法：选取穴位后（双侧足三里），皮肤常规消毒，用 7 号注射器吸入药液（每穴以 0.5～1 mL 为宜），对准穴位后快速刺入皮下，然后缓慢行进至适当深度，做小幅提插，至"得气"时，回抽无血后，将药液注入。具有健脾益气，通经活络，化瘀生发之功。每周治疗 1 次，5～10 次为 1 个疗程。适用于斑秃、雄激素性秃发。

(五) TDP 神灯照射疗法

方法：梅花针叩刺治疗后用 TDP 神灯照射局部，每次 15 分钟左右，每周 1 次。具有温经通络、活血行气之功。适用于斑秃、雄激素性秃发。

为了达到更好的疗效，胡凤鸣教授治疗斑秃、雄激素性秃发的外治法常常与 TDP 神灯照射搭配运用，如梅花针叩刺与 TDP 神灯照射搭配，毫针针刺与 TDP 神灯照射搭配，中药外洗与梅花针叩刺、TDP 神灯照射、穴位注射搭配等。

五、预防及调摄

(一) 病情宣教

积极与患者沟通疾病发病原因、诊治疗程、预后等情况，提高患者对疾病的认识，改变患者不良生活习惯。

(二) 心理干预

与患者多沟通，缓解患者焦虑抑郁、急躁烦闷的心理状态，培养兴趣爱好，转移注意力，改善心理状态。

(三) 头皮管理

治疗前、治疗中要聚焦患者头皮环境，对于头皮出现脂溢性皮炎症状的情况，要积极治疗；同时嘱患者定期清洗头发，拒绝烫发、染发，以免损伤毛囊加重脱发。

（四）饮食调摄

对于辛辣刺激、肥甘厚腻、酒类等食物进行限制，均衡饮食；避免在运动健身后突然暴饮暴食。

六、病案举例

例1：患者，女，5岁。主诉：头发、眉毛脱落1年。现病史：1年前头发突然小片状脱落，渐加重波及全头、眉毛，无痒痛，外院卤米松乳膏封包及中药口服（具体方药不详）治疗，效果不佳。现症见：头部头发弥漫性脱落，脱发区触之光滑，少许白色头发残留，眉毛全部脱落，懒言乏力，纳差，二便可，舌淡红苔白，脉细弱。西医诊断：斑秃（重度）；中医诊断：油风。辨证：脾肾不足证。治法：益气健脾，补肾生发。方剂：六味地黄丸合四君子汤加减。药物组成：浮萍3g，蒲公英5g，熟地黄5g，牡丹皮5g，茯苓6g，党参6g，白术5g，山萸肉5g，泽泻5g，山药6g，白蒺藜5g，玄参5g，菟丝子5g，黄芪9g，甘草3g。其他治疗：外搽2%米诺地尔酊（院内制剂），每日2次；毫针针刺（百会、四神聪、上星、头维、后顶），每次留针30分钟，加照TDP神灯20分钟，每周1次。

二诊：用上药4周后，头部脱发处见较多白色毳毛新生，懒言乏力减轻，夜间易醒，时有磨牙，说梦话，二便可，舌淡红，苔薄白，脉沉细。去玄参，加百合5g，牡蛎5g（先煎）。其他治疗方案同前。

三诊：用上药4周后，头部脱发区见较多新生毳毛，部分白色头发变黑变粗，亦见新生眉毛，无明显懒言乏力，胃纳较前好转，夜眠改善，无磨牙、梦话，二便调，舌淡红，苔薄白，脉细。继续予上方用药4周。其他治疗同前。

四诊：头发基本长出，眉毛较前增多，自觉精力充沛，食欲佳，睡眠可，二便调，舌淡红，苔薄白，脉细。继续予以六味地黄丸、补中益气汤等。中药隔日1剂，毫针针刺、TDP神灯照射每2周1次。巩固治疗3个月，头发、眉毛大部分已长出，其余症状消失。就诊8个月后随访，无毛发脱落，脱发区新发全部生长，毛发粗壮润泽，整体头发较前浓密。

按语：本例为重度斑秃患儿。胡凤鸣教授认为儿童斑秃的中医病因病机主要与先天肾精不足，后天脾胃失养有关，较少与压力、情绪等有关，但重度斑秃长期不愈，常常给患儿带来压力，影响身心健康，甚至对患儿的学习、生活、交际均可造成不容低估的负面影响。治疗多从脾肾不足入手。该患儿发病日久，头发及眉毛基本脱落，此为肾精不足不能濡养毛发，而其懒言乏力、纳差则为脾虚之象，舌淡红、苔薄白、脉细弱均为脾肾两虚之征。证属脾肾不足，治疗上需益气健脾、补肾生发，故首诊方用六味地黄丸合四君子汤加减，使精血之源充足，枢纽通畅，毛发恢复正常生长。方药中浮萍、蒲公英为胡凤鸣教授常用生发专药，《神农本草经》中记载"浮萍，味辛，寒。主暴热身痒。下水气，胜酒，长须发，止消渴。久服轻身"。李时珍在《本草纲目》中记载"蒲公英，乌须发，壮筋骨"，现代研究证明蒲公英含有肌醇，可促进毛发生长，具有良好生发作用。胡凤鸣教授强调，儿童斑秃临床上当注意补肾与健脾的关系，补肾之品难免滋腻碍脾，应配合适量健脾之味如茯苓、白术等以助脾胃运化功能，使补而不腻，轴动则轮转，疗效方可显现。此例患儿，外治方面采用外涂 2% 米诺地尔酊联合毫针针刺、局部 TDP 神灯照射治疗，温通经络，运行气血，改善脱发区血液循环，毛发得以濡养，进一步促进毛发生成，经上述内外综合疗法治疗后患儿重症斑秃明显好转（图1）。

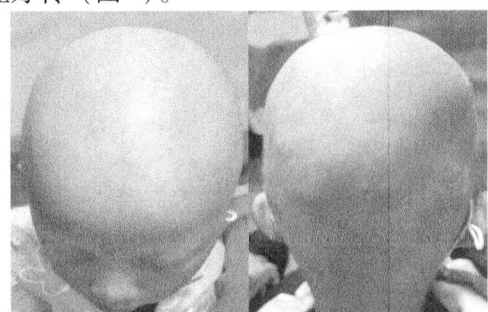 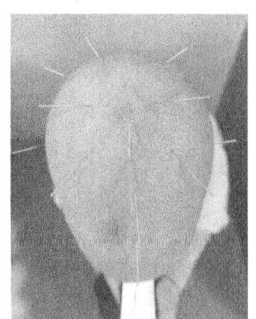

治疗前　　　　　　　　　治疗中

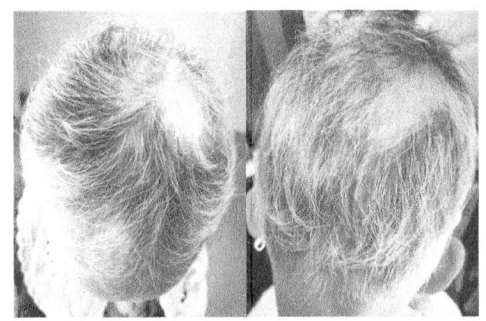

治疗后

图1　患儿治疗前、治疗中、治疗后头发生长情况

脱 发

例2：患者，男，37岁。主诉：额顶部头发逐渐减少伴皮脂溢出3年。现病史：3年前额顶部开始出现脱发，伴皮脂分泌过多，近1年常熬夜，吃烧烤、辛辣食物，喝啤酒较频繁，脱发症状渐加重，头皮瘙痒。现症见：头油多，额顶部头发稀疏，前发际线后移，拉发试验阳性。口干口苦，偶心烦，纳可，睡眠欠佳、多梦，大便干，小便黄，舌红，苔黄稍腻，脉细数。西医诊断：雄激素性秃发（男性型脱发）；中医诊断：发蛀脱发。辨证：肝肾亏虚兼湿热证。方剂：二至丸合知柏地黄丸加减。药物组成：女贞子12 g，墨旱莲12 g，山药20 g，熟地黄9 g，山萸肉12 g，茯苓12 g，泽泻9 g，牡丹皮9 g，黄柏9 g，知母9 g，侧柏叶9 g，甘草6 g。其他治疗：十味参蛇洗剂（院内制剂）每晚洗头，2%米诺地尔酊（院内制剂）外擦，每日2次；梅花针叩刺加TDP神灯照射脱发区，维生素B_{12}注射液穴位注射双足三里，每周1次。嘱患者饮食清淡、勿熬夜、畅情志。

二诊：服药4周后，额角、前顶部头发稀疏，头皮瘙痒、油腻感、口干口苦及心烦症状减轻，纳可，睡眠改善，大便偏干，小便调，舌红，苔薄黄，脉细。上方去知母、黄柏，加浮萍6 g，桑葚9 g，菟丝子9 g。其他治疗不变。

三诊：服药4周后，脱发及头油减少，头皮无瘙痒，无心烦及口干口苦，纳可，睡眠欠佳，二便正常，舌红，苔薄白，脉细。上方去侧柏叶，加五味子9 g，牡蛎20 g。其他治疗不变。

四诊：服药4周后，额顶部脱发区有少许细小毳毛长出，头发干爽，纳可眠安，二便正常，舌淡红，苔薄白，脉细。守上方继续服用4周。停用十味参蛇洗剂。其他治疗维持不变。

五诊：服药4周后，额顶部脱发区可见新生细软毛发，无明显脱发，头发干爽，纳眠正常，二便调，舌稍红，苔薄白，脉细。予二至丸、知柏地黄丸等中成药内服。继续外用2%米诺地尔酊维持治疗。定期复诊。

按语：雄激素性秃发的病因及发病机制尚未完全阐明，由于个体差异如年龄、脱发严重程度、基础疾病、体质因素等，为达到满意的效果，胡凤鸣教授多主张内外结合治疗。本案患者由于长期熬夜、睡眠不足、作息不规律等，久之肝肾亏损，精血不足，毛发生长无源，毛根空虚而发落。《内经》云"阳气者，烦劳则张"，故患者相火浮亢，灼伤阴液，表现为大便干，舌红，脉细数；精血亏损不能制阳，相火上熏头面，故见额顶部头发脱落，头皮油腻、瘙痒、心烦、口干、眠差、苔黄等，证属肝肾不足，相火过旺，夹湿上熏头部。胡凤鸣教授认为江西地区不少像本案患者一样表现为肝肾精血不足，同时由于地域、饮食特点容易导致阴虚湿恋化热的病机特点，治疗上既要注重滋补肝肾以养阴，又要兼顾清热祛湿，因此选用二至丸合知柏地黄丸加减。方中女贞子、墨旱莲既补益肝肾之阴又清热凉血，滋而不腻，为平补之剂。《本草备要》谓女贞子能"补肝肾，安五脏，强腰膝，明耳目，乌须发"，《本草纲目》谓墨旱莲能"乌髭发，益肾阴"，二药同用平补肝肾之阴，配合知柏地黄丸滋肾益肝补脾、祛湿清热兼具，有研究发现知柏地黄丸有抗雄激素样作用。对于油脂分泌旺盛的患者，胡凤鸣教授多予侧柏叶清利湿热，西医研究证明其有抑制皮脂腺分泌的作用。该患者治疗后脱发减少，头皮油腻、瘙痒减轻，心烦、口干及便干等症状改善，为肝肾精血得滋，相火已降之象，故可去黄柏、知母、侧柏叶等清热泻火凉血之品，加浮萍、桑葚、菟丝子养血荣发，加速头发长出。《滇南本草》中记载桑葚"益肾而固精，久服黑发明目"。《神农本草经》中记载"浮萍，长须发，止消渴。久服轻身"。另有研究证明菟丝子中的黄酮类提取物具有雌激素样活性。五味子宁心安神，现代药理研究发现其果实的提取物中含有抑制 5α-还原酶的成分。十味参蛇洗剂（内含苦参、金银花、黄柏、千里光等）为头皮合并脂溢性皮炎、头发油腻、头皮瘙痒者而设。由于毛囊为不可再生资源，为了尽快控制病情发展，胡凤鸣教授常常联合使用米诺地尔酊、梅花针、TDP 神灯照射脱发区，以及维生素 B_{12} 注射液穴位注射双侧足三里，其效颇为显著。梅花针叩刺和 TDP 神灯照射疗法可疏通经络，运行气血，改善脱发区血液循环，并能刺激毛囊，兴奋毛发生长点，有促进生发之效；双侧足三里穴位注射疗法可健运脾胃，益气血生化之源，使气血充盛，经络通畅，毛发得以濡养。通过上述内外结合治疗后，患者脱发得以控制，疗效明显（图2）。

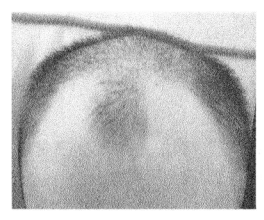 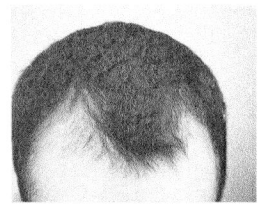

治疗前　　　　治疗后

图2　患者治疗前、治疗后头发生长情况

（胡凤鸣　王　楷）

华中地区

刘爱民内外兼顾综合治疗脱发

刘爱民,河南省中医院皮肤科主要创始人,原皮肤科主任,二级主任中医师,教授,医学博士,博士研究生导师,河南中医药大学皮肤性病研究所所长,第七批全国老中医药专家学术经验继承工作指导老师,河南省名中医,日本九州国际大学皮肤科高级访问学者,兼任中华中医药学会皮肤科分会常务委员、河南省中医药学会皮肤科分会主任委员、中国民族医药学会皮肤科分会副会长、顾问等。从事中医临床与教学科研40余年,对各类皮肤病尤其是慢性荨麻疹、银屑病、湿疹、痤疮、脱发等顽固难治性皮肤病的辨证治疗有着独到的见解和丰富的经验。针对脱发,刘爱民教授进行了一系列研究,从证候调查到临床治疗,辨证内服结合外治,理法方药均有一定特色,临床取得较好疗效。

一、内治

(一)发蛀脱发

雄激素性秃发,多与遗传有关,治疗困难。本科教材没有论述本病。中医治疗有其优势和特色,但其病因病机比较复杂,论治思路与方药见仁见智。刘爱民教授基于临床客观表现,指导多届研究生进行了较大样本的临床证候调查,结合临床实际,将该病分为湿热蕴蒸证、血热风燥证、肝经郁热证、阳弱湿蕴证、气血两虚证、肾虚精亏证六大证型进行辨证治疗。

1. 湿热蕴蒸证

【症候表现】头顶毛发稀少,头皮油腻、痒或潮红,可伴散在小丘疹,脘腹胀闷,便溏不爽,舌质红,苔黄腻或白腻,脉滑数。

【治法】燥湿健脾,凉血清热,生发护发。

【方剂】除湿生发汤加减。

【药物组成】生桑皮15 g,苍术15 g,生薏苡仁20 g,茯苓20 g,陈皮9 g,黄柏10 g,墨旱莲15 g,桑葚15 g,通草9 g。

【方解】苍术、生薏苡仁、茯苓燥湿利湿;生桑皮甘寒清肺,肃肺行水,除上蒸湿热;陈皮行气理中;黄柏苦寒燥湿,坚阴固发;墨旱莲、桑葚滋阴凉血,滋养肝肾;通草淡渗利湿。

【加减应用】烦躁易怒者加醋柴胡;湿热日久,气血瘀结者加丹参、全蝎。

2. 血热风燥证

【症候表现】本证相当于干性雄激素性秃发,多伴糠秕状头屑,头皮瘙痒,自觉头部烘热,头发干燥,呈缓慢逐步脱落,脱发区以头顶脱落明显,心烦急躁,舌质红,苔薄,脉弦数有力。

【治法】凉血祛风,养阴护发。

【方剂】凉血生发汤加减。

【药物组成】桑叶10 g,墨旱莲15 g,侧柏叶15 g,生地黄10 g,白芍18 g,桑葚15 g,制何首乌15 g,白鲜皮15 g。

【方解】桑叶辛凉,散肺肝二经风热,止痒生发;墨旱莲、侧柏叶、生地黄、白芍、桑葚、制何首乌等凉血滋阴,补肝肾生发;白鲜皮苦寒,除肌表湿热。全方凉血祛风,滋阴养肝,止痒生发。

【加减应用】瘙痒明显者加当归、鸡血藤、白芍,夜寐差者加酸枣仁。

3. 肝经郁热证

【症候表现】多见于青壮年人群和中年女性,发病前患者常有工作学习压力大,急躁易怒,或长期精神抑郁史,胁痛,口干口苦,失眠多梦,舌质红,苔薄腻或黄,脉弦。

【治法】疏肝解郁,清热生发。

【方剂】解郁生发汤加减。

【药物组成】牡丹皮12 g,栀子12 g,柴胡12 g,白芍15 g,薄荷9 g(后下),桑葚15 g,墨旱莲15 g,苍术10 g,茯苓20 g,陈皮9 g,甘草6 g。

【方解】本方由丹栀逍遥散加减而成,丹栀逍遥散疏肝清热、健脾除湿,加桑葚、墨旱莲养肝生发。

【加减应用】口苦明显者加龙胆草，头皮油腻出油多者加茵陈、栀子、山楂。

4. 阳弱湿蕴证

【症候表现】形丰体胖，懒于锻炼，纳食如常，大便溏或正常，舌淡胖，苔薄白腻，脉如常或濡。

【治法】通阳除湿，补肾生发。

【方剂】五苓散加味。

【药物组成】桂枝10 g，茯苓20 g，炒白术10 g，陈皮9 g，猪苓15 g，泽泻10 g，制何首乌15 g，枸杞子20 g。

【方解】桂枝温阳通阳，气化水湿；白术、陈皮健脾除湿；茯苓、猪苓、泽泻利水渗湿；何首乌、枸杞子补肾生发。

【加减应用】肝郁者加柴胡、川芎，脾阳不足者加附子、干姜。

5. 气血两虚证

【症候表现】多见于病后或产后脱发，脱发渐进性加重且脱发范围呈弥漫性扩大，多伴神疲乏力、面黄少华、头晕眼花、心悸气短、失眠多梦等症状，舌淡，苔薄白，脉细弱。

【治法】益气养血，固发生发。

【方剂】圣愈汤合神应养真丹加减。

【药物组成】黄芪20 g，当归12 g，白芍15 g，川芎12 g，熟地黄15 g，制何首乌15 g，大枣15 g，菟丝子15 g，羌活6 g。

【方解】方中圣愈汤补气养血，制何首乌、菟丝子补肝肾，大枣补血健脾，羌活祛风止痒。全方补气养血，养肝补肾。

【加减应用】手足不温，自汗者加桂枝、附子；少寐多梦者，加炒枣仁。

6. 肾虚精亏证

【症候表现】本证患者年龄多在40岁以上或为久病体虚之人，多伴头昏、失眠、耳鸣、目眩、腰膝酸软，舌质淡，苔薄，脉沉细。

【治法】滋补肝肾，填精生发。

【方剂】七宝美髯丹加减。

【药物组成】黄芪20 g，菟丝子15 g，山茱萸15 g，黄精20 g，覆盆子15 g，桑葚15 g，制何首乌15 g，茯苓20 g，陈皮9 g，大枣15 g。

【方解】黄芪、大枣益气温阳补血，菟丝子、山茱萸、黄精、覆盆子、桑葚、制何首乌滋补肝肾、乌发生发，茯苓、陈皮清热除湿健脾。

【加减应用】 偏脾阳虚者加干姜、附子、桂枝，偏肾阳虚者加淫羊藿、巴戟天。

（二）斑秃

刘爱民教授认为本病病因病机复杂，血热、血虚、肝郁、血瘀、脾虚、气虚、肝肾亏虚等都可导致本病的发生。辨证论治主要围绕影响毛发生长的所有因素全面搜集四诊信息，斑秃因病程的长短、年龄阶段的不同、诱发因素的不同，其病因病机皆存在差异。如儿童斑秃多因先天脾肾不足或后天脾胃虚弱、饮食积滞，导致毛发失其充养；青中年学习、生活压力较大，肝失疏泄，化生瘀热，瘀阻毛窍；老年患者多为肝肾亏虚，气血不足，毛发失养所致。脱发的部位也反映着病因病机，脱发在两侧者多与肝经有关，脱发位于项后者多与太阳经有关，脱发位于巅顶者多与阳明经有关。脱发部位有较明显的经络分布之时，治疗应不忘加引经药，正如尤在泾所言："兵无向导则不达贼境，药无引使则不通病所"。如脱发区多发于太阳经则用羌活之类，多发于巅顶者可加用藁本，多发于阳明经者加以白芷，多发于肝经者柴胡必不可少。湿邪也最易与热邪相合，湿热阻滞毛窍也是导致斑秃的重要原因之一，然湿邪与脾虚关系最为密切，因此在辨治时应注意除湿不忘健脾之法。刘爱民教授常将本病分为脾肾不足证、血热风燥证、肝郁血瘀证、血虚风燥证、肝肾不足证五大证型进行辨证治疗，分述如下。

1. 脾肾不足证

【症候表现】 多见于婴儿和儿童，局限性斑状脱发或全秃、普秃，病程较长，或反复发作，伴有纳少，面黄形瘦，舌淡红，苔薄白，脉细弱。

【治法】 健脾补肾，养血生发。

【方剂】 参苓白术散合神应养真丹加减。

【药物组成】 黄芪12 g，党参9 g，炒白术9 g，山药15 g，茯苓15 g，陈皮9 g，炒扁豆12 g，炒鸡内金6 g，菟丝子15 g，制何首乌12 g，枸杞子12 g。

【方解】 方中党参、黄芪、茯苓、炒白术、山药、炒扁豆、陈皮补中益气，健脾助运；枸杞子、菟丝子、制何首乌补肝肾精血。全方脾肾同补，生发养发。

【加减应用】 若舌苔厚浊，积食明显者，加焦山楂、炒枳壳、炒麦芽、麦芽消导助运。

2. 血热风燥证

【症候表现】 多见于婴儿、儿童或青年人，头发突然成片脱落，伴脱发区头皮淡红而痒，心烦急躁，舌质红，苔薄，脉弦。

【治法】 凉血息风，养阴护发。

【方剂】 凉血四物汤合二至丸加减。

【药物组成】 桑叶10 g，侧柏叶15 g，生地黄15 g，墨旱莲20 g，制何首乌20 g，赤芍15 g，牡丹皮15 g，栀子15 g，桑葚15 g。

【方解】 方中桑叶、侧柏叶、生地黄疏风清热，赤芍、牡丹皮、栀子凉血护发，墨旱莲、制何首乌、桑葚滋阴补肾。

【加减应用】 湿重者，加茯苓、生薏苡仁、苍术等；血虚者加当归、白芍等；气虚者加黄芪、西洋参等；头皮瘙痒重者则加白蒺藜、地骨皮。

3. 肝郁血瘀证

【症候表现】 多见于青壮年人群。脱发区多分布于头皮两侧，病情发展较快，严重时出现眉毛、腋毛和阴毛等的脱落。发病前患者常有工作学习压力大，或精神抑郁史。伴有头皮疼痛，心情紧张，少寐多梦。舌质淡红或有瘀斑，苔薄，脉沉弦。

【治法】 疏肝活血，养血生发。

【方剂】 逍遥散合通窍活血汤加减。

【药物组成】 柴胡15 g，白芍15 g，川芎12 g，桃仁10 g，红花10 g，白芷10 g，制何首乌15 g，枸杞子15 g，桑葚15 g。黄酒煎服或服药后饮加热的黄酒50 mL。

【方解】 方中柴胡、白芍疏肝解郁，川芎、桃仁、红花活血化瘀，制何首乌、枸杞子、桑葚补肾生发，白芷宣发毛窍，黄酒温经通窍。全方共奏疏肝活血、养血生发之功。

【加减应用】 若湿重加生薏苡仁、苍术等，热者加栀子、黄芩、生桑皮等，脾虚者加茯苓、陈皮等。

4. 血虚风燥证

【症候表现】 多见于久病或产后脱发，脱发渐进性加重，范围由小到大，严重时会出现眉毛等脱落，形成全秃或普秃。伴有神疲乏力、面黄少华、头晕眼花、心悸气短、失眠多梦等，舌淡，苔薄白，脉细弱。

【治法】 养血息风，固发生发。

【方剂】神应养真丹加减。

【药物组成】黄芪 20 g，当归 15 g，川芎 10 g，熟地黄 20 g，白芍 18 g，制何首乌 15 g，大枣 15 g，羌活 6 g，桑葚 18 g，菟丝子 20 g。

【方解】方中黄芪、当归、川芎、熟地黄、白芍补气养血生发，制何首乌、大枣、桑葚、菟丝子固发止脱，羌活引药上行。诸药合用，共奏固发生发之功。

【加减应用】气虚者，加黄芪、人参；气滞者，加郁金、柴胡、陈皮；肝肾亏虚者，加山茱萸、黑芝麻。

【按语】《外科正宗》载："油风乃血虚不能随气荣养肌肤，故毛发根空，脱落成片，皮肤光亮，痒如虫行，此皆风热乘虚攻注而然"，说明头皮空虚，外风乘虚攻注，使之发根空松，失其濡养，则出现脱发。风邪之所以得以入侵，实与头皮肌肤失于血之濡养有关，故当治风与治血并举。

5. 肝肾不足证

【症候表现】患者年龄多为 40 岁以上或久病人群，脱发常呈大片状，严重时发展为全秃或普秃，或有脱发家族史。多伴头昏、失眠、耳鸣、目眩、腰膝酸软等症状。舌质淡，苔薄，脉沉细等。

【治法】滋补肝肾，填精生发。

【方剂】七宝美髯丹加减。

【药物组成】黄芪 20 g，菟丝子 20 g，山萸肉 15 g，补骨脂 12 g，桑葚 15 g，制何首乌 20 g，茯苓 20 g，当归 15 g，陈皮 9 g，大枣 15 g。

【方解】方中菟丝子、山萸肉、补骨脂、桑葚、制何首乌补肝肾，当归养血活血，茯苓、陈皮、大枣健脾以助后天之本。

【加减应用】偏阳虚者加巴戟天、沙苑子，偏阴虚者加女贞子、墨旱莲，兼有气虚者加黄芪，血瘀者加红花、丹参等，失眠多梦者加夜交藤、酸枣仁等。

以上是常见的中医证候和治疗方法，临床时还有不少其他证候，需要认真四诊和辨证。各证候经常相互兼夹，单一证候者并不多见。

二、外治——脱发综合治疗

脱发综合治疗是刘爱民教授采纳广东省中医院皮肤科的脱发疗法并加以改进而成，包括梅花针叩刺、光子生发仪或 TDP 神灯照射、中药注射液穴位注射和除脂生发酊外搽，具有疏通气血、补益通窍生发之功。刘爱民教授

脱　发

基本都是在辨证内服中药的同时，配合脱发综合治疗，二者相得益彰，协同增效。

（一）梅花针叩刺

75%乙醇常规消毒秃发区后，用梅花针轻巧而均匀地叩刺皮损区。根据秃发区局部的皮肤变化情况，灵活选择弹刺手法，头皮微红、轻度肿胀的脱发区采用轻叩手法；头皮无明显变化者采用中等刺激量叩刺，以局部头皮潮红充血为度；头皮凹陷，表面苍白光亮者，用重手法叩刺至少量渗血，每区3~5分钟。每周1次，同时配合内服中药、穴位注射、光子生发仪照射等，既调理全身，又疏通局部气血，促进毛发新生。

（二）光子生发仪或TDP神灯照射

患者正坐，佩戴专用防护镜，将光子生发仪头罩罩在头部上半部，打开光子生发仪，红光照射10~20分钟；或TDP神灯预热后照射患处，距离20~30 cm或以患者自我感觉舒适为准，每次15~20分钟。每周1次。

（三）穴位注射

薄芝注射液，或根据证型选择黄芪注射液（适合气虚者）、当归注射液（适合血虚者）、丹参注射液（适合血热者），双侧足三里和三阴交穴轮流注射，每穴1 mL。每周1次。

（四）酊剂外擦

酊剂具有扩张毛细血管，促进药物吸收的作用。

1. 养血生发酊

红花50 g，桂枝50 g，干姜100 g，制何首乌100 g，当归100 g，赤芍100 g，加入75%乙醇5000 mL浸泡10天。用法：取浸出液，外涂脱发处，每日2次，直至毛发长出。

2. 祛脂生发酊

大黄80 g，土茯苓100 g，侧柏叶100 g，透骨草50 g，丹参100 g，加入75%乙醇4500 mL，浸泡10天。用法：取浸出液，外涂脱发处，每日2次，直至毛发长出。

综上，刘爱民教授治疗脱发，辨证精细，治病求本，强调内外兼治，在辨证内服中药的同时，配合颇具特色的外用药，在长期的临床应用中获得满意疗效。临证还强调将经络辨证、皮损辨证与整体辨证相结合，才能明确本病复杂病因病机与皮损之间的联系，进而正确遣方用药。他认为，本病发病缓慢，因而治疗周期必然较长，接诊时应告知患者本病的治疗难度和疗程，坚持就诊才能达到满意的疗效。此外，基于长期临床研究，他发现本病患者年龄越年轻，治疗效果越好，若年龄超过50岁，则疗效大多较差。

三、头发的健康管理

（一）精神愉悦

保持平和乐观的良好心态，特别是注意减轻精神负担与心理压力，尽量远离一切不良精神刺激，及时宣泄不良情绪，避免焦虑、紧张、过度思虑，保持精神愉悦，这是防止与减少脱发的重要保证。

（二）头发洗护

健康的头皮和毛发喜欢弱酸的环境，生活中购买洗发水，可查看瓶子后面的酸碱度说明，建议选择 pH 在 6~7 的产品，可以很好地保持头皮的水油平衡，保护毛发表面的鳞片。另外，搭配正规的护发素、护发精油等养护头发产品，可以为头发多添一层"保护罩"。油脂过多可选择控油效果比较好的洗发水，如有头皮瘙痒可配合含二硫化硒或酮康唑成分的洗发水或外用药物进行护理。

（三）生活规律

生活没有规律，过度劳累，患有消化不良、便秘等，也是引发脱发的重要原因，所以这类人群应积极恢复并保持规律的生活，三餐定时、按时睡眠，防止过度疲劳，并预防便秘，这对预防与减少脱发的发生有重要意义。

四、病案举例

例1：患者，男，24岁。2年来脱发增多，近2个月症状加重，渐至头顶、额角头发稀少，间断治疗。现症见：头油多，头屑少，饮酒多，熬夜多，纳可，眠一般，口干，脾气急，大便黏，小便正常，舌体胖大，舌尖红，苔薄白腻，脉可。西医诊断：雄激素性秃发；中医诊断：发蛀脱发。辨

脱 发

证：湿热蕴蒸证。治宜清热利湿。药物组成：生桑皮20 g，炒栀子12 g，云苓30 g，陈皮9 g，丹参30 g，生薏苡仁30 g，制何首乌15 g，桑葚15 g，全蝎6 g，白鲜皮15 g，泽泻15 g，白芷10 g。50剂，水煎，分2次温服。外搽生发酊，每日2次。

二诊：脱发基本止，双额角密集黑色毳毛生长，舌红，苔薄腻，脉左细弦，右可。药物组成：生桑皮15 g，云苓20 g，生薏苡仁30 g，川厚朴10 g，醋柴胡12 g，丹参30 g，栀子12 g，白芍15 g，生地黄15 g，通草9 g，制何首乌15 g。30剂，水煎，分2次温服。

三诊：药后脱发区新发明显生长，原方加减间断服用半年余，毛发恢复正常。

按语：本例患者前额发际明显后移，根据头油多，嗜酒，大便黏，舌胖尖红苔腻，辨证为湿热蕴蒸，采用清热利湿、肃肺健脾、养血通络法，首诊以炒栀子、云苓、生薏苡仁、泽泻、白鲜皮除湿清热；生桑皮泻肺肃肺，清水之上源；丹参、全蝎凉血通络；白芷辛散开结，促使毛发气血贯通；制何首乌、桑葚滋肾养血生发。二诊时患者脱发基本止，双额角密集黑色毳毛生长，舌红，苔薄腻，脉左细弦，右可，为肝郁湿热之证，原方加醋柴胡疏肝解郁。治疗至2个月时，新发明显生长，达到显效。后按此方随证加减，间断服用半年余，毛发恢复正常而愈。结合经络辨证发现，本例头前至头顶、额角脱发，属于阳明和少阳病变，除除湿健脾外，使用引经药物显著提高疗效。随着社会工作生活的压力增大，本病在青年患者中的发病率不断增加，刘爱民教授认为肝郁对本病的发生发展具有重要作用，因此，常采用疏肝解郁法。通过皮损经络辨证、皮损辨证及整体辨证结合明晰复杂的病因病机和皮损与整体的联系，再进行正确的遣方用药，才能获得良好疗效。此外基于长期和丰富的临床经验及信心，长期坚定不移守法守方也是本例患者取得良效的关键。

例2：患者，男，28岁。前额及头顶头发渐渐脱落1年，偶有头皮瘙痒，未予治疗。现症见：头顶发量减少，头油不多，头屑较多，平素加班熬夜较多，生活不规律，大便黏，小便正常，舌尖红苔薄黄，脉弦数。西医诊断：雄激素性秃发；中医诊断：发蛀脱发。辨证：血热风燥证。治宜凉血祛风，养阴生发。药物组成：桑叶15 g，墨旱莲15 g，侧柏叶15 g，生地黄10 g，牡丹皮10 g，赤芍10 g，桑葚15 g，制何首乌15 g，黄连3 g，夜交藤15 g，茯苓20 g，陈皮9 g。30剂，水煎，分2次温服。生发酊外搽，每日2次。

二诊：脱发渐止，头屑减少，舌红苔薄腻，脉左细弦，右可。基础方去牡丹皮、赤芍继续服用3个月，新发生长，头皮屑消失。

按语：患者长期生活不规律，且工作压力较大，导致气郁化火，火热内生，干扰血分，血分热盛，生风化燥，导致脱发；血热肌肤失养，故头屑增多，结合患者舌脉象，辨证为血热风燥证。首诊方中桑叶散肺、肝二经风热，除湿热；生地黄、赤芍、牡丹皮凉血清热；制何首乌、墨旱莲、侧柏叶、桑葚凉血滋阴，补肾生发；黄连清心除热；茯苓、陈皮除湿健脾；夜交藤安神，改善睡眠。共治疗4月余，自觉症状消失，新发生长。

例3：患者，男，25岁。6年来头顶毛发逐渐稀少。现症见：头发稀疏，以顶部为主，头油多，夜间加班多，饮食如常，口黏多饮，二便调，睡眠正常，舌淡苔薄白腻，脉沉。西医诊断：雄激素性秃发；中医诊断：发蛀脱发。辨证：阳弱湿蕴证。治宜通阳除湿，补肾生发。方用五苓散加味。药物组成：桂枝9 g，苍术15 g，茯苓30 g，陈皮9 g，泽泻12 g，猪苓12 g，制何首乌15 g，枸杞子15 g，益母草15 g，甘草6 g，柴胡10 g。30剂，水煎，分2次温服。米诺地尔酊、祛脂生发酊，外搽，每日2次。脱发综合治疗，每周1次。

二诊：脱发减少，头前发际毳毛密集生长。舌淡苔薄白腻，脉沉。原方去益母草，桂枝增为12 g，60剂，水煎，分2次温服。

三诊：上方加减服用共170剂，间断治疗10个月，脱发止，毛发较前明显密集，基本恢复正常，头皮淡红斑，痒，有少许红丘疹，舌淡苔薄白，脉沉。予苍术15 g，生薏苡仁30 g，陈皮9 g，连翘15 g，蒲公英30 g，制何首乌15 g，枸杞子15 g，苦参9 g，当归15 g，甘草6 g。21剂，水煎服，药后瘙痒消失，脱发恢复正常。

按语：本例患者头油多，口黏多饮，舌淡苔薄白腻，一派阳弱湿蕴之象。乃阳虚水湿不化，内蕴上渍发根，导致毛发脱落。患者头油多，为水湿上犯，浸渍发根；口黏多饮，是阳气不足，无以化湿，津液不能上承于口。以桂枝温阳化气，茯苓、猪苓、泽泻利水渗湿，苍术、陈皮燥湿健脾。患者平素熬夜多，耗伤肝肾之阴，肝肾同源，故加枸杞子、制何首乌滋肾乌发；当下患者多精神压力大，肝气常郁结，加柴胡疏肝行气；益母草活血利湿；甘草调和诸药，共奏通阳除湿、补肾生发之功。此外，基于精准辨证坚持长期守方也是本例患者取得良效的关键，根据患者兼证加减用药，即使间断停药，毛发恢复也较好。三诊时患者头皮红斑、丘疹，伴痒，为湿热蕴蒸，以苍术、生薏苡仁、陈皮祛湿，连翘、蒲公英清热解毒散结，苦参燥湿止痒，当归活血祛瘀，制何首乌、枸杞子滋补肝肾，甘草清热解毒兼调和诸药。本病的外治法也很重要，脱发综合治疗，集光子生发、梅花针、中药穴位注射为一体，每周1次，也有较好的辅助生发效果。

例4：患者，男，43岁，2009年2月23日就诊。3个月前出现斑片状脱发，在郑州大学某附院治疗未效。现枕部见2片脱发区，分别为5分硬币及1分硬币大小，拉发试验阳性，面黄少华，乏力，健忘，失眠多梦，舌淡苔薄白，脉细稍弦。西医诊断：斑秃；中医诊断：鬼剃头。辨证：血虚风燥证。治法：养血生发。药物组成：熟地黄30 g，制何首乌20 g，黄精20 g，白芍18 g，桑叶10 g，当归15 g，丹参20 g，桑葚18 g，大枣5枚。水煎服。连续治疗2个月，头发完全恢复。

按语：患者血气衰弱，经脉虚竭，不能荣润，故须发脱落。治疗上以养血生发为法，药物组成以熟地黄、制何首乌、当归、白芍等养血药物为主，发为血之余，血脉充盈则毛发自生，故守方两个月后病情完全恢复。

例5：患者，女，47岁，2008年4月10日就诊。8年来反复出现斑片状脱发，此起彼伏，现枕部头顶见大小不等斑片状脱发，拉发试验阴性，眠欠佳，月经不调，舌淡，苔薄白，脉右弱，左沉稍弱。西医诊断：斑秃；中医诊断：鬼剃头。辨证：肝肾不足证。治法：补肝肾，生毛发。药物组成：黄精20 g，菟丝子30 g，山萸肉15 g，茯苓20 g，覆盆子12 g，炒酸枣仁18 g，桑葚15 g，陈皮9 g，大枣8枚，丹参15 g，制何首乌20 g。水煎服。连续治疗2个月，脱发区毳毛生长，但生长不良，眠好转。治疗4个月后，脱发呈圈状新生，毳毛稀疏，继续加减治疗3个月后，毛发基本恢复正常。

按语：肝藏血，发为血之余，肾藏精，其华在发，精血同源。肝肾不足，精不化血，血液生化不足，血虚不能濡养肌肤，发失所养而脱落。肝肾精血不足，阴阳失和是本例病机，治疗应重视滋补肝肾，切中病机后，守方尤为重要，要有医者辨证的自信，根据患者病情，制定详细方案，守方更方不离病机，方能最终痊愈。

（刘爱民　陆玲玲）

徐宜厚从气血、湿热论治脱发

徐宜厚，全国著名的中医皮肤科专家，第二批全国老中医药专家学术经验继承工作指导老师，湖北中医大师，享受国务院政府特殊津贴专家，师从武汉名医单苍桂、北京名医赵炳南教授，在长达50余年的中医皮肤科临床实践及教学中，徐宜厚教授博览群书、善于思考、勤于总结，对常见性、顽固性皮肤病积累了丰富的经验，徐宜厚教授认为毛发为血之余，对脱发的病因病机，徐宜厚教授总结了10个方面。对于脂溢性脱发，从湿热、血热论治，对女性脂溢性脱发患者，在湿热和血热论治的基础上，注重调摄冲任、分期论治。

一、病因病机

明代《医述》云："人身毫毛皆微而发独盛者，何也？百脉会于百会，血气上行而为之生发也。"周身毫毛皆由气血化生，与冲任关系密切；毛发的色泽与荣枯，常能窥测气血的盛衰；毛发荣润是太阳、少阳、阳明多血的缘故，反之，毛发的稀少或缺无则是上述三经气血皆少，或气血不平衡（血多气少或血少气多）的结果。综合历代文献，徐宜厚教授将脱发的病因归纳为以下10个方面。

（一）肾虚说

此说倡于《黄帝内经》。《素问·上古天真论》说："女子七岁，肾气盛，齿更发长……五七，阳明脉衰，面始焦，发始堕……丈夫八岁，肾气实，发长齿更……五八，肾气衰，发堕齿槁……"肾藏五脏六腑之精华，精虚不能化生阴血，致使毛发生化少源，故证见脱发或过早花白。

（二）肺损说

张仲景说："肺主皮毛，肺败则皮毛先绝。可知周身皮毛，皆肺主之。察其，毛色枯润，可以觇肺之病。"肺位最高，为脏之华盖，主一身之气。肺气旺能助津液营血的宣发敷布，内以养脏腑；外以营肌肤皮毛，润孔窍。

肺气虚则变生诸证，其中毛发花白和枯焦，就是最常见的症状之一。

（三）血瘀说

清代《血证论·瘀血》说："凡系离经之血，与养荣周身之血已睽绝而不合……瘀血在上焦，或发脱不生。"《医林改错》更是明确指出："头发脱落，各医书皆言伤血，不知皮里肉外血瘀，阻塞血路，新血不能养发，故发脱落。"血瘀毛窍，经气不宣，新血难以灌注于发根而失其濡养，故而迅即出现大面积的脱发。

（四）血热说

《儒门事亲》说："年少发早白落，或白屑者，此血热太过也。世俗只知发者血之余，血衰故耳。岂知血热而寒发反不茂。肝者，木也。火多水少，木反不荣；火至于顶，炎上之甚也。热病汗后……发多脱落，岂有寒耶？"血为水谷精微所化，以奉养周身。若过食辛热、炙煿之味，或者情志抑郁化火，或者少年气血方刚，肝木化火皆能暗耗阴血，或者血热生风，风热随气上窜于巅顶，毛根得不到阴血的滋养，头发则会突然脱落或焦黄，或早白等。

（五）失精说

《金匮要略》说："失精家，少腹弦急，阴头寒，目眩，发落，脉极虚芤，为清谷、亡血、失精。"失精家是指平素失精的男性患者，精泄过多易致精室血海为空，阳气也随精而外泻，证见阴头冷、目眩、发落等。

（六）血虚说

隋代《诸病源候论》说："冲任之脉，谓之血海，其别络上唇口，若血盛则荣于发，故须发美；若血气衰弱，经脉虚竭，不能荣润，故须发脱落。"营血虚损，冲任脉衰，均可出现毛发枯而不润，或者萎黄稀少，乃至毛发脱落等症。

（七）偏虚说

《诸病源候论》曰："人有风邪在于头，有偏虚处，则发秃落，肌肉枯死，或大如钱，或如指大，发不生，亦不痒，故谓之鬼剃头。"头皮空虚，外风乘虚攻注，使发根空松，濡养不足，故现斑块状脱发。

（八）湿热说

《临证指南医案》曰："湿从内生者，必其人膏粱酒醴过度，或嗜饮茶汤太多，或食生冷瓜果及甜腻之物"，说明恣食甘肥，容易伤胃损脾，湿热内蕴，循经上蒸巅顶侵蚀发根白浆，导致头发黏腻，头发稀少或者均匀性脱发。

（九）忧愁说

《千金翼方》说："忧愁早白，远视䀮䀮，得风泪出，手足烦热，恍惚忘误……"鉴于所思不遂，情志内伤，损及心脾，脾运化失职，气血生化无源，故形伤在外多白发；神耗则精气内守，故有烦劳虚热内证的出现。

（十）胎弱说

古人认为怀孕七个月后，始见毛发生长、受胎之始，若禀赋不足，胎气虚怯，则神气不足，头发生长迟缓或稀少、焦黄少华。清代《兰台轨范》说："发久不生，生而不黑，皆胎弱"。

综观上述论述，一方面说明毛发生长的迟缓、稀少、早白、枯黄、脱落等是多因素所造成的，为临床辨证论治提供了客观依据；另一方面说明毛发的外观可以洞察脏腑气血的病变所在部分。

二、内治法

（一）凉血生发法

此法适用于血热生风所致脱发，患者多系年轻体壮，血气方刚，头部烘热，突然出现头发呈圆形脱落，选用四物汤合六味地黄汤化裁。

（二）通窍活血法

此法适用于血瘀毛窍，新血不能养发的脱发病患者，通常伴有头痛、夜多噩梦；头部某一处无意时发现斑块脱发，重时还会出现眉毛、腋毛和阴毛的脱落等，选用通窍活血汤加石菖蒲、远志。

（三）祛湿健发法

此法适用于湿热上壅，腐蚀发根的湿性脂溢性脱发，主症为头顶区域头发均匀性稀少、潮湿，甚至彼此粘连，橘黄色鳞屑亦多等。选用祛湿健发汤：白术、泽泻、猪苓、萆薢、车前子、川芎、赤石脂、白鲜皮、桑葚、干地黄、熟地黄、何首乌藤。

（四）气血并补法

此法适用于病后或产后，气血骤虚的脱发症。这类脱发为渐进性加重，范围由小而大，严重时还会出现眉毛等的脱落。选用十全大补汤加何首乌、阿胶。

（五）滋补肝肾法

此法适用于中老年脱发，特点是头发花白、焦枯、脱落，三者同时并存，病情时轻时重。选用还少丹，药物组成：熟地黄、山药、牛膝、枸杞子、枣皮、茯苓、杜仲、远志、五味子、楮实子、小茴香、巴戟天、肉苁蓉、石菖蒲。

（六）补阳摄阴法

此法适用于素有失精病史的脱发患者，主症有头发焦黄、稀少、大片脱落，伴有头晕目眩，男性龟头冰冷，女性梦交等。选用桂枝龙骨牡蛎汤加金樱子、黄精、桑葚、补骨脂。

（七）补精固发法

此法适用于房事劳损、脑髓空竭所致脱发，这类患者的头发、胡须黄悴或斑白脱落，肢软乏力，不任劳作等。选用地仙丹，药物组成：远志、茯苓、熟地黄、干地黄、地骨皮、麦冬、巨胜子。

（八）疏肝解郁法

此法适用于情志抑郁、多愁善感之类的脱发，在两鬓处头发早白、脱落，日益蔓延加重，进而出现眉毛脱落。选用逍遥散加麦冬、五味子、代赭石。

三、对脂溢性脱发的诊治

对于脂溢性脱发的中医病因病机，徐宜厚教授主要继承赵炳南教授的观点，湿性脱屑而痒重，头发油腻或如油涂水洗者，常由湿热上蒸所致；干性脱屑而痒，头发稀少干焦或枯黄者，多由血热化风化燥所致。

（一）男性脂溢性脱发

1. 血热风燥证

患者头发均匀稀疏脱落，发质干枯、焦黄，头皮干燥瘙痒，白屑较多，自觉头部有烘热感，伴有口干、咽燥；舌质红，苔微黄或微干，脉细数。治则：凉血消风，滋阴润燥以护发；方用凉血消风散加减。药物组成：生地黄 12 g，当归 12 g，玄参 10 g，白蒺藜 12 g，荆芥 6 g，蝉衣 6 g，羌活 6 g，杭菊花 10 g，桑叶 10 g，苦参 6 g，巨胜子 10 g，女贞子 10 g，墨旱莲 10 g。

2. 脾胃湿热证

患者头发稀疏、潮湿，往往数根头发彼此粘连一起，露出光亮而潮红的头皮，其上覆有橘黄色油腻性鳞屑；患者平素多饮食不节、恣食肥甘厚味，伴大便黏腻、排便不爽；舌质红，苔黄厚腻，脉濡数。治则：健脾燥湿，清热祛湿以护发；方用祛湿健发汤加减。药物组成：炒白术 12 g，苍术 10 g，茵陈 15 g，生薏苡仁 15 g，赤石脂 10 g，山楂 15 g，泽泻 12 g，猪苓 12 g，白鲜皮 12 g，虎杖 15 g，干地黄 10 g，何首乌 10 g，羌活 3 g，川芎 3 g。

3. 肝肾湿热证

患者头发稀疏细软、花白无华，头顶部头发呈渐进性脱落，逐渐加重而"秃顶"，头皮松软，触之油腻感重；多见于脑力劳动过度者或平时体质虚弱者；伴有头顶和颜面汗多，虚烦不得眠，口苦乏力；舌质红或微胖，苔少或根部舌苔黄腻，脉虚弦而滑。治则：清肝泻火，滋阴化湿以护发；方用龙胆泻肝汤、知柏地黄丸合裁。药物组成：炒龙胆草 6 g，柴胡 6 g，焦山栀 6 g，黄芩 6 g，车前子 10 g，茯苓 12 g，泽泻 12 g，山药 12 g，山茱萸 12 g，炒牡丹皮 10 g，生地黄 12 g，白鲜皮 10 g，知母 9 g，黄柏 6 g，木通 3 g。

随证加减：头发油腻厚重、潮湿者，加蚕沙、滑石、赤茯苓；头发干枯焦黄者，加何首乌、菟丝子、桑葚；头皮瘙痒重者，加杭菊花、蔓荆子、天麻、钩藤（后下）、白附子；头皮潮红，或头皮长毛囊炎者，加金银花、连翘、莲子心、紫草；头汗多、头油重者，加五味子、桑叶、蟋蟀等。

脱 发

（二）女性脂溢性脱发

在从湿热和血热论治的基础上，徐宜厚教授对女性脂溢性脱发注重调摄冲任和月经，主张分期论治。

1. 分期论治

徐宜厚教授主张女性皮肤病诊疗分两个阶段，一是月经调摄，二是针对皮肤病的诊疗。女性以"养血为先、理血为要"，治疗各种女性育龄期皮肤病，均需关注月经、白带异常，对于脱发，还需要关注情绪、睡眠、胎产、饮食等问题。根据女性的生理特征，主张分期选方治疗。室女期（14~24岁）选用四物汤为基础方进行加减治疗；婚后前期（24~42岁）选用逍遥散或益母胜金丹为基础方进行加减治疗；婚后后期（42~49岁）选用二仙汤或冲任固本汤为基础方进行加减治疗。

2. 调理冲任

冲任与肝、脾、肾有着不可分割的联系，故调理冲任主要从调理肝、脾、肾着手，临床上常用于调理冲任的方药是"冲任固本汤"。冲任固本汤由"二四五"三方等组成，即"二至丸、四物汤、五子衍宗丸"。具体药物组成：女贞子、墨旱莲各12 g，熟地黄、生地黄、炒白芍、淫羊藿、覆盆子、菟丝子、枸杞子、山药各10 g，当归、仙茅、五味子、蛇床子各6 g。方中女贞子、墨旱莲、山药重在滋补肾阴，淫羊藿、仙茅、蛇床子、覆盆子、菟丝子、枸杞子、五味子重在温补肾阳，当归、炒白芍、熟地黄、生地黄滋养肝血。月经推迟者，加紫石英、茺蔚子；月经量少者，加鸡血藤、紫河车；乳房胀痛者，加橘核、绿萼梅；双目干涩者，加青葙子、谷精草；阴道干涩者，加铁皮石斛；汗多者，加桑叶；皮肤痒者，加钩藤、蝉蜕；心情抑郁者，加合欢皮、合欢花、羌活、僵蚕。

3. 重视安神药物

重视其诱发或加重的因素，如患者常伴工作繁忙、生活不规律、精神压力大、学习紧张、心理失衡、饮食失调、睡眠质量差、失眠、睡眠不足等，注意安神药物的使用。安神法主要有养心安神、重镇安神、解郁安神三种。

（1）养心安神：适用于心肝血虚所致的心悸怔忡、失眠多梦、健忘神疲等病症。常用酸枣仁、柏子仁、浮小麦、何首乌藤、远志、桂圆、五味子、大枣等，方如酸枣仁汤、天王补心丹、甘麦大枣汤、归脾汤等。

（2）重镇安神：适用于邪热、痰浊等实邪所致的心烦气躁、性急易怒、心惊多梦、夜卧不宁等，常用龙骨、牡蛎、琥珀、龙齿、珍珠母、紫石英、灵磁石等；常与清热、化痰的药物如丹参、生地黄、黄连、半夏、胆南星、竹茹、栀子等配合组方，如朱砂安神丸、柴胡加龙骨牡蛎汤、生铁落饮、琥珀安神丸等。

（3）解郁安神：适用于情志不舒，气机郁滞所致心情抑郁、情绪不宁、胸胁胀满、易怒易哭等病证。常用花类药物如玫瑰花、白梅花、合欢花、凌霄花、代代花和萱草、柴胡、郁金、枳壳、香附、青皮、乌药、白芍等疏肝理气药物，方如四逆散、逍遥散、解郁合欢汤、萱草忘忧汤等。萱草即市售干黄花菜，每取5~7根，与汤药一起煎服。

四、外治法

（一）针灸疗法

此法主要选用头皮诸穴来施针。主穴：生发穴（风池与风府连线的中点）、百会、四神聪、头维、上星；配穴：通天、络却、承光、前顶、承灵、正营、头临泣等。方法：施平补平泻法，2~3天1次，每次留针30分钟，10次为1个疗程。

（二）针刺法

1. 毫针法

取防老、健脑、上星、头维。施平补平泻法，2天1次，每次留针30分钟，10次为1个疗程。

2. 耳针法

取耳区肾、内分泌、睾丸。针刺后留针30分钟，2天1次，10次为1个疗程。

3. 七星针法

取头中央督脉左右两侧的膀胱经腰骶区。从前额向枕部顺次轻叩刺7次，然后轻叩刺腰骶区，2天1次，7次为1个疗程。

4. 耳压法

取耳区肾、脾、睾丸。用王不留行籽贴在上述耳穴上，1周换1次，并嘱患者每天用手轻压3~5次，每次1分钟左右。

脱 发

(三) 外洗剂的应用

常用零陵香秀发洗方：零陵香秀发洗方组成为零陵香、皂角、五倍子、王不留行各 5~10 g，楮实子（叶）、朴硝、桑葚、侧柏叶各 12 g。功效散风祛垢，除屑秀发。主治头发枯黄或分叉、头油多或头屑多且痒。将上药研粗末，装入布袋中，加水 1000~1500 mL，大火煎开后，改用中火再煎 15 分钟，过滤取药汁洗头。每次泡洗 5~10 分钟，然后用毛巾蘸透药汁，包裹头部 60 分钟，去毛巾后，用温水清洗 2 次，在第 2 次清洗的温水中加食用醋 10 mL 即可。春夏 3 天 1 次，秋冬 5 天 1 次。头发枯黄或分叉，及头油多、鳞屑多均由湿热上蒸或者夹风邪所致。针对上述情况，本方从五个方面入手，一是用皂角除垢爽发；二是用零陵香祛风避秽；三是用王不留行治风毒，通血脉，涤除头屑；四是用五倍子散热毒、收湿敛疮止痒；五是用朴硝滋润美发。综合全方，既能散风止痒，祛头屑，又能涤油垢而护发。方中有两味中药，一是零陵香，始见于《山海经》，《嘉祐本草》称之为"灵香草"，历代医家将其视为香发、秀发、生发的要药，清代慈禧太后喜用的"香发散"一方中，亦是以零陵香为主药。二是桑葚，历代医籍认为本品既防治鬓发脱落，又滋发枯不泽。本方功效归纳要点有三：一为治标，祛风湿则白屑除而痒止；二为治本，疏经络，则气血畅通，防止头发脱落；三是芳香滋润头发，改善发质。不论患病与否，经常用本方洗涤，自有常葆秀发的妙用。

五、病案举例

患者，女，26 岁，2020 年 1 月 30 日初诊。主诉：脱发半年。患者诉半年前开始头顶及后头头发脱落，每日掉发 150 根左右，头皮略油，鳞屑较多，头皮瘙痒。已在多家医院就诊治疗，各种中西药物均无效。患者情绪低落，平素神疲乏力，略畏寒，喜食辛辣、油炸食品，夜难入眠，二便调，月经现推迟 1 周未潮，白带不黄，量多，常有痛经，未婚未育。现症见：头顶连及后头弥漫性头发变稀、变细，色不干枯，略油腻，鳞屑多，舌淡红苔薄白，脉弦细。西医诊断：脂溢性脱发；中医诊断：发蛀脱发（本为肝肾阴虚证，日久及阳；标为湿热夹瘀证）。治法：标本兼顾，活血调经，滋阴扶阳，清热除湿。方剂：冲任固本汤加减。药物组成：当归、仙茅、五味子、蛇床子、松针、荷叶、远志、白芷各 6 g，生地黄、熟地黄、炒白芍、淫羊藿、菟丝子、覆盆子、枸杞子、茺蔚子、香附、泽兰、乌药、桑叶各10 g，女贞子、墨旱莲、鸡血藤各12 g，紫石英15 g（先煎），制附片3 g。10剂，水煎服，每日1剂。同时每周2次针灸治疗，选取主穴：生发穴、百会、四神聪、头维、上星；配穴：通天、络却、承光、前顶、承灵、正营、头临泣，施平补平泻法，每次留针30分钟。

2020年2月14日二诊：患者初诊后服药第三日，月经来潮（2020年2月1日），痛经、白带情况好转，睡眠不佳，头屑多，瘙痒，余症同前。前方去茺蔚子、香附、泽兰、乌药、远志、白芷、鸡血藤、紫石英、制附片，加酸枣仁、茯苓、桑葚各15 g，苍术、泽泻、侧柏叶、绞股蓝、柏子仁、血余炭各10 g，百合12 g，白附子、防风、猪苓各6 g，去调经药物，加强清热化湿、安神化痰祛风之力。12剂，水煎服，每日1剂。

2020年2月27日三诊：患者脱发减少，每日100根左右，头皮不油腻，畏寒及睡眠好转，月经将至，常有痛经和乳胀不适，白带色白质黏稠，量增多，舌脉同前。首诊方去紫石英、制附片、荷叶、远志、白芷，加绿萼梅6 g，延胡索、金橘叶、荔枝核、橘核、椿根皮各10 g，以加强疏肝散结、止带止痛之力。7剂。

2020年3月7日四诊：患者月经来潮，无痛经，伴乳胀、白带好转，脱发进一步好转，有细小新发生长，较前变密，略油腻，不痒，睡眠多梦。二诊方去绞股蓝、柏子仁、酸枣仁、茯苓、白附子、防风，加石菖蒲、远志、天麻、楮实子、巨胜子各10 g，加强清热祛湿、化痰祛风安神之力。14剂。

调理5个月后，患者毛发停止脱落，明显变密，基本无油腻感，无瘙痒，无脱屑，患者心情变开朗，病获痊愈。

按语：脂溢性脱发是一种常见的慢性皮肤科疾病，治疗周期长，需要医患双方共同配合治疗。本病辨证既需要考虑患者头发、头皮局部情况，又要从整体辨证，还需要考虑饮食、睡眠、情绪、工作压力等情况，女性还需要考虑经、带、胎、产问题，临床用药当分经前、经后，特别注重月经前、后的调治，注意兼症加减，常常配合疏肝、安神的药物治疗。如果辨证正确，治疗有效，不仅头发好转，患者生活、情绪、睡眠等均能得到改善。

六、总结

徐宜厚教授认为，脂溢性脱发病因复杂，病程长，用药治疗时间较久，

脱　发

临床证型复杂多变，故治疗过程中强调应从中医整体观辨证施治，而不应仅仅看到脱发的表象，"有诸于内必形诸于外"，应根据患者全身症候特点，结合致病邪气、脏腑辨证、因人制宜等制定理法方药，通过内服、外洗、针药并用，内外同治，以获得疗效。同时日常调护也至关重要，做好患者的心理疏导，解除患者的心理负担，提高患者的治疗信心，并嘱患者保证充足睡眠，保持心情愉悦，合理膳食，少吃高糖、高油脂、高热量食物，尽量避免烫染头发及过度使用吹风机。

（徐宜厚　曾宪玉）

华南地区

禤国维斑秃和脂溢性脱发的诊治体会

禤国维,第二届国医大师,中国中医科学院学部委员,省部共建中医湿证国家重点实验室学术委员会委员,广州中医药大学首席教授,享受国务院政府特殊津贴专家,博士研究生导师,第一批中医药传承博士后合作导师,第二、第三、第五批全国老中医药专家学术经验继承工作指导老师。获得全国中医药杰出贡献奖、中医药传承特别贡献奖。禤国维教授认为肝肾精血不足,阴阳失和,气血失调,正邪交争是脱发的基本病机,临证遵循"平调肾中阴阳,以和思辨,内外结合"的思路,以六味地黄汤、二至丸加减治疗斑秃、脂溢性脱发,逐渐形成具有岭南风格的用药特点及辨治规律。

一、斑秃诊治的个人体会

(一)病因病机

中医学称斑秃为"油风"。中医学认为,肝藏血,肾藏精,肝肾不足,精血亏虚是斑秃的主要病因病机,同时与血热生风、肝郁血瘀、脾虚血弱等有关。在岭南地区斑秃发病的中心环节是肝肾不足、气血亏虚、毛发失养而脱落;七情所伤,肝气郁结,精血失于输布,以致虚风内扰、毛发失荣,是诱发或加重本病的重要因素。因此,肝肾精血不足,阴阳失和、气血失调、正邪交争是斑秃的基本病机。

(二)经验方介绍

禤国维教授在临床实践中重视补肾法在斑秃治疗中的应用,并形成以六味地黄汤加减治疗斑秃的验方——松针滋肾生发汤,其组成为松叶、蒲公英、熟地黄、牡丹皮、茯苓、山萸肉、白芍、山药（或芡实）、沙苑子、牡蛎、甘草、菟丝子、薄树芝、昆布、北沙参等。在组方时重视机体各层次的阴阳协调，在运用六味地黄汤滋补肝肾之阴的同时，加用沙苑子、菟丝子等温肾助阳，以调和肾中阴阳。运用六味地黄汤、薄树芝、北沙参或治疗后期加用太子参、黄芪等补益正气，加用昆布、牡蛎等平肝息风，以调和正邪之阴阳及方药之阴阳。在斑秃稳定期，加用黄芪补气升阳以促毛发生长，初用15 g，最大可用至50 g。纵观治疗斑秃的全方和全过程，均以"和"为贵，平补肝肾。

（三）结合经典和现代药理选药

古医籍中记载松针、蒲公英、沙参等中药具有"生毛发""乌须发"的功效。如《神农本草经》称松为"仙人之食"。《本草纲目》记载松针"气味苦、温、无毒，久服令人不老，轻身益气，主治风湿疮，生毛发，安五脏，守中，不饥延年"。松针的形状似毛发，从"比类取象"理论讲松针应有生发作用；而现代研究亦表明，松针中含有大量的原花青素，具有抗高血压、舒张血管、抗血小板凝聚、抗氧化、清除自由基活性、促毛发生长及免疫调节活性等功效，可诱导休止期毛发再生。《本草纲目》记载蒲公英可"乌须发、壮筋骨"，李时珍认为"盖取其能通肾也"。《名医别录》记载沙参"去皮肌浮风、补虚"。斑秃患者皮肤干燥时加用沙参可滋阴补虚，现代药理学研究亦显示，沙参有免疫抑制作用。《神农本草经》将灵芝列为上品，其中记载赤芝"久食轻身不老，延年成仙"，紫芝"久服轻身不老延年"。在治疗斑秃时喜用薄树芝，相对于普通灵芝，薄树芝里的有效成分是灵芝和紫芝的两倍，且口感较好，没有普通灵芝的苦味。现代药理研究证明，薄树芝对人体免疫系统有双向调节作用，能促进巨噬细胞活化而分泌白细胞介素-1，抑制T淋巴细胞、B淋巴细胞增殖反应，可促进毛发生长。临床运用松针、薄树芝、蒲公英、沙参等治疗斑秃，取得较好疗效，并形成鲜明的用药特点。

（四）中西医结合治疗

在斑秃中医辨证施治的初期常辅助使用少量西药，中西药联合治疗能够阻断病情恶性循环，如使用复方甘草酸苷调节患者的免疫功能；对头皮瘙痒患者加用抗组胺药，既能止痒又可生发；对正在服用激素治疗的患者，嘱其不可骤然停药，只能渐停以防病情反弹。

（五）避免长期服药的不良反应

斑秃患者需要较长时间服用药物，方可改变体质，取得满意疗效并防止复发。一般3个月为1个疗程。现代中药药理学实验表明，泽泻、何首乌等中药长期服用会产生累积效应，导致肾毒性，不可久用。因此，运用白芍取代六味地黄汤中的泽泻，长期治疗还常以太子参、黄芪等取代生发常用药物何首乌，避免损伤患者的肝肾功能。

（六）三因制宜，辨证施治

治疗斑秃时常运用三因制宜的法则。如根据广州春夏季节雨水偏多、气候潮湿等特点，使用香薷、防风、薏苡仁等，祛风解表、健脾除湿。广东地处岭南，长年气候温热潮湿，常使用岭南地方中草药，如布渣叶以清热消食；兼有湿热的腹痛、腹泻患者，加用救必应、火炭母、土茯苓等；兼有胃病的患者，不宜长期服用山茱肉等酸味药，而改用葳蕤仁发挥滋补肝肾的作用；对过敏体质或脾虚泄泻患者，运用芡实取代六味地黄汤中的山药；睡眠不佳或因脱发而烦躁者，以茯神取代茯苓；皮肤、毛发油腻者，将沙苑子改为桑叶，牡丹皮改为丹参，加用蒲公英、茵陈、积雪草等清热凉血，除湿生发；舌质淡、体质偏寒者，减去蒲公英、昆布；当患者服用熟地黄、当归等补血药感觉燥热时，加用生地黄滋阴养血、平调阴阳；对难治性、"蛇形"斑秃患者，加用黄精、覆盆子等补气生血固本；患者皮肤瘙痒，加用防风、白鲜皮等祛风止痒。同时常联合运用多种方法治疗斑秃，如中药外洗、外搽、梅花针叩刺等。另嘱患者放松心情，不要熬夜，每日用指腹轻叩头皮穴位，以及注意饮食忌口等。

（七）病案举例

患儿，女，7岁。主诉：头发脱落3个多月。现病史（其家长代诉）：患儿因放假后作息时间紊乱，熬夜劳累后于2018年1月25日开始大片脱发，曾多次治疗而无显效。现症见：头发、眉毛、睫毛大部分脱落，皮肤干燥，纳可，眠差，二便调，舌淡红、苔薄白、脉弦细。西医诊断：斑秃（普秃）；中医诊断：油风。辨证：肝肾阴虚，风湿热盛证。治法：滋补肝肾，填精生发。药物组成：松叶10 g，蒲公英15 g，熟地黄10 g，牡丹皮

脱 发

10 g，茯神 15 g，盐山萸肉 10 g，白芍 10 g，芡实 10 g，沙苑子 10 g，牡蛎 20 g（先煎），生甘草 10 g，菟丝子 10 g，薄树芝 10 g，昆布 10 g，北沙参 10 g。28 剂，每日 1 剂，水煎分早晚 2 次温服。另加用广东省中医院院内制剂固肾健脾生发口服液，每次 10 mL，每日 2 次口服；乌发生发酊、金粟兰搽剂，每日交替搽头皮；茶菊脂溢性洗液，与普通洗发水 1∶1 混合，外用洗头，每周 2 次；另服复方甘草酸苷片，每次 25 mg，每日 2 次。并嘱患儿少进甜食、油腻、燥热食物，用灵芝煲水鱼（鳖）以滋补肾阴。注意休息，避免过度紧张和熬夜。

二诊：头部见少许新生毛发，有睫毛长出。家长诉头汗较多，睡眠改善，便偏干，舌脉如前。处方以初诊方去芡实，将茯神改为茯苓，蒲公英减至 10 g，松叶增至 15 g，牡蛎增至 30 g，薄树芝增至 15 g，北沙参增至 15 g，加用百合 15 g，30 剂，每日 1 剂，水煎，分早晚 2 次温服。余治疗药物和方法同前。

三诊：头皮可见大量新生毛发长出，纳眠可，大便稍溏，小便正常，舌脉如前。上方去百合，蒲公英增至 15 g，盐山萸肉增至 15 g，加用芡实 15 g，36 剂，每日 1 剂，水煎，分早晚 2 次温服。余治疗药物和方法同前。

四诊：广泛新生毛发，有少许白色睫毛长出。近期呃逆，易外感咳嗽，纳眠可，二便调，舌脉如前。上方沙苑子增至 15 g，菟丝子增至 15 g，37 剂，每日 1 剂，水煎，分早晚 2 次温服。余治疗药物和方法同前。

五诊：眉毛、睫毛已长出，头部毛发较前恢复较明显，仅见十余处椭圆形脱发。上方将熟地黄增至 15 g，芡实增至 20 g，加用黄芪 10 g，38 剂，每日 1 剂，水煎，分早晚 2 次温服。停用复方甘草酸苷片，余治疗药物和方法同前。后续在五诊方基础上加大黄芪的用量，患儿头发、眉毛、睫毛等逐渐长出。服药至 2019 年 5 月，斑秃痊愈。嘱咐患儿不可骤然停药，根据病情仍每 2 天、每 3 天、每周服用 1 剂中药，要求患儿治疗 1 个月后复查 1 次，持续用药 1 年方可逐渐恢复肝肾精血，不致复发。

按语：患儿春节期间作息紊乱，精血亏虚，肝肾不足，发失濡养导致斑秃。发为血之余，血为阴易亏，因此，精血亏虚在斑秃诊治中占主导地位，临床应以补虚为主要原则，用益肾填精、养血调血之品，固其本、治其标，达到标本兼治的目的。患者发生全秃和普秃的年龄越小，恢复的可能性也越小，故需及时诊治，方可减少复发。该案患儿皮肤干燥、脉弦细为阴虚燥热之象，故运用六味地黄汤加减补肝肾、益精血，并用白芍代替六味地黄汤的泽泻、用芡实代替山药，加用松叶、薄树芝、昆布、蒲公英、牡蛎等生发必用之品。因患儿眠差，用茯神取代茯苓以宁心安神；用沙苑子取代白蒺藜，加用菟丝子补肾助阳；牡蛎、北沙参滋阴息风潜阳。

二诊时已有新生头发，因见头汗较多，辨为虚热内扰，故加用百合养阴润肺、清心安神，同时加大松叶、牡蛎、薄树芝、北沙参剂量以增强滋阴清热之力；大便偏干，故去收敛健脾实便之芡实。三诊时病情明显好转，头皮长出大量新生毛发，加大蒲公英、盐山萸肉的剂量以补肝肾、乌须发；去百合，加用芡实以加强益肾固精、补脾止泻之功。四诊时病情持续好转，已有睫毛长出，效不更方，加大沙苑子、菟丝子剂量以滋补肝肾、固精生发。五诊时已有眉毛、睫毛长出，头部毛发较前恢复较明显，为病情稳定期，增加熟地黄、芡实的剂量，并加用黄芪益气固本。治疗全程平补肝肾，切中病机，以独特的用药并中西医结合，故获良效。

二、脂溢性脱发诊治的个人体会

（一）病因病机

脂溢性脱发，因头皮油腻或白屑增多伴脱发，犹如虫蛀而致，又称蛀发癣。以往医家认为本病初期多以血热风燥、脾胃湿热为主，后期可出现阴血耗伤、肝肾不足之证，在岭南地区其发病的中心环节是肝肾不足。肝藏血，主疏泄，发为血之余；肾藏精，发为肾之华。肝肾互为子母，乙癸同源，精血互生。若肝肾得养，则精足血旺，毛发生长旺盛；若肾精耗伤，肝不藏血，毛发失其滋养，故见发枯脱落。岭南气候炎热，湿邪较重，加之现代人生活紧张，精神压力大，七情所伤，损及肝肾，致虚火上炎，相火过旺，气血失和，肌肤毛发失荣，成为诱发或加重本病的重要因素。

（二）经验方介绍

禤国维教授诊治脂溢性脱发以肝肾不足为其本，血热风燥为其标，治以平调阴阳为则，拟滋补肝肾为法。《岭南卫生方》言："岭南既号炎方，而又濒海，地卑而土薄。炎方土薄，故阳燠之气常泄，濒海地卑，故阴湿之气常盛。"结合岭南地理气候特点，认为本病治疗在滋补肝肾的同时还需兼顾清热利湿。方用二至丸加减，平补肝肾治其本，凉血清热治其标。药物组成：女贞子20 g，墨旱莲15 g，松针15 g，蒲公英20 g，桑叶15 g，生地黄

15 g，丹参20 g（后下），蔓荆子15 g，桑葚20 g，桑寄生15 g，茯苓20 g，布渣叶15 g，薄树芝15 g，昆布15 g，甘草10 g。方以女贞子、墨旱莲、桑葚、生地黄、桑寄生、昆布滋补肝肾，丹参清热活血，布渣叶、茯苓清热利湿，松针、蒲公英养发生发，蔓荆子、桑叶疏风散热止痒，薄树芝平调阴阳，甘草调和诸药。诸药合用，共奏平补肝肾、滋阴除湿、清热活血、养发生发之功。

（三）常用药对

1. 丹参、蔓荆子

丹参，《神农本草经》谓其"气味苦，微寒，无毒，主心腹邪气，肠鸣幽幽如走水，寒热积聚，破癥除瘕，止烦满，益气"，具凉血祛瘀解毒之功。《本草纲目》记载："四物汤治妇人病，不问产前、产后，经水多少，皆可通用。惟一味丹参散，主治与之相同"，说明丹参功同四物，清热凉血之效尤佳，可治脂溢性脱发血热风燥之标。现代药理学研究发现，丹参酮是丹参起效的主要成分，具有抗雄激素、抑制皮脂腺分泌及抗皮脂腺活性等作用。丹参治疗脂溢性脱发须后下，因其主要有效成分丹参酮经高温久煎后易被破坏，影响疗效。

蔓荆子，《神农本草经》记载其"气味苦、微寒，无毒，主治筋骨间寒热湿痹拘挛，明目坚齿，利九窍，去白虫，久服轻身耐老"。《本草纲目》谓其能"令人光泽脂致，治贼风，长髭发"，故常以蔓荆子作引经药，载药上行头目，作用于毛发。丹参配蔓荆子有协同作用，可增强疗效。

2. 松针、蒲公英

松针，《本草纲目》谓其"主治风湿疮，生毛发，安五脏，守中，不饥延年"，且"味苦、温、无毒，久服令人不老，轻身益气"。现代药理学研究表明，松针含大量低聚原花青素，原花青素具有抗氧化、清除自由基、抗高血压、免疫调节等功效，兼具促进毛囊生长发育的作用。

蒲公英，《本草纲目》谓其"味甘，平，无毒……乌须发，壮筋骨"。现代研究发现，蒲公英可促进毛囊发育和毛发生长。松针、蒲公英合用，共奏生发乌发之效，兼顾清热解毒。

3. 黄芪、薄树芝

黄芪，《神农本草经》记载其"气味甘，微温，无毒，主痈疽久败疮，排脓止痛，大风，癞疾，五痔鼠瘘，补虚，小儿百病"，为补虚之要药。

《素问·评热病论》曰:"邪之所凑,其气必虚。"部分脂溢性脱发患者临床表现出气虚之象,常选黄芪增强疗效,阳中求阴。运用黄芪当从小剂量开始,逐步加量,可适当配伍生地黄。

灵芝,味甘、性平、无毒,主安神、益脾气。《神农本草经》把灵芝列为上品,记载有青、赤、黄、白、黑、紫六种灵芝。紫芝"主耳聋,利关节,保神益精,坚筋骨,好颜色,久服轻身不老延年"。薄树芝是灵芝科的一种药用真菌,现代研究发现其具有提高免疫、抗氧化的作用。薄树芝菌粉的水分、粗蛋白、粗脂肪、总糖、粗纤维、还原糖等的含量是灵芝和紫芝子实体含量的两倍,其脂肪酸构成以油酸、亚油酸、亚麻酸等不饱和脂肪酸为主。薄树芝口感较好,没有灵芝的明显苦味,患者更乐于接受。黄芪配合薄树芝补虚益气,既调节免疫功能,又促进毛发生长。

(四)辨证加减

在辨证的基础上,脾肾两虚者选用芡实、菟丝子、益智仁健脾补肾;肝肾不足者选用沙苑子、覆盆子益肾填精;湿热内蕴者选用茵陈清热除湿。还常用桑叶治疗头皮油腻,《本草纲目》记载桑叶"(主治)劳热咳嗽,明目长发",《神农本草经》谓桑叶主治"寒热出汗",桑叶能除寒热,入膀胱而有燥湿之性,故可用于减少相火过旺导致的油脂分泌,同时促进生发。另一方面,选北沙参配合桑叶用于平素头皮干燥、油腻交替的患者,因沙参秉金水之精气,益肺气于皮毛,故毛发得养。

(五)岭南特色用药

结合岭南的地理气候特点,常加减运用岭南中草药治疗本病。布渣叶,味微酸,性凉,归脾胃经,有消食化滞、清热利湿之功,尤其适用于儿童,湿热兼食积者亦可选用。其他岭南道地药材的加减包括白花蛇舌草、积雪草化湿解毒,肿节风、石上柏解毒活血,木棉花、火炭母清热祛湿等。

(六)内服外治综合治疗

在内服汤药的同时,配合适当的外治,往往事半功倍。临床治疗脂溢性脱发常采用综合疗法,注重整体辨证,内外合治,标本兼顾,尤其注意调节阴阳平衡以增强身体免疫功能。中医外治法包括梅花针叩刺配合TDP神灯照射、丹参穴位注射等。梅花针叩刺配合TDP神灯照射可以疏通经络、运行气血、改善脱发区血液循环。王清任《医林改错·方叙》认为血瘀是脱发的病因之一，原文载："伤寒、温病后头发脱落，各医书皆言伤血，不知皮里肉外，血瘀阻塞血路，新血不能养发，故发脱落。无病脱发亦是血瘀。"丹参穴位注射于足三里功在清热凉血、活血化瘀、调补脾胃，与梅花针叩刺配合TDP神灯照射有异曲同工之妙。

在临床中发现大部分脂溢性脱发患者工作紧张、作息不规律，故注重改善患者睡眠质量，阻断恶性循环，常用七叶神安片、乌灵胶囊等口服以养心益气安神，并配合中药沐足、穴位按压（嘱患者将中药煎剂第三煎用于睡前浸泡双足，并按压神门、劳宫、涌泉等穴位）。

促进头发生长方面，让患者以手指指腹轻敲头顶部、两侧额角，早晚各1次，促进局部血液循环，有助于毛发生长。饮食调护及养生作息方面，叮嘱患者少食甜食及油腻、燥热的食物，注意休息，避免过度紧张和熬夜。

（七）病案举例

患者，女，38岁。主诉：脱发伴头皮油腻3年。现病史：患者3年前因工作紧张、熬夜致头顶部头发易脱落，伴头皮油腻、头屑多。现症见：腰膝酸软，口干，纳可，便秘与腹泻交替，眠差，舌红苔黄腻，脉弦数。查体：额角、头顶头发稀疏，头皮油腻伴头屑多。西医诊断：脂溢性脱发；中医诊断：发蛀脱发。辨证：肝肾不足证。药物组成：女贞子20 g，墨旱莲15 g，松针15 g，丹参20 g（后下），蔓荆子15 g，桑白皮15 g，侧柏叶15 g，生地黄15 g，茯神20 g，桑叶15 g，薄树芝15 g，白芍15 g，甘草10 g，龙齿30 g（先煎）。14剂，水煎服，每日1剂。中成药予滋阴祛脂生发口服液（广东省中医院院内制剂）、七叶神安片。外治予以茶菊脂溢性外洗液洗头，金粟兰酊外擦脱发区。

2周后二诊：脱发较前减少，睡眠改善。前方龙齿易为地骨皮，加强滋阴清热之效，30剂，水煎服，每日1剂。辅以梅花针叩刺脱发区。

1个月后三诊：患者脱发减少，头皮油腻减少，额角可见少量细小毳毛长出，偶有头皮痒，伴头晕。前方去桑白皮、地骨皮，加蒺藜祛风止痒治其标。

后期随访，患者病情稳定，恢复良好，继续巩固调理。

按语：该患者腰膝酸软、口干为肾阴虚，眠差为虚热扰神，工作紧张、熬夜为发病诱因。《素问·生气通天论》云："阳气者，烦劳则张。"阳气耗散则阴无所附，皆为肾阴虚的表现；结合舌红苔黄腻，脉弦数，弦主肝病，辨为肝肾不足。以平调阴阳为则，以平补肝肾、凉血清热为法，方用加味二至丸，加白芍养血柔肝。《珍珠囊》云："白芍安脾经、止泻痢、和血脉"，患者便秘与腹泻交替为肝脾不和，故用白芍疏肝安脾，龙齿重镇安神，桑白皮泻肺热，侧柏叶凉肝血，协同治疗头皮油腻。二诊时睡眠改善则去龙齿，加地骨皮凉血清虚热。三诊时患者头皮油腻减少则去桑白皮、地骨皮；久病入络，瘀血阻滞，头皮瘙痒乃血瘀风燥所致，加蒺藜平肝解郁，活血祛风止痒。肾主骨生髓，脑为髓海，肾中精气不足，则髓海失养，现头晕之征象，故需进一步补益肾精，继续巩固调理。

三、脱发病的治疗难点与对策思考

脱发疾病的诊断不难，重在其治疗。局限性斑秃运用中西医结合、内外治结合的方法大多易于治愈。重症斑秃、全秃、普秃、儿童斑秃及复发性斑秃等难治性斑秃的治疗仍是棘手难题；中晚期脂溢性脱发的治疗也属于难治性脱发病范畴。

（一）难点之一：如何治疗各种难治性斑秃

难治性斑秃来势凶猛，脱发面积大，发展快，西医治疗采用系统使用糖皮质激素、免疫治疗等综合手段，疗程长、治愈率低、复发率高，而且长期使用糖皮质激素不良反应多，撤减药时容易反弹。我们主张以中药辨证内治为主，辅以少量糖皮质激素内服及外治疗法，临床疗效较为满意。

（二）难点之二：如何治疗儿童斑秃

儿童斑秃的发病有其自身特点，除惊恐之外，很难从神经精神因素的其他方面找到原因。其次儿童斑秃复发较多，也易发展成全秃，治疗上较为困难。在其病因上，我们认为，先天禀赋不足，脾肾亏损为其主要病因，治疗上要以健脾补肾为主要治疗原则，重在调节其脾胃功能。糖皮质激素治疗儿童斑秃疗效确切，但以外用为主，以减少其不良反应的发生。必要时辅以免疫调节剂治疗。

（三）难点之三：如何减少斑秃复发率

斑秃复发的主要原因与药物的依赖性、病情未控制、毛囊周围炎症未消退、突然停药或减量太快等有关。斑秃治疗的疗效与疗程是成正比的，以 3 ~

6个月为1个疗程较适宜,因此新发长出后巩固治疗以彻底消除毛囊周围炎性浸润、控制病情尤为关键,我们提倡临床治愈后应慢慢减药量,维持服药一段时间,并从整体上调节机体免疫功能,这可减少本病复发率。此外探索和寻找斑秃复发的一些重要体征、实验室检查指标以便预警,也值得研究。

(四)难点之四:如何提高重度脂溢性脱发的疗效

重度脂溢性脱发采用药物治疗未取得满意效果时,如果患者枕部有足够的毛囊可供移植,自体毛发移植也可以获得较好的效果。异体毛囊移植或毛囊干细胞移植均值得探索和期待。

(刘 炽)

韦英才内外结合辨病治疗脂溢性脱发

韦英才,广西国际壮医医院前院长,主任医师,壮医经筋学著名专家,壮医推拿科特聘专家。他根据《灵枢》"燔针劫刺"技术,发明壮医微火针,首创"手法+火针+拔罐"三位一体综合疗法。针对脂溢性脱发,韦英才教授根据壮医毒虚致病论及经筋理论,认为毒邪为患,致生筋结,导致气血失调是脱发发生的重要原因。临床治疗上主张内外结合,内服壮医经验方药调畅气血,外用经筋疗法及壮药外洗,通畅龙火二路,取得了较好的临床效果。

一、脂溢性脱发壮医辨病认识及治疗

壮族是我国南方历史悠久的土著民族,早在旧石器时代,如今的壮族地区已有人类居住、繁衍。壮族人民在长期同疾病做斗争的过程中,总结出独特的理论体系。由于壮族聚居地的独特自然环境、特殊的气候条件及当地的文化、民俗、壮汉文化交流等因素,壮医具有明显的民族特色及地方特色,针对常见疑难性皮肤病壮医有自己独到的见解。

壮医称脂溢性脱发、斑秃一类病证为"巧殷",壮医学认为,壮民发生脂溢性脱发主要有毒和虚两大原因。毒是壮医学因本地特殊环境调节总结出的八桂地域特定的，比中医六淫邪气更为峻烈的致病因素。患者感受本地特有的湿、热、风之毒邪，阻碍龙路、火路，长期未解；或因素体本虚，情志不畅，导致气血亏虚，郁结。久之两路不通，筋结产生，阻碍气血不能濡养毛囊，导致头发脱落。因此，韦英才教授认为，应采用内外结合疗法，立体施治。内服方药应根据调气、解毒、补虚、疏通二路、调和气血的治疗原则，采用民间壮医辨病治疗经验遣方用药；外治在摸结查灶基础上，采用经筋手法解结消灶，并以壮药外洗，通畅龙火二路。

（一）壮医方药内治法

【方剂】韦氏生发内服方。

【药物组成】侧柏叶 30 g，生何首乌 20 g，野菊花 20 g，威灵仙 10 g，苦参 10 g。

【方解】方中侧柏叶、野菊花凉血解毒，生发乌发；生何首乌祛湿毒、补血虚；威灵仙祛风湿毒、调两路；苦参清热毒、除湿毒、调火路。共奏疏通二路，调和气血，解毒补虚之功。

【加减应用】痒重者，可加松针、王不留行、白芷；头昏蒙者，可加藁本、杭菊花、薄荷；肝热盛者，可加龙胆草、栀子、牡丹皮；血瘀者可加三七、红花。

（二）壮医方药外洗法

【方剂】韦氏生发外洗方。

【药物组成】茶枯 60 g，侧柏叶 30 g，生何首乌 20 g，野菊花 20 g，威灵仙 10 g，苦参 10 g。

【方解】韦氏生发外洗方为内服方药渣加茶枯再煎所得，也可另行配制。方中茶枯杀菌解毒、疏风止痒；侧柏叶、野菊花凉血解毒，生发乌发；生何首乌祛湿毒、补血虚；威灵仙祛风湿毒、调二路；苦参清热毒、除湿毒、调火路。共奏疏通二路，调和气血，解毒补虚之功。

【加减应用】痒重者，可加松针、王不留行、薄荷；油脂多者，可加龙胆草、栀子、牡丹皮；筋结重者可加三七、红花。

脱 发

二、壮医特色疗法

（一）壮医摸结查灶法

壮医摸结查灶法是壮医经筋专科所特有的疾病检查诊断方法，即为查找出经筋病灶所在部位的临床阳性体征，具体操作方法为医者双手密切配合，直接触摸患者患处的经筋组织，以查明摸清病灶所在部位、形态特征，及其连锁反应规律，为进一步施治提供临床依据。

（二）壮医经筋手法

壮医经筋手法，就是医者运用手势和手法，对患者躯体肌筋施行物理性的科学调理，通过具体的理筋手法，进行"消灶"，以达到防病治病和保健目的的方法。壮医经筋手法包括基本手法和理筋手法。壮医经筋的基本手法是运用于一切治疗手法的基础手法，除讲究手法的使用外，还特别强调手法的基本姿势，是壮医经筋疗法区别于其他推拿疗法的重要之处。

在临床上壮医内外结合疗法治疗脂溢性脱发疗效较为显著，且成本较低，操作安全，无不良反应，值得进一步深入研究和推广。

三、病案举例

患者，男，33 岁。主诉：头痒脱发，伴鳞屑 6 个月。现病史：6 个月前患者自觉工作压力大，失眠并脱发，并伴有较多白色鳞屑，瘙痒渐重，未曾治疗，近半个月瘙痒严重，脱发增多，脱屑明显，为了系统治疗前来就诊。现症见：头发稀少且油腻，缺乏光泽，伴大量灰白色糠秕状头屑，有抓痕，结痂，尿黄，舌红、舌苔白腻，脉弦。西医诊断：慢性脂溢性脱发；壮医诊断：巧殷。治法：内外结合，疏通两路，调和气血，解毒补虚。方药：韦氏生发内服方、韦氏生发外洗方。壮医特色疗法：壮医经筋外治法。治疗 6 个月，病情好转，有较多黑发新生。

按语：本例患者属于慢性脂溢性脱发，壮医主要根据经验用方对症治疗，内外结合，疏通两路，调和气血，解毒生发。见效快，不良反应小，价格低廉，安全有效，简便易行。

（韦英才　刘儒鹏）

西南地区

叶建州病证结合治疗脱发

叶建州，云南省中医皮肤科重点专科、重点学科负责人及学科带头人，云南省中医皮肤病研究中心负责人。长期从事中医药及民族医药皮肤专业医疗、临床、教学工作。针对各类脱发的中医治疗，叶建州教授强调辨病辨证结合，以脏腑辨证为主，主要责之于肺、脾、肝，气血失和为其主要病机；病理产物主要为"（湿）热""瘀""虚"。

一、病证结合、脏腑辨证

脱发是皮肤科的常见病、多发病，主要包括雄激素性秃发、斑秃、休止期脱发等。叶建州教授认为"有诸内，必形诸于外"，头发的生长和脏腑、气血的盛衰关系密切。脱发的病位在毛发，根于脏腑（肺、脾、肝），不可一见脱发，即以补肝肾为常法。在各类脱发疾病的诊治中，主张首在"辨病"，其次"辨证"，临证中"除虚证以外，湿热、肝郁、血瘀也可导致气血失调，毛发失于濡养，而致脱发"。辨治斑秃的要点以气、血、肝肾不足与外受风邪为主，谨察病机：儿童治以补益肝肾、健脾生发为主；成年人疾病初期以凉血祛风、利湿散瘀为多；病程长者以调补肝肾及气血、化瘀生发为主。辨治雄激素性秃发的要点以"湿（热）、瘀、虚"为主；初病以实证为多，以清热除湿、凉血生发为主；后期以虚实夹杂为主，以疏肝健脾，调气活血为主。辨治休止期脱发，此类型脱发女性较多，需关注患者的精神状态、睡眠问题及脾胃功能，女性必问月经情况，辨治以疏肝调脾、养血生发为主，佐以化瘀通络。在病程治疗中始终贯彻改善毛囊微循环，佐以活血散瘀的药物；熬夜及精神焦虑为多数患者的共同临床特点，关注患者精神因素，通过调畅情志以助毛发恢复。

脱 发

二、斑秃的辨证论治

（一）血热风燥证

【病因病机】 素体血分蕴热，外受风邪，外风与内热相搏；或情志不遂，化热化火，热盛生风，上犯巅顶，热伤阴血，灼伤毛窍，则毛发失养而脱落。

【证候表现】 多见于青壮年人群，头发突然成片脱落，起病多急，或头皮微红痒痛伴口干咽燥，舌质红，苔薄黄而干，脉弦数。

【治法】 凉血祛风，润燥止脱。

【方剂】 荆芩汤（经验方）。

【药物组成】 紫草30 g，荆芥15 g，炒黄芩15 g，生地黄30 g，牡丹皮15 g，赤芍30 g，黄精30 g，制何首乌15 g，天麻10 g，荷叶10 g，水蛭10 g。

【方解】 紫草入血分，长于凉血活血，解血分热毒；生地黄清热凉血，养阴滋液，一助紫草清血分热，二可滋阴，此二药为君；牡丹皮、赤芍凉血散瘀，有凉血不留滞、活血不妄行之特点，增强君药凉血之力，再配苦寒泻火解毒之炒黄芩，三药为臣药；荆芥温而不燥，尤善祛血中风，透达在表风邪；合以脱发专病专药黄精、制何首乌、天麻、荷叶以养血益精，滋阴润燥祛风；水蛭入血分及经络，破血通络，逐瘀散结，其活血不留瘀、破瘀血不伤新血。

（二）气滞血瘀证

【病因病机】 无病脱发，亦是血瘀。久病入络，或皮里肉外血瘀，阻塞血络，新血不能养故发脱落。

【证候表现】 头发成片脱落，伴情志抑郁、头痛、夜寐不实，妇女月经不调，舌质暗有瘀斑，脉沉涩。

【治法】 行气化瘀，活血生发。

【方剂】 通窍活血汤加减。

【药物组成】 桃仁15 g，红花10 g，赤芍30 g，川芎30 g，白芷15 g，大枣15 g，生姜3片，蜈蚣2条，牛膝30 g，黄精30 g，制何首乌15 g，天麻10 g，荷叶10 g。

【方解】白芷、蜈蚣代替麝香，芳香走窜，开通诸窍，和血通络；桃仁、红花、赤芍活血消瘀，推陈致新；佐以大枣、生姜，调和营卫，通利血脉；配以川芎、牛膝调畅气血，一升一降加强活血通络之效；合以专病药对黄精、制何首乌、天麻、荷叶提高疗效。诸药合用，共奏行气化瘀、活血生发之功。

（三）气血两虚证

【病因病机】素体禀赋虚弱，食欲不佳或久病脾胃功能受损，气血生化不足，不能荣养毛发，而致头发大量脱落。

【证候表现】头发甚至眉毛、体毛脱落，常伴有头晕，神疲乏力，面色苍白，形体消瘦，舌质胖嫩，脉细弱。

【治法】益气健脾，养血生发。

【方剂】八珍汤加减。

【药物组成】党参30 g，茯苓30 g，炒白术15 g，当归15 g，川芎15 g，白芍15 g，熟地黄15 g，菟丝子15 g，黄精30 g，制何首乌15 g，天麻15 g，荷叶10 g，炙甘草10 g。

【方解】方中四君子汤益气健脾；四物汤补血和血化瘀，使气血有生化之源，气血调和则毛发有濡养；佐以菟丝子补肾益精；合以脱发专用药对黄精、制何首乌、天麻、荷叶增强生发之功。

（四）肝肾亏虚证

【病因病机】《素问》曰："肾之合骨也，其荣发也。"长期熬夜，睡眠不足，禀赋不足，病久耗伤阴血，导致肝肾精血不足，则毛发生长无源。

【证候表现】头发明显稀疏脱落，体虚易乏力，伴眩晕失眠健忘，腰膝酸软，夜尿频数，舌淡苔白，脉细。

【治法】滋补肝肾，填精生发。

【方剂】七宝美髯丹合神应养真丹加减。

【药物组成】何首乌15 g，牛膝15 g，黄芪30 g，当归15 g，枸杞子15 g，菟丝子15 g，黄精30 g，茯苓30 g，川芎15 g，生地黄15 g，羌活15 g，天麻15 g，荷叶10 g，水蛭10 g。

【方解】何首乌补肝益肾、涩精固气；牛膝、黄精、枸杞子、菟丝子补益肝肾，填精；当归补血养肝；茯苓淡渗以泄浊；合以神应养真丹养血活血祛风，加强养血生发之功。

三、脂溢性脱发的辨证论治

（一）肺胃蕴热证

【病因病机】紧扣"肺主皮毛"病机，素体阳热偏盛，过食肥甘厚味，酝酿湿热，循经熏蒸头面，津不敷布，火多水少，使得皮毛失于濡养而见毛发脱落。

【证候表现】前额及头顶处头发变细变软，逐渐脱落，头屑较多，头发油腻瘙痒，伴口干咽燥，舌质红，苔黄或腻，脉滑数。

【治法】清肺除湿，凉血降脂。

【方剂】枇杷清肺饮合五苓散加减。

【药物组成】炒黄芩15 g，炒黄连10 g，枇杷叶15 g，桑白皮30 g，生地黄30 g，牡丹皮15 g，茯苓30 g，猪苓15 g，泽泻15 g，炒白术15 g，焦山楂30 g，蜈蚣2条。

【方解】方中性味苦寒的炒黄芩、炒黄连，清热泻火、燥湿解毒，与既能泻肺热又可降胃热的枇杷叶、桑白皮共为君药；佐以滋阴清热、凉血散瘀的生地黄、牡丹皮，二药可减缓伤阴之弊；合以茯苓、猪苓、泽泻、炒白术以健脾利湿，使湿化热亦去；配以药对泽泻、焦山楂祛湿降脂；蜈蚣性善走窜，凡气血凝聚之处，皆能开之，可引药直达病所，缓解君药苦寒峻烈之性。

（二）湿热内蕴证

【病因病机】中青年男性患者居多，恣食肥甘，或素体胃热，脾失健运，湿热内生，循经上蒸巅顶，侵蚀发根，致头发稀少或脱落。

【证候表现】头发油腻脱落，伴头屑多及瘙痒，口苦便秘，舌红苔黄腻，脉滑数或弦滑。

【治法】清热利湿，除脂生发。

【方剂】龙胆泻肝汤加减。

【药物组成】龙胆草10 g，炒黄芩15 g，炒栀子15 g，川木通10 g，苦参10 g，车前子30 g（包煎），土茯苓30 g，茵陈30 g，泽泻15 g，焦山楂30 g，乌梢蛇15 g。

【方解】龙胆草，大苦大寒，既能泻肝胆实火，又能泻火除湿，切中病机为方中君药；炒黄芩、炒栀子苦寒以清热燥湿，泻火解毒，加强君药清热泻火、燥湿之功；"治湿不利小便，非其治也"，故用渗湿燥湿泄热之车前子、川木通、苦参、土茯苓、茵陈，导湿热之邪从小便而去；合以药对泽泻、焦山楂加强利湿散瘀除脂之功；乌梢蛇性善走窜，祛风通络，内走脏腑，外达肌肤，用之达祛风止痒之效。

（三）气虚血瘀证

【病因病机】"头面为诸阳之会""发为血之余"，血瘀毛窍，精气不宣，发根失其濡养，故而脱落。

【证候表现】脱发时间较长，伴头昏、神疲乏力，面色欠润，舌淡苔薄白，舌底脉络纡曲粗大，脉涩。

【治法】益气活血，通络生发。

【方剂】补阳还五汤加减。

【药物组成】生黄芪45 g，当归15 g，川芎15 g，桃仁15 g，红花10 g，赤芍30 g，炙黄精30 g，制何首乌15 g，天麻15 g，荷叶10 g，水蛭10 g。

【方解】补阳还五汤是中医治疗气虚血瘀的经典名方，常用于治疗中青年脱发。该方有益气活血、化瘀通络之功，符合《内经》"气血互根""疏其血气，令其和平"之经旨。头面为诸阳之会，"发为血之余""脱发之处，便是血瘀"，在益气活血药基础上佐以水蛭，祛瘀不伤正，则祛瘀通络更甚，脱发易愈，较之补肾生发，更符实际。

（四）冲任不调证

【病因病机】以女性患者为主，多因心情不畅，劳累抑郁，肝气不舒，损及心脾，脾伤运化失职，气血生化无源，而见脱发。

【证候表现】头顶部头发逐渐稀疏，伴有烦躁，抑郁，易怒，口苦，时有腹胀腹泻，舌红苔薄白，脉弦细。

【治法】疏肝解郁，养血生发。

【方剂】丹栀逍遥散合二至丸加减。

【药物组成】牡丹皮15 g，炒栀子15 g，炒白术15 g，柴胡15 g，当归15 g，薄荷10 g（后下），白芍30 g，茯苓30 g，女贞子30 g，墨旱莲30 g，水蛭10 g。

【方解】柴胡疏肝解郁为君药；当归、白芍养血敛阴柔肝，为臣药；炒白术、茯苓健脾利湿，共为臣药；牡丹皮泻血中伏火，炒栀子泻三焦郁火，益母草和血调经，共为佐药；薄荷辛散郁热，助柴胡散肝郁，为使药；合以二至丸为平补肝肾之剂，补肝肾养阴血而生发。

四、休止期脱发的辨证论治

（一）脾虚湿蕴证

【病因病机】多见于平素饮食不佳，易腹泻者。脾失运化，湿浊内生，气血生化乏源，发失濡养而成。

【证候表现】头发逐渐脱落稀疏，伴有脘腹痞闷，大便溏泄不爽，舌质淡，苔白腻，脉弦滑。

【治法】健脾祛湿，调气和血。

【方剂】升阳益胃汤加减。

【药物组成】黄芪30 g，半夏15 g，党参30 g，炙甘草15 g，独活10 g，防风10 g，白芍10 g，羌活10 g，陈皮15 g，茯苓15 g，柴胡15 g，泽泻15 g，白术10 g，焦山楂30 g，蜈蚣2条。

【方解】黄芪、党参、白术、炙甘草补益脾胃之气；柴胡、防风、羌活、独活升举清阳，祛风除湿；半夏、陈皮、茯苓、泽泻健脾利湿；配以焦山楂、蜈蚣化瘀通络。诸药合用，共奏健脾祛湿、调气和血之功。

（二）肝郁血虚证

【病因病机】精神紧张、情绪压抑，或劳倦太过，导致肝失疏泄，肝气横逆犯脾，脾气虚弱，运化失常，气血化生不足，发失濡养。

【证候表现】头发脱落，发质枯槁，伴有烦躁，抑郁，头痛目眩，神疲食少，或月经不调，舌淡红，脉弦细。

【治法】疏肝解郁，养血生发。

【方剂】逍遥散加减。

【药物组成】柴胡15 g，当归15 g，白芍15 g，炒白术15 g，茯苓15 g，薄荷10 g（后下），炙甘草10 g，炙黄精30 g，制何首乌15 g，天麻15 g，荷叶10 g，水蛭10 g。

【方解】方中以当归、白芍养血，以涵其肝木；茯苓、炒白术、炙甘草补脾土，以培其本；柴胡、薄荷俱系辛散气升之物，以顺肝条达之性。配以药对炙黄精、制何首乌、天麻、荷叶，佐以水蛭祛瘀生新。诸药合用，疏肝解郁、养血生发。

（三）血虚风燥证

【病因病机】 自身体质虚弱，加之外受风邪，上先受之，风为阳邪，其性开泄，使腠理疏泄而开张，毛根动摇。

【证候表现】 脱发伴有轻微瘙痒，头发干枯，皮肤干燥、脱屑，伴心悸失眠，头晕眼花，面色无华，妇女月经量少色淡或闭经，舌淡苔白，脉细无力。

【治法】 养血祛风，润燥生发。

【方剂】 神应养真丹加减。

【药物组成】 当归15 g，川芎30 g，白芍15 g，熟地黄30 g，木瓜15 g，菟丝子15 g，天麻15 g（后下），羌活15 g，炙黄精30 g，制何首乌15 g，牛膝30 g，蜈蚣2条。

【方解】 方中四物汤（当归、川芎、白芍、熟地黄）能养血活血祛风；木瓜、菟丝子、牛膝、炙黄精、制何首乌滋补肝肾；天麻、羌活、蜈蚣辛苦而温，祛风通络，引药上行巅顶。全方共奏滋肝补肾，活血祛风，养血生发之功。

五、专病专药、善用药对

叶建州教授继承了刘复兴主任的经验，善用脱发药对：黄精—何首乌、天麻—荷叶。根据现代药理学研究黄精多糖有抗氧化、抗衰老、抗疲劳、抗菌和抗过敏及增强免疫力等方面的生物活性；何首乌具有促进造血、增强机体免疫功能、抗衰老、类肾上腺皮质激素等作用；天麻具有镇静催眠、促智抗衰老，改善微循环的作用；荷叶水提取物有明显的调脂作用，在辨证基础上使用辨病药对可增强疗效。

除了上述辨治，叶建州教授强调"审证求因"，谨察病机，辨证论治，才能收到良效。如有肝脾不调少阳证者，选用小柴胡汤、温胆汤；水饮内停者，予以五苓散、真武汤等。善于使用药对随证加减：皂角刺、白花蛇舌草清热利湿；炒泽泻、焦山楂利湿除脂；川芎、牛膝活血通络；丹参、茯苓化瘀除湿；睡眠差者，加用夜交藤、合欢皮。

脱　发

六、头发的健康管理

（一）健康教育

积极与患者沟通，打消部分患者的用药顾虑，鼓励患者坚持用药，增强患者战胜疾病的信心；帮助患者缓解焦虑抑郁状态，提高患者的心理健康水平与生活质量。

（二）饮食宜忌

应限制糖类、脂类、辛辣、刺激性食物摄入，多食富含蛋白质、B族维生素及维生素C的食物。

（三）保持清洁

定期清洗头发，洗头次数根据季节、环境和头皮油脂情况来定，不可过度烫洗、染发，以免损伤毛囊加重脱发。

七、病案举例

例1：患儿，女，12岁。主诉：头发脱落3个月。现病史：3个月前头发脱落，渐加重波及全头部，无痒痛。现症见：头部头发95%以上脱落，脱发区触之光滑，少许头发残留，时有瘙痒，伴口干乏力，纳差，舌淡红苔白，脉弦细。西医诊断：斑秃；中医诊断：油风。辨证：肝脾失和，血不养发。治法：疏肝健脾，益气养血。方药：小柴胡汤合神应养真丹加减。外治：5%米诺地尔酊，每日2次。

二诊：头皮瘙痒缓解，口干纳差减轻，局部头发可见绒发生长，二便调，舌红苔白，脉弦。治疗有效，法守前述。

三诊：患儿无新脱发区，考虑年少患病，禀赋不足，平素纳差，予以七宝美髯丹合四君子汤加减，以滋补肝肾，健脾生发。

四诊：头发生长，时感头晕，舌红苔白，脉弦细。继续辨证予以小柴胡汤、补中益气汤、七宝美髯丹、二至丸、神应养真丹等加减。

如此治疗6个月，头发生长，诸症消失。

按语：本例为斑秃患儿。四诊合参考虑患者为禀赋不足，后天脾胃功能虚弱，气血生化不足，加之情志刺激，导致毛发失养。临床诊治中先辨病，诊断为斑秃，辨证以肝、脾为主，证属肝脾失和，血不养发。首诊予以柴胡剂调和肝脾，和解少阳，佐以神应养真丹滋肝补肾，活血祛风，养血生发。患儿治疗有效，随后以益气健脾、补益肝肾、活血散瘀为治疗要法，终获良效（图3）。

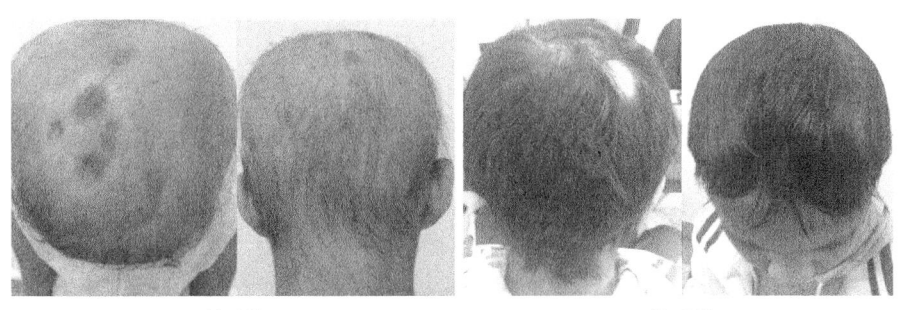

治疗前　　　　　　　　　　　治疗后

图3　患儿治疗前、治疗后头发生长情况

例2：患者，男，35岁。主诉：头发数量减少1年余。现症见：头皮油脂分泌旺盛，头皮瘙痒不甚，多梦易醒，口干，纳可，便干，舌尖红边有齿痕，苔薄白，脉弦细。西医诊断：雄激素性秃发；中医诊断：发蛀脱发。辨证：肺胃蕴热夹湿。方药：枇杷清肺饮合五苓散加黄精、夜交藤、天麻、荷叶、川芎、怀牛膝。外治：5%米诺地尔酊，每日2次。嘱患者饮食清淡、调畅情志、保持头皮清洁等。

服药3周后二诊：头发脱落及油脂减少，舌红边有齿痕，苔薄白，脉弦细。继予枇杷清肺饮合五苓散加减，5%米诺地尔酊坚持外用，每日2次。随后定期复诊，以小柴胡汤、温胆汤、补阳还五汤、神应养真丹等方药健脾利湿，益气活血，辨证服药3个月后，头发增多，油脂分泌减少，症状改善。

按语：本例为雄激素性秃发的中青年患者，辨证紧扣"肺主皮毛"的病机，肺失宣降，津不敷布，发失濡养，致头发稀少或脱落。从肺胃蕴热夹湿论治，治以清泄肺胃，除湿生发。予以枇杷清肺饮合五苓散加减，方中枇杷清肺饮清泄肺胃之热，佐以茯苓、猪苓、泽泻、炒白术调节体内水液代谢，除湿降脂；配以专病专药黄精、夜交藤、天麻、荷叶攻补兼施，调补肝脾，引药上行；川芎、怀牛膝一升一降调理气机，改善头部血液循环。在本例患者的诊治中早期以祛邪利湿为主，改善皮脂分泌、瘙痒和睡眠等症状，增强患者的治疗信心；病程中后期注重调理肝脾和气血，促进毛发再生（图4）。

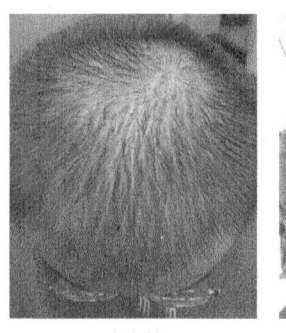 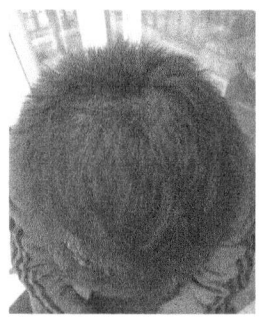

治疗前　　　　　　治疗后

图4　治疗前、治疗后头发生长情况

（叶建州　黄　虹）

西北地区

韩世荣从"内外结合,两步四型"辨治脂溢性脱发

韩世荣,陕西省名中医,陕西省第四、第五批中医药专家师带徒指导老师,二级主任医师,陕西省中医医院皮肤科原主任(现为名誉主任)。从医50余年,在学术上主张仁德仁术,立德于先,术精于后;倡导中西医结合,衷中参西,优势互补;善用附子类温阳药治疗硬皮病等皮肤顽症;善用和法治疗皮肤瘙痒类疾病;擅长治疗硬皮病、银屑病、慢性荨麻疹、脂溢性脱发、过敏性紫癜、白塞综合征、扁平苔藓、带状疱疹后神经痛等皮肤疑难顽症。发表医学论文80余篇,以主编、副主编身份编写大型医学专著24部,承担科研课题4项,获得国家专利2项、陕西省科技成果奖二等奖1项、中华中医药学会优秀著作奖三等奖1项。

一、脂溢性脱发的辨治

脱发有多种类型,大致分为神经性脱发、产后脱发、药物性脱发、症状性脱发、真菌性脱发、脂溢性脱发等,上述类型的脱发大多比较容易治疗,唯独脂溢性脱发最难见效。

脂溢性脱发是青春期后头额部、顶部缓慢性脱发,好发于青年男性,顽固难治。初期头发多脂发亮,皮肤潮红、油腻、瘙痒,伴有黄色结痂,频起白色皮屑,皮屑脱去后容易再生。逐渐发生头发脱落。脱发一般先从两额角、前额和头顶中间开始,继而弥漫于整个头顶,症状严重者脱发区会变得油光发亮,剩余的头发则变得细软枯黄。常伴有面部皮肤油腻,发痒潮红,或起白屑。

本病有家族遗传病史,与精神紧张、睡眠不足及喜食辛辣温热、油腻甜食等有关。西医治疗方法是通过抑制雄激素代谢酶活性或拮抗雄激素与其受

脱 发

体结合起到治疗作用，非那雄胺等是常用的药物，短期可奏效，但因不良反应等难以维持应用，停药后易复发。

中医将本病归属于"蛀发癣""发蛀脱发"，韩老师根据古代医家的论述结合自己的临床实践，以"内外结合，两步四型"辨治脂溢性脱发，临床疗效较为满意，现将其临床诊疗经验总结如下。

（一）治有次第

不论是肝胆有热、肺胃热盛，还是君火上炎、相火妄动，都是与热有关，年轻气盛，血气方刚，易生热化火，火性炎上，易乘阳位，所以头面部皮肤疾病多火热，结合油性体质所致脱发，即"热煎油出，火升油浮"之理。祛油不忘清热降火。

第一步：祛油除湿。油性脂溢性脱发的症状中皆有皮肤多油，甚至油脂堆积如水珠、瘙痒。乃湿邪为患，阻遏气机，影响气血化生。湿邪不除，头发难以再生。祛油除湿要针对病机而行，或清肝胆湿热，或清热凉血，或健补脾胃，达到湿去、油脂分泌逐渐减少以至正常的目的。化湿祛油的常用中药有白花蛇舌草、荷叶、茯苓、山楂、藿香、茵陈等。

第二步：生发。头面部油脂分泌恢复正常，每周洗头1次，没有油腻、瘙痒感即可进入第二步的治疗，即根据患者不同情况选择不同的生发药。如湿热体质者选择清热祛湿以生发，血热体质者选择清热凉血以生发，脾胃虚弱体质者选择健补脾胃以生发，血虚风燥体质者选择养血润燥以生发。脱发的病位在头部，故治疗用药上选择轻清上扬如叶、花、草之类的药物；火性炎上，易乘阳位，头部的皮肤疾病多热多火，用药当以清解凉散为主，慎用辛燥温热之品；皮脂溢出如水珠，乃上焦湿邪为患，所以在用药上必兼顾湿邪，常用芳香化湿类药物如荷叶、藿香等；血热者选用牡丹皮、生地黄、白茅根之类；湿邪为患多与脾胃运化功能失调有关，脾虚不能运化水湿，则湿邪外溢肌肤，常用山药、扁豆、莲子、薏苡仁等甘淡健脾养胃之品，以除湿之根源。

（二）治分"干湿"

湿性脂溢性脱发表现为皮脂分泌旺盛，皮损红斑、糜烂、流滋伴有油腻性痂屑，头发油腻发亮，细软脱落。干性脂溢性脱发表现为皮损基底微红，上有片状白色鳞屑，或厚或薄，头皮瘙痒剧烈，头屑纷飞，毛发干枯脱落。

湿性脂溢性脱发辨证可围绕"湿或热或湿热同见",故以清热化湿为治疗原则。干性脂溢性脱发多因血虚生风化燥,头发失养,在治疗中以滋阴润燥、养血生发为原则。

(三) 辨证求因

针对湿热产生的原因不同,治疗方法也有所侧重。例如:有的中年男性素体肥胖,多年大便不成形,治疗上应侧重健脾运脾来祛湿;有的患者为中青年女性,工作或生活压力较大,常有心烦易怒等肝火旺盛的征象,辨证为肝火上炎,挟湿热上攻于头面,故在治疗上可运用清泄肝胆湿热之法。

(四) 辨证分型

临床中,韩老师将脂溢性脱发分为肝胆湿热证、血分热盛证、脾虚湿盛证及血虚风燥证等4型进行诊治。

1. 肝胆湿热型

【证候表现】头皮油脂较多,瘙痒剧烈,常伴有口干气臭,烦躁易怒,便秘溲赤,面颊、额部满布丘疹、脓疱。舌质红,苔黄腻,脉弦滑数等。

【治法】清热泻火。

【方剂】龙胆泻肝汤加减。

【药物组成】龙胆草、栀子、连翘、黄连、当归、生地黄、赤芍、薏苡仁、白花蛇舌草、荷叶、茵陈、陈皮、甘草。

【方解】龙胆草清泻肝胆实火为君;栀子、连翘、黄连泻火解毒,为臣药;当归、生地黄、赤芍凉血养阴,以防苦寒太过伤阴,薏苡仁、白花蛇舌草、荷叶、茵陈化湿祛脂,陈皮理气化痰,共为佐药;甘草调和诸药,为使药。

【加减应用】便秘加大黄,面部油脂多加白花蛇舌草、生山楂、泽泻,口气味重难闻加生石膏、知母。

2. 血分热盛型

【证候表现】面色红赤,五心烦热,口干思饮,皮肤油脂多,瘙痒,舌红脉数等,女性经期提前,常伴有面部痤疮或脂溢性皮炎。舌红,脉滑、数、有力等。

【治法】清热凉血。

【方剂】凉血四物汤加减。

脱 发

【药物组成】当归、生地黄、川芎、赤芍、黄芩、连翘、白茅根、陈皮、牡丹皮、白花蛇舌草、荷叶、茵陈、甘草。

【方解】以凉血四物汤清热凉血，加连翘、白茅根清热凉血解毒，连翘兼能散结，白花蛇舌草、荷叶、茵陈化湿祛脂，甘草调和诸药。

【加减应用】便秘加大黄、枳实等，面部油脂多加泽泻、生山楂、白花蛇舌草、茵陈等。

3. 脾虚湿盛型

【证候表现】零散脱发，皮脂分泌旺盛，渗出，有油腻性痂屑，头发油腻发亮，继而细软、脱落，伴有身困乏力，大便稀溏，舌淡红、舌体胖大有齿痕，苔薄白，脉沉缓等。体型较胖的中年男女多见。

【治法】健脾祛湿。

【方剂】健脾祛湿汤。

【药物组成】党参、茯苓、白术、白扁豆、莲子、薏苡仁、陈皮、山药、白花蛇舌草、荷叶、头发七。

【方解】党参、白术、山药补脾益气；茯苓、白扁豆、莲子、薏苡仁健脾祛湿；白花蛇舌草、荷叶化湿祛脂，陈皮化痰。头发七乃陕西秦岭七药，功擅生发，是治疗各种脱发的专药。

【加减应用】舌苔厚腻加苍术，困乏无力加黄芪，便溏加赤石脂、肉桂、干姜。

4. 血虚风燥型

【证候表现】零散脱发，伴有头皮干燥瘙痒，有白色糠秕状鳞屑，尤其是头顶部白屑堆叠很厚，头发干燥无光，纳少不寐，身体瘦弱。舌淡红、苔薄白、脉细数等。

【治法】养血润燥。

【方剂】四物汤合二至丸加减。

【药物组成】当归、熟地黄、川芎、白芍、女贞子、墨旱莲、枸杞子、制黄精，头发七。

【方解】当归、熟地黄、川芎、白芍补血养血为本，以达到治风先治血、血行风自灭的目的；女贞子、墨旱莲、枸杞子、制黄精补肝肾、滋阴润燥以止痒；头发七功擅生发，是治疗各种脱发的专药。

【加减应用】失眠加茯神、酸枣仁，瘙痒剧烈加白蒺藜、荆芥、防风。

(五) 内外同治

脂溢性脱发的病位比较局限，局部皮损特点比较突出，辨证内服中药的同时结合中药外治，能够提高疗效。中药外治应根据头油多少及是否瘙痒选择用药，以祛油为主则选择除脂祛湿止痒类中药，如透骨草、白花蛇舌草、千里光、白鲜皮等；油多并瘙痒明显时以清热化湿止痒为原则，多选用野菊花、侧柏叶等煎汤待温湿敷患处；湿除油消痒止，当以生发为务，选择头发七、人参、骨碎补、红升丹等制成酊剂外涂。

二、脱发特色治疗方法

1. 脂溢性脱发专药

白花蛇舌草具有明显抑制油脂分泌的作用；荷叶利水化湿祛油；生山楂消脂祛油；以上三药在第一步祛油除湿时必须使用。茯苓健脾祛湿，九节菖蒲祛湿开毛窍，二药贯穿始终。头发七，乃陕西秦岭七药，寄生于灌木之上，乌黑细丝形似头发，是治疗各种脱发的专药，内服外用均可；浮萍（常用量为5 g）、麻黄（常用量为3 g）开窍生发；侧柏叶、松针乃取类比象使用，此五味药在第二步生发时加入使用，以增其效。

2. 中药生发酊（医院制剂）

由头发七、人参、骨碎补、九节菖蒲、红升丹等制成酊剂外涂，每日1~2次。在第二步生发时使用。

3. 新生发丸（医院制剂）

由熟地黄、当归、川芎、白芍、菟丝子、天麻、茯苓、制何首乌、枸杞子组成，具有补益肝肾、养血生发作用，在第二步生发时使用。

三、脱发的注意事项

1. 对于辨证属于血虚风燥型的干性脂溢性脱发患者，饮食要选择富有营养且补肾养血的食物，如大枣、花生、核桃、肉类及富含各种维生素的蔬菜、水果等。

2. 油性脂溢性脱发患者应尽量少食蜂蜜、白糖、巧克力等含糖类食物，辛辣刺激类食物，肥肉、羊肉等滋腻性食物，油炸、火烤类食物，此皆属辛热助火之品。

3. 头发宜勤梳少洗，每周洗头1次，以防洗得过勤刺激油脂分泌更多，造成恶性循环。

4. 多饮无糖豆浆。豆浆有抑制油脂分泌的作用，可以起到祛油防脱的目的。

5. 避免熬夜，保证充足的休息，保持心情舒畅，减少压力。

四、头发的健康管理

（一）按摩梳发

经常对头皮进行良性按摩（用手指揉一揉或拉一拉头皮），用木梳与铁梳梳发（不用塑料梳子），或用十指作为梳子，早晚按摩头皮或梳发100次，可促进头皮的血液循环，这是防止脱发最简易、最有效的方法之一。

（二）减少烫发

烫发应相隔数月，过于频繁（1个月内）地烫发，不仅会使头发变黄开叉，还易使头发脱落。

（三）科学洗头

保持头部与头发的卫生，科学合理地洗头发，是养发护发、减少脱发的重要方法。洗头应根据自己发质的类型，选择正规的洗发水，不要用碱性比较强的洗发水。洗完头发后，不要马上用吹风机靠近头皮猛吹，头发怕干燥与热，吹头最好离头发20 cm以上。

小妙招：用桑白皮煎水洗头，也可减少头发的脱落。

五、病案举例

例1：患者，男，27岁，2017年6月2日就诊。现病史：患者近2年来从前发际部开始脱发，其余部位毛发基本正常，近1个月脱发量增加。现症见：头发油腻，头屑多，伴有瘙痒，大便干，夜寐欠安。平素性格急躁易怒。专科检查：前额至头顶部头发稀疏脱落，头皮毛发油腻，相互纠结，脱发区部分头发手触即落。舌质红，苔薄黄，脉弦滑。西医诊断：脂溢性脱发；中医诊断：蛀发癣。辨证：肝胆湿热证。治则：清肝胆湿热，祛油除脂。方剂：内服龙胆泻肝汤加减。药物组成：龙胆草8 g，焦栀子10 g，连翘15 g，黄芩10 g，当归10 g，生地黄15 g，生山楂20 g，赤芍10 g，茯神

20 g，白花蛇舌草 30 g，荷叶 10 g，茵陈 15 g，陈皮 10 g，甘草 6 g。每日 1 剂，水煎 400 mL 后分早晚服用。嘱其忌口，每周洗头 1 次。

2017 年 6 月 18 日二诊：服药 14 剂后，脱发症状减轻，油脂分泌较前明显减少，大便每日 1 次，瘙痒减轻，眠可，舌质红，苔薄白，脉弦滑。上方去龙胆草防苦寒败胃，加九节菖蒲 10 g、浮萍 5 g 化湿开窍。每日 1 剂，水煎 400 mL 后分早晚服用。嘱其忌口，每周洗头 1 次。

2017 年 7 月 5 日三诊：服上方 14 剂后，诉每日脱发不足 30 根，基本正常，每周洗头 1 次，油脂分泌基本正常，痒止，舌质淡红，苔薄白，脉弦。第一步结束，改用第二步补肾养血，开窍生发，佐以健脾祛湿治疗。方用当归 10 g，熟地黄 20 g，川芎 10 g，白芍 15 g，茯苓 30 g，女贞子 15 g，墨旱莲 15 g，枸杞子 10 g，制黄精 15 g，侧柏叶 10 g，头发七 10 g，九节菖蒲 10 g，浮萍 5 g，麻黄 3 g。每日 1 剂，水煎 400 mL 后分早晚服用。嘱其忌口，每周洗头 1 次。同时服用新生发丸（医院制剂），每次 6 g，每日 2 次；外涂生发酊，每日 1 次。

2017 年 7 月 29 日四诊：服上方 21 剂，结合中成药及外涂药，有少许新发生长，油脂分泌正常，仅有少量脱发。嘱其使用三诊治疗方案继续治疗，巩固疗效。嘱其忌口，每周洗头 1 次。3 个月后随访，头发生长良好，病告痊愈。

按语：本案为脂溢性脱发之肝胆湿热证。年轻人工作学习压力较大，临证时脉弦者颇多，因情志的诱因导致肝脏疏泄功能失职，气郁化火，热最易挟湿，"热煎油出，火升油浮"，湿滞日久则瘀阻毛窍，津血不得上荣，故致脱发。治疗分两步，先祛湿除油脂，待湿去油脂正常后再补肾养血，开窍生发。重用茯苓一味，健脾祛湿，巩固疗效；头发七乃陕西秦岭之七药，功擅生发；通窍之品以川芎活血开窍；九节菖蒲祛湿开窍；以小量浮萍配麻黄助九节菖蒲开窍通闭。

例 2：患者，男，28 岁，2014 年 6 月 16 日就诊。现病史：4 年前开始前额、头顶零散脱发，头油较大，初期每 2 天洗头 1 次，逐渐增多到每天洗头 1 次，头皮瘙痒。病后多处治疗，长期服用胱氨酸片、生发丸、养血生发胶囊、维生素等，效果不佳。近 1 个月来脱发加重，诉每日枕头上有很多头发，每天洗 1 次头还感觉油腻、瘙痒，2 天不洗头则油脂黏在头皮上瘙痒难受。患者平素喜食辛辣刺激及糖类食物，伴有纳差便溏，疲乏无力，记忆力减退，余无不适。专科检查：头发稀疏，面部及头皮油腻，面色萎黄，头皮

脱 发

无潮红,有部分皮屑,舌淡红,苔白腻,脉缓无力。西医诊断:脂溢性脱发;中医诊断:发蛀脱发。辨证:脾虚型。治法:益气健脾,祛湿开窍生发。方剂:六君子汤加味。药物组成:党参30 g,白术15 g,茯苓30 g,陈皮10 g,姜半夏10 g,生山楂20 g,白花蛇舌草30 g,九节菖蒲10 g,浮萍5 g,麻黄3 g,白扁豆15 g,侧柏叶10 g,头发七10 g,薏苡仁20 g,菟丝子15 g,甘草6 g。每日1剂,水煎2次混合后早晚饭后服。外涂生发酊,每日1次。并嘱忌饮酒、饮料类、忌食辛辣、油腻、糖类及油炸、烧烤类食品,少吃肉食,饮食宜清淡,多食薏苡仁、红豆、小豆类祛湿利水食物及新鲜蔬菜、水果,减少洗头次数,每周洗头1次,保持心情舒畅,多休息。

2014年7月18日一诊:服药30多剂后,症状明显好转,脱发数量减少,瘙痒减轻,油脂减少,食纳增加,大便正常,疲乏无力好转。上方继续服用。注意事项同前。

2014年9月30日二诊:服上方已经3个月多,脱发停止,瘙痒消失,油脂分泌正常,因常出差,不便服用汤药,改用新生发丸(医院制剂)每日2次,每次6 g;参苓白术片每日2次,每次8片,同时服用,巩固疗效。

1年后随访,头发生长良好,病告痊愈。

按语:患者饮食不节,损伤脾胃,脾失健运,气机升降失职,致湿浊内生,气血乏源,故见纳差便溏、面黄、疲乏无力等;湿浊上泛,外溢头面,故头面多油;脾虚为本,湿浊为标,以益气健脾祛湿为主。以六君子汤加薏苡仁、白扁豆健脾祛湿,以固其本;以白花蛇舌草、生山楂祛脂除油;侧柏叶养阴除湿;开窍生发,重用茯苓一味健脾祛湿巩固疗效;头发七乃陕西秦岭之七药,功擅生发;通窍之品九节菖蒲祛湿开窍;以小量浮萍配麻黄助九节菖蒲开窍通闭。药证相应,诸症遂减,湿浊既去,扶正为主,后期以中成药巩固疗效。治疗中,医者宜详审病机,随证用药,湿浊较甚、头油较大时,不宜早投补益之品,避免其滋腻碍胃。

(韩世荣 马科党 李 宁 李美红)

马拴全基于"肾其华在发、发为血之余"理论辨治脱发

马拴全，主任医师，硕士研究生导师，陕西省名中医，陕西省中医药学术经验传承指导老师，任职于陕西中医药大学附属医院中医外科、皮肤科，国家中医药管理局重点学科——"中医疮疡病学"的学科带头人。擅长用中医治疗中医外科常见病及疑难性疾病，尤其在治疗脱发疾病方面，临床中常以中医基本理论"肾其华在发""发为血之余"为依据，以补益肝肾、健脾燥湿、养血生发、活血化瘀、兼以疏风为治疗法则。

一、病因病机

（一）肾"其华在发"

肾的主要生理功能为主藏精、主水液、主骨、生髓、通脑，开窍于耳，其华在发。关于肾"其华在发"理论记载见于《素问·六节藏象论》："肾者，主蛰，封藏之本，精之处也；其华在发"。《素问·五脏生成》曰："肾之合、骨也，其荣、发也，其主脾也"，故肾与发的生长与脱落有密切的关系。肾所藏之精包括"先天之精"和"后天之精"，"先天之精"与生俱来，主要是禀受于父母的生殖之精，也是构成胚胎发育的原始物质，藏于肾中，故《素问·金匮真言论》曰："夫精者，生之本也。""后天之精"是出生以后，水谷食物通过脾胃化生为水谷精微，经脾气的转输以"灌四傍"，成为脏腑之精，各脏腑之精化为各脏腑之气，以推动和调控该脏腑的生理功能，各脏腑精气通过代谢平衡后输送并贮藏在肾中，故《素问·上古天真论》曰："肾者主水，受五脏六腑之精而藏之"。"先天之精"与"后天之精"的来源虽然不同，但二者相互依存，相互为用。"先天之精"是肾精的主体成分，有赖于"后天之精"不断培育和充养，才能充分发挥其生理效应；"后天之精"的化生，又有赖"先天之精"活力的资助。二者相辅相成，在肾中密切结合而组成肾中精气。肾精所化之气，称为肾气。肾气，是相对于肾的生理功能而言的，肾精与肾气的关系，从本质上讲就是物质与功能的关系，习惯上常将二者称为肾之精气。发展到青春期时，生殖功

能逐渐成熟，肾精又可化为生殖之精以施泄。肾的主要生理特性是主蛰守位。主蛰，是喻指肾具有潜藏、封藏、闭藏的生理特性，是对其藏精功能的高度概括。各种原因影响其封藏功能，就会导致肾中精微物质的外泄。宋代钱乙《小儿药证直诀》曰："肾主虚，无实也"，充分体现了肾主封藏的生理特性。

肾"其华在发"的理论内涵有六：《素问·上古天真论》云："女子七岁，肾气盛，齿更发长……丈夫八岁，肾气实，发长齿更……五八肾气衰，发堕齿槁"，毛发的生长、脱落与人体肾气密切相关，此其一也。肾精化生元气，能激发毛发生长，此其二也。毛发的变化与肾气的盛衰一样，具有女子七、男子八的节律性，此其三也。《素问·六节藏象论》曰："肾者，封藏之本，精之处也，其华在发。"《灵枢》云："足少阴气绝，则骨枯……故齿长而垢，发无泽。"《金匮要略》载："夫失精家……目眩发落，脉芤脉迟"，说明肾"其华在发"的生理基础在于肾藏精的生理功能，此其四也。"精血同源""发为血之余"，张景岳《类经》云："发为精血之余，精髓充满，其发必荣，故荣在发"，说明肾精化为血液，濡养毛发，此其五也。督脉循于脊里，入络于脑，上过头顶，下属于肾，肾主骨生髓，脑为髓海，头发附着于头皮，肾、脊髓、脑髓、头发之间形成了一条通路，此其六也。因此，肾精的亏损会导致发无生长之源，毛根空虚而发落。

影响肾精的生成因素有以下几点：①肝藏血，肾藏精，肾精的充盛，有赖于肝血的滋养；肝血的充盈，亦依赖于肾精的化生。故有"精血同源"之说，其中一者的不足往往导致另一者的亏虚。多因久病失调、情志化火、房事太过等耗伤精血。②脾主运化水谷精微，化生气血，为后天之本；肾藏精，源于先天，为先天之本。先天与后天之间又相互资生，相互促进。若脾失健运，水谷精气生成不足，则可致肾中精气匮乏。③心肾精血互化。心主血，肾藏精，精和血都是维持人体生命活动的必要物质，心肾精血之间相互资生、相互转化。若心血不足，则血不化精。多因久病虚劳，耗伤肾阴；或思虑太过，情志忧郁化火等致心肾水火不济。故头发的生长脱落与肝、脾、肾三脏有着密切的关系。

（二）发为血之余

张景岳在《类经》中提出："肾者属水，肾藏精，骨藏髓，精髓同类，故肾合骨，发为精血之余，精髓充满，其发必荣"，解释了头发的生机根源于肾,而头发的滋养则源于精血。发的生长,有赖于精和血的滋养。肾藏精,肝藏血,精血又可互化,发的生长与脱落、润泽与枯槁,和精血的盛衰密切相关,故称"发为血之余"。隋代《诸病源候论》指出:"冲任之脉,为十二经之海,谓之血海,其别络上唇口,若血盛则荣于须发,故须发美;若血气衰弱经脉虚竭,不能荣润,故须发脱落。"此外,中医有"精血同源"的说法,即肾精与肝血二者可以相互滋生,关系密切、不可分离,主要表现为其中一者的不足往往导致另一者的亏虚,因此精血亏虚,常常同时出现。中医理论认为,发为肾中精气盛衰的外华,又为人体血气盈亏的标志。因此头发的疏密、润燥、泽枯、韧脆等状态,多可反映人体脏腑精血,乃至人体生命的功能状态。乌发飘逸正是年轻之体气血充盈、生机勃发的象征。鹤发童颜,正是年迈之人精血尚充、老当益壮的表现。

  明代陈实功《外科正宗》首创"油风"之名,认为此"乃血虚不能随气荣养肌肤,故毛发根空,脱落成片,皮肤光亮,痒如虫行,此皆风热乘虚攻注而然"。中医藏象理论指出,脾为气血生化之源,肝为藏血调血之脏,由此而言,头发与脾的生血功能、肝的藏血功能也有密切关系。中医认为,气血生成来源于父母先天精气,以及后天通过脾胃运化的水谷精气、肺所纳的自然精气。如果先天气血生成不足或后天劳累过度,可能会导致气血不足。一方面,因肾气亏虚、脾胃气虚或肝血不足,致使运化功能失调,从而导致气血不足;另一方面,由于劳累过度,耗损气血过多,使得气血生成供应不能满足机体的需要,而出现气血不足。气血充足,则脸色红润,头发乌黑,呈现出生气勃勃的状态;相反,气血不足,则会脸色苍白或萎黄、少气懒言、脉搏细弱,经常出现头晕目眩、疲倦无力、头发脱落、指甲干裂、多汗、耳鸣、心悸等现象。气血不足会伴有脾虚症状,易出现食欲减退、饮食消化吸收不好、抵抗力下降等情况。另外,血不养肤,会导致皮肤干燥、没有光泽、口唇干裂等。临床脾胃健旺、肝血充沛之人,头发多乌黑坚韧;脾胃虚弱、肝血虚少之体,头发多稀疏脆软,易脱易枯。产后失血过多的人,多见头发骤脱,便是典型例子。元代张从正《儒门事亲》中说:"人年少发白早落或头起白屑者,此血热太过也"。血热偏亢,导致风胜则燥,进而耗伤阴血,阴血不能上潮巅顶,荣养毛发,毛根干涸,故毛发先焦后脱落。《医学入门》认为:"胆合膀胱,上荣毛发,风气盛则焦燥,汗竭则枯也。"血虚生风化燥,不能荣养毛发,以致脱发时间长,头发稀疏,干燥枯黄,头皮迭起鳞屑,自觉瘙痒。血在风证的发生、发展和转归整个病程中都起着至关重要的作用，故"治风先治血，血行风自灭也"。清代医家王清任在《医林改错》中提出："头发脱落，各医书皆言伤血，不知皮里肉外血瘀阻塞血路，新血不能养发，故发脱落，无病脱发，亦是血瘀。"脱发日久，瘀血入络，瘀血阻塞毛窍，发失所养而枯槁脱落。此类型脱发往往病程较长，可伴随有唇甲青紫，舌质紫暗、紫斑、紫点，或舌下络脉曲张，脉涩或结、代等。产生瘀血的另外一个重要原因为肝郁气滞。人体情绪可以影响肝的疏泄功能，继而引起气机运行失常。长期情志抑郁或精神紧张，导致肝气郁结，不能推动血液运行，滞而为瘀，发为肝郁血瘀。此类型多见于女性或长期工作压力大、精神紧张、焦虑、情绪低落的人群。在血瘀的表现外，还可伴随情志抑郁、急躁易怒；妇女可见经行不畅，经色紫暗或夹血块，经闭或痛经，脉弦。

二、斑秃的辨证论治

（一）肝肾亏虚证

【证候表现】多见平素头发干枯，伴乏力，五心烦热，头晕失眠，腰膝酸软，夜尿频数，舌质淡红，苔少，脉沉细。

【治法】滋补肝肾。

【方剂】七宝美髯丹加减。

【药物组成】何首乌、茯苓、牛膝、当归、枸杞子、菟丝子、补骨脂、黄芪、川芎、熟地黄。

（二）脾虚失运证

【证候表现】多见于体质偏瘦小患者，伴无精打采，不思饮食，腹胀纳呆，大便溏薄，舌淡胖，苔薄白稍腻，脉濡缓。

【治法】健脾益气。

【方剂】人参健脾丸加减。

【药物组成】党参、太子参、茯苓、白术、炒山药、鸡内金、陈皮、黄芪、当归、菟丝子、制何首乌、神曲、山楂、麦芽、甘草。

（三）气滞血瘀证

【证候表现】多见头发脱落时伴头皮痛，头皮紧绷，情绪不稳，或抑郁,或易怒,或伴有面色晦暗,胸胁胀痛,痞闷不适,喜叹息,舌质暗,或有瘀斑、瘀点,苔薄,脉弦或脉细涩。

【治法】活血化瘀,疏肝理气。

【方剂】桃红四物汤合逍遥散加减。

【药物组成】桃仁、红花、生地黄、白芍、当归、川芎、丹参、鸡血藤、柴胡、香附、白术、茯苓、郁金、制何首乌、山萸肉、甘草。

(四) 气血两虚证

【证候表现】脱发广泛,甚至眉毛、体毛脱落,伴面色无华,唇舌、爪甲色淡,语声细微,少气懒言,头晕耳鸣,自汗,舌淡红,苔白,脉细弱。

【治法】益气补血,养血生发。

【方剂】人参养荣汤加减。

【药物组成】人参、炙黄芪、白芍、熟地黄、茯苓、川芎、当归、鸡血藤、阿胶、制何首乌、白术、桑葚、枸杞子、菟丝子、肉苁蓉、甘草。

三、脂溢性脱发的辨证论治

(一) 湿热熏蒸证

【证候表现】多偏嗜肥甘厚味,常见头发油腻,状如水浸,甚则数根粘连一起。伴纳呆,脘腹痞闷,大便不爽,舌质红,苔黄腻,脉濡数。

【治法】健脾燥湿,化脂清热。

【方剂】除湿胃苓汤加减。

【药物组成】白术、苍术、茯苓、陈皮、厚朴、防风、泽泻、生薏苡仁、黄芩、黄柏、苦参、白鲜皮、菊花、土茯苓、豆蔻、侧柏叶。

(二) 脾虚失运证

【证候表现】头发质地细软,长期脱发伴少气懒言,气短乏力,食少溏薄,舌淡胖,苔薄白略腻,脉濡缓。

【治法】健脾益气。

【方剂】六君子汤加减。

【药物组成】党参、白术、薏苡仁、菟丝子、制何首乌、陈皮、半夏、茯苓、甘草。

脱 发

(三) 血虚风燥证

【证候表现】 多见头发稀疏,干燥,头皮迭起鳞屑,搔之则白屑飞扬,落之又生,自觉头部烘热,头皮瘙痒,舌质红,苔薄黄,脉细数。

【治法】 养血活血,润燥祛风。

【方剂】 当归饮子加减。

【药物组成】 黄芪、当归、白芍、熟地黄、生地黄、红花、鸡血藤、川芎、桑葚、制何首乌、牡丹皮、荆芥、防风、蝉蜕、甘草。

(四) 肝肾不足证

【证候表现】 发病时伴五心烦热,头晕耳鸣,腰膝酸软,男子遗精,失眠多梦,女子月经紊乱,舌质淡红,苔少,脉沉细无力。

【治法】 滋补肝肾。

【方剂】 左归丸加减。

【药物组成】 菟丝子、肉苁蓉、生熟地黄、山萸肉、女贞子、枸杞子、牡丹皮、鹿角胶、制何首乌、当归、川芎、白芍、红花、丹参、鸡血藤、防风、甘草。

四、休止期脱发的辨证论治

(一) 脾虚湿蕴证

【证候表现】 多为头发质地细软、油腻,伴乏力,不思饮食,脘腹胀满,消瘦倦怠,便溏,舌淡胖,苔白腻,脉濡。

【治法】 健脾除湿,行气化痰。

【方剂】 升阳益胃汤加减。

【药物组成】 黄芪、半夏、党参、炙甘草、独活、防风、白芍、羌活、陈皮、茯苓、柴胡、泽泻、白术。

(二) 气血两虚证

【证候表现】 多表现为头发细软,面色无华,唇舌、爪甲色淡,语声细微,少气懒言,舌淡红,苔白,脉细弱。

【治法】 益气补血,养血生发。

【方剂】 八珍汤加减。

【药物组成】 当归、川芎、熟地黄、白芍、党参、茯苓、炒白术、鸡血藤、阿胶、制何首乌、菟丝子、肉苁蓉、甘草。

五、内外同用，综合治疗

马教授在治疗中强调内外并治，综合治疗。内治通过补益肝肾、健脾燥湿、养血生发、活血化瘀，兼以疏风调节脏腑气血，外治常运用中药外洗、涂擦、艾灸、梅花针叩刺等方法。中药外洗、涂擦可以直接作用于患处，增加局部药物吸收浓度，使药效直达病所；灸法和梅花针作用于患处，改善皮损处气血运行。内外同用，相辅相成，增强疗效。针对头发及面部油脂分泌旺盛的脂溢性脱发患者，给予自拟燥湿生发外洗方，组成：苍术、黄柏、苦参、蛇床子、地肤子、皂角、侧柏叶、当归、赤芍各30 g。针对血虚风燥型脱发，给予养血生发外洗方，组成：黄芪30 g，当归20 g，生地黄20 g，红花15 g，赤芍30 g，鸡血藤30 g，白芍30 g，皂角20 g，制何首乌30 g，甘草15 g，防风15 g，黄精30 g。针对全秃或者面积较大的斑秃患者，给予斑秃外洗方，组成：当归20 g，制何首乌30 g，红花15 g，皂角20 g，桂枝30 g，生姜15 g，艾叶15 g，防风15 g。针对面积较小、数量较少的斑秃患者，给予生发酊涂擦，组成：补骨脂、桂枝、红花、干姜，浸入75%乙醇10天后外用。若患者经治疗后超过3个月头发无明显生长，可在患处加用梅花针叩刺或隔姜灸，每周1次。

六、注重日常，护发养发

马教授认为，脱发是皮肤科较为难治的疾病，发病原因众多，包括饮食、情志、作息、劳动、体质等。常嘱患者健康饮食，多食蔬果及富含维生素C的食物，适当运动，保证充足的休息时间。同时嘱患者洗头频率应保持为每周2~3次，不宜过度清洗，以免破坏头皮健康。嘱患者树立信心，坚持治疗，以达病愈。头发稀疏干枯者，注意养发护发。对患头部穿凿性毛囊周围炎、感染性囊肿的患者，应尽早积极治疗，以防瘢痕性脱发及永久性斑秃的形成。

七、病案举例

例1：患者，女，62岁，2020年9月29日初诊。主诉：头发斑块状脱

脱 发

落 40 天，逐渐全秃 1 个月。现病史：患者诉 40 天前头皮出现大片风团包块伴瘙痒，并发现头部有一硬币大小头发脱落，未予重视。随后头皮出现多处指甲盖大小头发脱落，在当地医院治疗，诊断为斑秃，予以复方甘草酸苷片、多维元素分散片口服，生发酊外涂，疗效欠佳，头皮仍反复出现风团包块瘙痒，斑秃脱发逐渐加重。近 1 个月来头发逐渐全部脱落，头皮风团反复发作，瘙痒明显，遂来就诊。现症见：头发大片脱落，可见散在少许发束，头皮蚕豆大小水肿性风团，自感头皮紧绷、瘙痒，头晕头痛，精神紧张、焦虑，纳食欠佳，不寐，大便干燥，舌淡红、偏暗，苔薄黄，脉细数。西医诊断：全秃；中医诊断：①油风；②头皮瘾疹。辨证：肝肾不足，风邪侵袭。治法：补益肝肾，活血祛风。方剂：七宝美髯丹合消风散加减。药物组成：生地黄 15 g，当归 12 g，川芎 12 g，炒白芍 14 g，红花 10 g，制何首乌 10 g，山萸肉 14 g，防风 18 g，荆芥 10 g，僵蚕 8 g，蝉蜕 10 g，乌梢蛇 10 g，白鲜皮 20 g，地肤子 20 g，金银花 15 g，羌活 9 g，大黄 9 g，甘草 9 g。15 剂，水煎，每日 1 剂，早晚分服。口服地氯雷他定片，每次 5 mg，每日下午 1 次。外涂院内中药制剂生发酊温经活血，再以卤米松乳膏外涂，每日 1 次，并嘱患者放松心情。

二诊：上法治疗半个月后，头皮风团瘙痒较前减轻。微感胃脘胀、偶有口苦，睡眠稍安，舌淡红、偏暗，苔薄黄，脉细数。上方加砂仁 8 g（后下），白术 10 g，去僵蚕，继用 15 剂。外治同前。

三诊：头皮未再出现风团，已无明显瘙痒，精神饮食睡眠改善，二便调，舌淡红苔薄黄，脉细数。上方去荆芥、僵蚕、蝉蜕、乌梢蛇、白鲜皮、地肤子，防风减量至 13 g，加丹参 15 g，鸡血藤 15 g，赤芍 15 g，枸杞子 12 g，桑葚 12 g，菟丝子 15 g，继用 15 剂。外治同前。

四诊：头皮处可见新生细小发茬长出，未见风团及继续明显脱发，已无瘙痒，精神愉悦，饮食可，睡眠佳，二便调，舌淡红苔薄白，脉细数。嘱其停用地氯雷他定片及卤米松软膏，前方去金银花、大黄，加女贞子 12 g，山药 15 g，党参 15 g，墨旱莲 13 g，连服 1 个月，继续外涂中药制剂生发酊，每日 2 次。

五诊：一般情况好，头发明显生长、增粗，舌淡红苔薄白，脉数。效不更方，继服前方 1 个月，外涂中药制剂生发酊，每日 2 次。

六诊：头发生长良好，无不适，疗效满意。舌淡红，苔薄黄，脉弦细。嘱其再服上方 15 剂，以巩固疗效，停用生发酊。

服完 15 剂后停药观察，2 个月后告愈，4 个月后回访，头发生长浓密，有散在白发。

按语：该患者由斑秃发展为全秃，伴见头皮水肿性风团、瘙痒、心烦、情绪不畅等症，因肝肾不足，毛发失于肝肾阴血的濡养，又外感风邪，风邪侵袭头皮，羁留毛窍，风胜则痒，故见头皮发痒、毛窍疏松、毛发忽落。故以补益肝肾，活血祛风为治则。此患者为本虚标实之表现，故给予补益肝肾的药物以固本，给予活血祛风清热的药物以祛邪。早期加用抗组胺药地氯雷他定片和卤米松乳膏外涂以增加疗效，及时控制头皮荨麻疹的症状；后期应用中医辨证，补益肝肾，养血生发，内外合治，辨证准确，用药得当，中西医结合治疗，故而取得了较好的疗效。

例2：患者，男，30 岁，2021 年 8 月 3 日初诊。主诉：前头顶及两侧额角发际线脱发 1 年余，偶有瘙痒。现症见：头面部皮脂分泌旺盛，头皮及颜面可见红色斑丘疹，脓疱，平素作息不规律，好食油腻辛辣之物，易困嗜睡，常有脘腹胀满感，大便黏滞，小便黄，舌红，苔黄腻，脉滑数。西医诊断：脂溢性脱发；中医诊断：发蛀脱发。辨证：湿热熏蒸。治法：健脾燥湿，化脂清热。方剂：除湿胃苓汤加减。药物组成：生白术 15 g，土茯苓 30 g，苍术 14 g，陈皮 14 g，厚朴 12 g，白豆蔻 12 g，生薏苡仁 40 g，猪苓 12 g，泽泻 13 g，制何首乌 10 g，生山楂 20 g，荷叶 15 g，黄芩 14 g，赤芍 15 g，菊花 15 g，白鲜皮 15 g。14 剂，每日 1 剂，水煎，每次 400 mL，分早晚温服。嘱其清淡饮食，调畅情志，并外用燥湿生发外洗方，2 日 1 次外洗。

二诊：头皮及面部皮脂分泌较前减少，瘙痒症状较前减轻，疲乏、腹胀状况稍有缓解，舌淡红，苔黄腻，脉滑数。效不更方，继用上方 14 剂。

三诊：脱发症状较前减轻，颜面及头皮红斑变淡，脓疱消失，头面皮脂较前减少，瘙痒基本消失，大小便正常，舌淡红，苔薄黄腻，脉数。前方去猪苓、厚朴、白鲜皮，继用燥湿生发外洗方外洗。

四诊：患者诉脱发明显减少，头皮皮脂分泌明显减少。上方加当归 12 g，川芎 10 g，侧柏叶 12 g，以养血活血凉血，嘱其连续服用 1 个月，以巩固疗效。停用外洗方，嘱饮食清淡，忌食辛辣烟酒，勿用具有养发护发作用的洗发水。

3 个月后患者来诊，自诉脱发基本控制，头面皮脂分泌明显减少，本次要求治疗双额角上移发际线。建议暂不治疗，若自认影响美观，建议植发。

脱　发

按语：该患者形体肥胖，加之好食肥甘厚味，脾胃功能受损，运化失常，湿邪内生，湿热蕴结，熏蒸头面，头顶毛窍受湿热熏蒸，影响正常头发生长环境导致头发脱落；湿热熏蒸颜面部，致颜面红斑、丘疹、脓疱。方中生白术、土茯苓、陈皮、苍术、生薏苡仁、白豆蔻、厚朴、猪苓、泽泻健脾燥湿、利湿，令中焦健运，水湿运化；生山楂、荷叶消食化脂；黄芩、赤芍、菊花、白鲜皮清热解毒凉血；佐以制何首乌养血生发。全方理法齐备，病证结合，共奏健脾助运、养血生发之功，药中病机，获效显著。

（马拴全　余永博　李　琦　张睿青）

刘红霞——天山刘氏皮科外治流派治疗脱发的临床经验

刘红霞，二级教授，主任医师，博士研究生导师，享受国务院政府特殊津贴专家，全国首届岐黄学者，第五、第六、第七批全国老中医药专家学术经验继承工作指导老师，新疆首届中医民族医名医，新疆维吾尔自治区人民政府参事，从事中医皮肤科医疗、教学、科研工作近40年。擅长中医、中西医结合治疗皮肤病，在中医基础理论指导下，运用整体八纲、气血津液、脏腑经络等辨证思路，结合新疆皮肤病的特殊证候表现，充分将中药、针灸、罐、线等外治方法灵活组合，运用于银屑病、带状疱疹、湿疹、荨麻疹、痤疮、特应性皮炎、白癜风、黄褐斑、斑秃、硬皮病等顽固难治性皮肤病的治疗，开展中医外治方法30余种，形成了"天山刘氏皮科外治流派"。

一、中医对脱发的认识

中医认为，脱发的发生与脏腑关系密切。《内经》云："发为血之余。"《本草经解》云："髭发者血之余也，心者生之本，其华在面，心血通流，则髭发黑而颜色美矣"，提示毛发的生长与心主血脉有关。心血亏虚不能滋养而致脱发，故《灵枢》云："血气皆少无髯，有则稀枯悴"。

《灵枢·经脉》有云："肝足厥阴之脉……上出额，与督脉会于巅。"由此可见，肝血可循经直达巅顶，荣养头发。肝的气机条畅，气血和调，经络通利，则有助于十二经脉之气血达于头面，荣养毛发，使毛发润泽，不易脱落。肝的功能受损或衰弱，则气血不足，血不养发，毛发生长无源，则毛根空虚而致发落。

《素问·藏象》曰："肾者，主蛰封藏之本，精之处也，其华在发。"《伤寒杂病论》曰："夫失精家……目眩，发落。"肾精不足引起气血虚衰，血不养肾则肾血虚，毛发失于精血滋养则枯落。生命的本源来自父母的生殖之精，肾主蛰伏，是封藏精气的根本，头发是肾在外的荣华表现。肾精充沛，则毛发旺盛，肾气亏损则齿发去。

二、天山刘氏皮科外治流派对脱发的再认识

肝属木、脾属土，肝主疏泄、脾主运化，若肝气疏泄不及，则脾失运化，毛发得不到精微物质的濡养，就会发生脱落，生长变缓；刘红霞教授在几十年的临床工作中，发现新疆当地人们饮食多以鲜美多脂的肉类、乳酪为主食，喜饮酒，多表现为形体肥胖，肌腠致密，卫外抗邪能力强，肥甘厚味、湿热之品摄入多，久之则生内湿，湿邪停聚，久则伤脾。脾的运化功能失调，既不能化生气血以荣养头发，又易致水湿停滞以腐蚀发根。

肝主疏泄，主藏血；肾主藏精，精能化血；肝属木，肾属水，水能涵木。肝肾母子相生，肾阴滋养肝阴，肾精不足则不能滋养肝阴，造成肝血亏虚，以致血虚不能随气荣养肌肤，故毛发脱落成片。

肾为先天之本，脾为后天之本，气血生化之源，脾与肾相互资生，脾主运化，依赖命门之火的温煦，肾主藏精，需脾精来补充；脾主运化水湿，上输于肺，灌溉四旁，肾为水之脏，蒸腾气化水液，即"土能制水"。脾气虚弱，则肾精不能滋养，肾其华在发，肾精虚衰则头发干枯、脱落。

故刘红霞教授认为新疆脱发患者多责之于脾、肝、肾三脏。

三、天山刘氏皮科外治流派辨治思路及方法

天山刘氏皮科外治流派的创始人刘红霞教授在脱发的治疗中，除了关注皮损本身，更强调脱发患者的整体调理。常用中药辨证内服，对于热邪、湿邪、瘀滞者需以清热、除湿、祛瘀、消滞治之，脾虚、血虚、肝肾亏虚者需以健脾、养血、补肝肾治之。同时配合中医外治辨皮损治之，对于头皮油腻、瘙痒者予以中药淋洗以祛脂止痒；头发干枯、粗糙者予以养血润发中药洗之。多种非药物疗法综合运用，如热邪上蒸、湿邪困阻、气血瘀滞者，需

脱 发

配合背部膀胱经走罐、背俞穴拔罐、刺络拔罐，以泄热利湿、活血化瘀；虚证患者，需配合闪罐、穴位埋线等，振奋阳气、调理气血；小面积斑秃者，运用毫火针疗法点刺局部脱发区，大面积脱发患者则可选择针罐结合的方法；脂溢性脱发或雄激素性秃发患者运用毫火针治疗时需浅刺，而斑秃的治疗需深刺。在毛发正常生长后，通过改善患者的体质，帮助患者改变不良的饮食、作息习惯，维持脱发治愈后的远期疗效。

（一）中药口服以调理脏腑、调和气血

刘红霞教授对于脱发患者多遵循阴阳辨证、脏腑辨证、经络辨证等原则，对于肺胃蕴热型脂溢性脱发患者以经验方银花汤加减，以清热除湿、去屑止痒；对于辨证为湿热内蕴型患者以龙胆泻肝汤加减，清热利湿、去脂止痒；对于脂溢性脱发、斑秃辨为气滞血瘀型患者以通窍活血汤加减，行气活血、祛瘀生发；对于辨证为血虚风燥型患者以归芍地黄汤加减，养血祛风；对于辨证为脾虚湿盛型患者以参苓白术散加减，健脾祛湿、养血生发；对于辨证为肝郁脾虚型患者以逍遥散加减，疏肝健脾、生发乌发；对于辨证为肝肾亏虚型患者以知柏地黄丸加减，补益肝肾、养血生发。

（二）中医外治以祛瘀通络、养血活血、乌发生发

刘红霞教授对脱发患者外治方案的制定，常遵循辨证、辨体、辨皮损相结合的原则，如体质虚者常联合补益的方法，体质壮实者选用清泻的方法；脱发面积小则单纯用毫火针点刺，脱发面积大则用针罐结合等方法。刺激毛发生长的同时调整患者的脏腑气血，标本同治。

1. 中药淋洗法以去脂止痒、养血生发

（1）头皮油腻、脱屑、瘙痒者，选择经验方：祛脂洗剂，常用侧柏叶、大青叶、桑叶、透骨草、连翘、苦参、菊花等药物，水煎外洗，每日1次，7次为1个疗程。若患者头皮瘙痒、头发油腻、脱屑，可辨证为风、湿、热邪上蒸头部，给予侧柏叶、大青叶、桑叶凉血生发，连翘、苦参清热解毒、燥湿止痒，透骨草祛风除湿、舒通经络，菊花辛凉宣散走上。诸药合用，共奏祛风除湿、止痒生发之功。

（2）毛发干枯、脱发者，选择经验方：养血乌发方，多用何首乌、侧柏叶、当归、丹参、黄芪、黑豆、菊花等药物，水煎外洗，每日1次，7次为1个疗程。因患者毛发干枯、粗糙、脱发，辨证为精、血不能荣养毛发，

毛发的生长与脱落、润泽与枯槁都与脏腑功能有关，故外洗方中何首乌益精血、乌须发，侧柏叶凉血祛风，当归、丹参养血活血，黑豆养血益精，菊花辛凉宣散，黄芪益气以立生发之效。诸药合用，可养血益精，生发乌发。

2. 毫火针疗法以祛瘀生新、活血行气

毫火针疗法是刘红霞教授在传统火针的基础上，通过改良针具及针刺手法，首创的一种皮肤科外治疗法，改良后的火针选取直径为 0.25 mm 的毫针，取其针小、轻巧、灵活的特点，用于治疗皮肤疾病，既可迅速奏效，又可减轻患者痛苦，减少火针操作造成的创面。火针最早见于《内经》，属于古代九针中的"大针""燔针"，具有针和灸的双重作用，有很好的温通效果。针刺治疗斑秃自古有之，《医宗金鉴》有记载："宜针砭其光亮之处，出紫血，毛发庶可复生"。在火针治疗皮肤病的专家共识中也有提出，火针治疗斑秃应选择局部皮损处，火针通过腧穴将热导入体内，激发阳气，温通经络，同时祛瘀生新，活血行气。在雄激素性秃发的治疗中，毫火针的温热之性不仅可以激发经气，还能温经通络及鼓动气血运行。

具体操作：选择脱发区，充分暴露脱发部位头皮，一手持止血钳夹持 95% 酒精棉球，一手持 2~3 根一次性针灸针（规格为 0.25 mm × 40 mm），将针尖烧至通红并发白后进针，速进疾出，保证这一过程用时约 1/10 秒，迅速垂直点刺到脱发部位，适用于各种类型的脱发患者。

（1）斑秃患者，点刺深度可达 0.5~0.8 mm，间距 2 mm 左右，点刺后局部头皮可见小皮丘、头皮潮红，如有出血可手持干棉签按压止血。

（2）雄激素性秃发或脂溢性脱发的患者，点刺深度为 0.4~0.5 mm，间距 3 mm 左右，点刺后可见局部头皮潮红。

3. 留罐法以疏通经络、调理脏腑

留罐法是拔罐疗法的一种，亦称坐罐法。脱发由于邪气侵犯经络，使脱发区局部脉络气血不通，经络阻塞，头皮失于濡养，导致脱发。选择背俞穴行留罐法，因为足太阳膀胱经为六经之首，统摄诸阳，并得督脉阳气相助，在十二经脉中阳气最盛，两者相加可固表以抗邪，引阳奋起，温经驱寒化湿，不令外邪干侮脏腑经脉。故背俞穴拔罐可以振奋全身阳气，祛风散寒除湿，行气活血祛瘀。

此法适用于各种类型的脱发，常用穴为肺俞穴、心俞穴、肝俞穴、脾俞穴、肾俞穴。嘱患者取俯卧位，暴露患处，选用大小适宜、罐口平滑的玻璃火罐，左手持钳夹 95% 酒精棉球点燃后将罐内空气燃尽，形成负压，右手迅速将罐体扣在穴位或皮损部位，留置于施术部位10~15分钟，然后将罐起下，起罐时，一般先用一只手握住罐体，另一只手拇指或食指从罐口旁边按压一下，使气体进入罐内，即可取罐。

4. 闪罐法以振奋阳气、通经活络

闪罐法是拔罐疗法的一种，是让罐内形成负压，将火罐吸拔在皮损处，再立即起下，反复多次吸拔的一种罐法。通过将罐吸附于体表特定的部位，来产生一定的刺激。脱发常因机体正气亏虚，气血不和，日久血虚，毛发失养，逐渐干枯脱落，所以闪罐利用其吸附之力刺激皮损，提高皮肤温度，促进血液循环，提高局部头皮代谢功能，使其产生自我修复能力，使毛发生长。

病程长、血虚风燥、气血瘀滞证患者，取局部脱发区或肺俞穴、膈俞穴，选择大小合适的玻璃火罐，用闪罐法，将罐吸附于皮损处后迅速起下，重复5~10次，直至头皮潮红为度，闪罐后再行毫火针点刺，以助养血活血、祛瘀通络、生发乌发。

5. 走罐法以行气活血、温通散寒

走罐法是拔罐疗法的一种，指拔罐时将火罐推拉移动，以扩大作用面的方法。刘红霞教授认为，脾气虚弱、肝肾不足、精血亏虚是造成脱发的主要病因，精、气、血有一方不足都可能导致头皮失养，毛发脱落。走罐法兼具拔罐法和推拿法的双重疗效，利用负压将罐体吸附于皮肤，借助温热效应和机械性刺激加速局部血液循环，促进机体新陈代谢，达到行气活血、祛瘀散寒的作用，虽施术于表，实则疏通经络，内调脏腑，引邪外出，使局部气血调和，毛发生长。

病程短、肝郁脾虚证、脾虚湿盛证患者，取背部膀胱经及督脉或大面积脱发区，将适量凡士林油或生发油均匀涂于患处，将罐吸附在皮肤上，医者右手握住罐体，快速向皮损远心端方向拉动罐体，速度为10~15 cm/s，每次拉动方向一致（也可根据脱发部位形态拉动罐体），拉动至正常皮肤后借助腕力将罐体与皮肤分离，其后再次将罐内空气燃尽吸附于皮损表面拉动罐体，以此法重复作用于皮损处20~30次，每5~10次更换罐体。

6. 刺络拔罐法以泄热解毒、活血祛瘀

刺络拔罐法是将针刺和拔罐相结合以治疗疾病的一种方法。《医林改错》曰："头发脱落，各医书皆言伤血，不知皮里肉外血瘀，阻塞血路，新血不能养发，故发脱落。"毫火针或一次性注射器针头点刺后再行留罐法，使瘀血祛而新血生；或遵循整体辨证、治病求本的治疗原则，根据患者症候、体质辨证选择合适的穴位，以通其经脉、调其气血、扶其正气、祛其邪气，使人体阴平阳秘恢复于常。

（1）肺胃蕴热证、湿热内蕴证、气滞血瘀证患者，选择较大面积脱发区行毫火针点刺，再迅速将大小合适的玻璃火罐吸附在点刺部位，3分钟左右将罐起下，擦净局部分泌物或瘀血，以泄热祛瘀。

（2）取合适的腧穴，如肺胃蕴热证患者，选大椎穴、肺俞穴；湿热内蕴证患者，选肺俞穴、脾俞穴；肝郁脾虚证者，选肝俞穴；气滞血瘀证者，选膈俞穴。局部用碘伏棉签消毒后，手持一次性注射器针头快速点刺，再迅速将大小合适的玻璃火罐吸附在施针部位，留罐5分钟后起下，擦净局部分泌物或瘀血以泄脏腑湿热、祛瘀生发。

7. 针罐结合方案的运用

刘红霞教授运用中医中药治疗脱发，常选取整体与局部辨证、内治与外治综合，又能体现个性化的治疗方案。

（1）肺胃蕴热证患者，给予局部毫火针点刺后拔罐治疗，同时配合背俞穴留罐。

（2）湿热内蕴证患者，给予局部毫火针点刺后拔罐治疗，同时配合背俞穴刺络拔罐。

（3）气滞血瘀证、肝郁脾虚证、脾虚湿盛证患者，给予局部脱发部位走罐后行毫火针点刺治疗，同时配合背部膀胱经及督脉走罐、背俞穴留罐。

（4）脾虚、血虚、肝肾亏虚证患者，先在局部脱发区行闪罐后，再行毫火针点刺治疗，同时配合背俞穴闪罐、留罐。

四、运用膏方、穴位埋线调理五脏、养护毛发

中医认为七情六淫皆可导致脏腑功能失调、肌肤血脉失充、毛发失养而脱落。其病在毛发，病位在脏腑。故刘红霞教授在治疗脱发时，除运用内服联合外治的整体治疗方法外，还强调愈后的调养以改善体质、巩固疗效。

刘红霞教授在脱发患者治愈后，常根据患者体质特点，结合季节、环境等情况辨证处方，再通过浓煎后加入辅料制作成膏方口服，以调理脏腑、平衡阴阳，巩固疗效，预防复发。如儿童脱发患者、素体脾胃虚弱者，辨证选用参苓白术散加减配制膏方以健脾和胃；病程长、肝肾阴虚者，辨证选用六味地黄汤加减配制膏方以补益肝肾；平素体虚、脾肾阳虚者，辨证选用金匮肾气丸加减配制膏方以温补肾阳；肝郁脾虚证、脾虚湿盛证、血虚风燥证患者，在入冬后也可辨证选用中药膏方以健脾和胃、养血生发。

刘红霞教授还充分发挥中医外治优势，愈后常用穴位埋线疗法调养气血。穴位埋线由普通针刺发展而来，是长时间的留针、埋针效应，可对机体产生更加持续的良性刺激作用，融合了多种疗法，多种效应于一体，具有调整脏腑、调和气血、扶正补虚的功效。

辨证选穴，如肝肾亏虚证患者，取肝俞穴、肾俞穴、膈俞穴、血海穴；湿热内蕴证患者，取天枢穴、大横穴、曲池穴、血海穴、足三里穴。在所选穴位处局部消毒，将可吸收性胶原蛋白线裁剪为长 1~1.5 cm 的线段，将裁剪好的可吸收性胶原蛋白线放入一次性使用埋线针前端，勿使线头外露，将一次性使用埋线针针芯抽出 2~3 cm。一只手拇、食指绷紧或捏起进针部位皮肤，另一手持针入穴，达到所需深度，施以适当的提插捻转手法。当出现针感后，边推针芯，边退针管，将可吸收性胶原蛋白线埋植在腧穴的皮下组织或肌层内。出针后用无菌干棉签按压针孔止血。

针对湿热内蕴证、气滞血瘀证的患者，在湿、热、瘀滞消除后，应当嘱其注意清淡饮食、作息规律；针对肝郁脾虚证、脾虚湿盛证的患者，既要祛邪又要扶正，在湿和瘀祛除后及时改善脾虚的症状；针对肝肾亏虚证、血虚风燥证的患者，以补养为主。在脱发治愈后，也应该配合中药膏方口服以补益气血、调理脏腑，根据时令配合督灸治疗，益肾通督、温阳化瘀；也可 1~2 个月行穴位埋线疗法，以调和气血、调理阴阳。

五、研究及展望

脱发的常规治疗手段，多因治疗周期较长、不良反应较多、容易复发、远期疗效差、费用昂贵等因素让患者望而却步。近年来，中医中药治疗脱发有较好的疗效，受到医家的关注。最新的研究发现针刺治疗通过调节免疫系统的能力，以及与情绪认知相关的神经网络，可减少炎症及降低睾酮水平，有效治疗脱发。梅花针叩刺可能通过激活 Wnt 信号传递途径和血管内皮生长因子诱导毛发生长，促进多种细胞因子和生长因子的分泌，并通过对皮肤表面的反复轻叩促进皮肤血管扩张以增加毛囊和毛细血管周围的区域血流，从而改善头发再生。毫火针治疗脱发可扩张毛细血管、改善局部微环境和微循环，加速新陈代谢，促进毛发生长，诱导毛囊进入生长期。因此，中医外治疗法治疗脱发疗效显著，但目前对外治疗法的作用机制研究还有不足，尚需进一步探索。

六、头发的健康管理

（一）保证睡眠

每晚保证 7~8 个小时的充足、高质量睡眠，及时防治长期失眠，这对头发的滋养护理极为重要，也是防止与减少斑秃与精神性脱发的主要对策。

（二）营养均衡

饮食应多品种、多变化，保证主副食、荤与素、粗细粮的合理搭配，宜低脂、低盐、低糖，适当多吃些蔬菜、水果，特别是应保证优质蛋白质（如瘦肉、鸡蛋、牛奶、鱼、肝等）、各种维生素、矿物质与微量元素（如锌、铜、锰等）的摄入，这对保证头发营养的供给至关重要。

小妙招：平时可以适量吃些核桃、枸杞子、山药、香菇、黑芝麻、腰果、玉米、豆类及海带等食物，或辨证应用熟地黄、当归、黄精、山茱萸等有益肾、养血、乌发作用的药物，对防治贫血、促进头发的滋养保护等有重要意义。

七、病案举例

患者，女，28岁，2021年5月9日就诊。现病史：患者自诉3个月前发现枕后一处头发片状脱落，未行治疗，数日后，头顶部头发又见脱落，逐渐头部毛发全部脱落，自行生姜片外擦，口服"祖传秘方（具体不详）"，有少量毳毛生长，但数日后又脱落，为求中医治疗来诊。专科检查：头部毛发全部脱落，前发际线处可见数根白色毛发，头发松动易拔，其他脱发处皮肤光滑发亮，无瘙痒疼痛不适，平素不喜运动，喜食生冷之物，自觉四肢困重，腹胀，纳少，睡眠欠佳，小便正常，大便黏腻不爽。舌质淡红，舌边有齿痕，苔白腻，脉滑。西医诊断：全秃；中医诊断：油风。辨证：脾虚湿盛证。治法：健脾祛湿，养血生发。方剂：中药口服参苓白术散加减。外治方法：先行游走罐，至头部皮肤潮红，再行毫火针点刺，深度约0.8 mm，间距约3 mm；选择背部两侧膀胱经及督脉行游走罐，脾俞穴行刺络拔罐法。嘱患者作息规律，清淡饮食，1周后复诊。

二诊：患者头顶部可见毳毛生长，腹胀改善，四肢困倦，自觉毛发脱落

脱 发

较前量少，纳寐均可，大便溏稀，小便正常，舌质淡红，边有齿痕，苔薄白，脉滑。内服药物白术改为炒白术 10 g，薏苡仁改为炒薏苡仁 30 g，加炒枳壳 10 g，炒芡实 10 g 以健脾止泻。外治方法：选百会穴、头临泣穴、率谷穴、玉枕穴行闪罐法，至局部头皮潮红为度，再行毫火针点刺，继续在背部两侧膀胱经及督脉行游走罐，再选择肺俞穴、脾俞穴留罐益气健脾。嘱患者 1 周后继续行局部闪罐联合毫火针治疗，2 周后复诊。

三诊：2 周后复诊，患者头部小部分毳毛变黑，自觉四肢困重、腹胀症状明显改善，纳寐均可，小便正常，大便溏较前好转，舌质淡红，舌边有齿痕，苔白，脉滑。内服药物加黑豆 30 g、何首乌 10 g、当归 10 g 以养血生发。外治方法：继续头部闪罐联合毫火针点刺，选择肺俞穴、肝俞穴、脾俞穴留罐以补养肝血，巩固益气健脾之效。嘱患者 2 周复诊 1 次，辨证调整口服药物及外治方案，毛发逐渐生长。

3 个月后随访患者，患者头部脱发区毛发大部分生长，未见脱发，心情舒畅，无其他不适症状。

按语：斑秃中有 5%～10% 的病例其秃发可逐渐进行或迅速发展，在几天或几个月内头发全部脱落而成全秃。本例全秃患者为青年女性，因工作忙碌、思虑过度而伤肝脾，又喜食生冷寒凉而伤脾胃。《脾胃论·脾胃胜衰论》曰："夫饮食不节则胃病……胃既病，则脾无所禀受……故亦从而病焉；形体劳役则脾病，脾病则怠惰嗜卧，四肢不收，大便溏泻；脾既病，则胃不能独行津液，故亦从而病焉"，故平素不喜运动，脾病加之饮食不节而生湿，湿困又致脾病，最终患者辨证为脾虚湿盛证，既不能化生气血以荣养头发，又易致水湿停滞以腐蚀发根，故毛发在 3 个月内反复生长、脱落，最终毛发全部脱落。患者辨证为脾虚湿盛证，当选健脾之经典方剂参苓白术散加减口服。外治方法以脏腑辨证、皮损辨证为思路，首诊毛发全部脱落，且头皮光滑发亮，因患者病程日久，气血虚弱，故在头部行游走罐疗法以振奋局部阳气、疏通经络，再行毫火针疗法以活血行气通络；伴有四肢困重、腹胀、大便黏滞不爽等湿邪困脾、脾湿不运的症状，选择游走罐疗法以健脾利湿；配合脾俞穴刺络拔罐，使祛瘀而生新，加强健脾祛湿的功效。二诊已有毳毛生长，脱发量减少，腹胀缓解，但仍有四肢困倦，提示患者脾胃虚弱，湿邪已祛大半，治疗以加强健脾为主，故将白术改为炒白术、薏苡仁改为炒薏苡仁，加炒枳壳、炒芡实，以益气健脾、祛湿止泻；头顶部已有少量毳毛生长，则选择闪罐法，选督脉穴位百会升阳固脱，选足少阳胆经穴位头临泣、率谷，足太阳膀胱经穴位玉枕穴使清阳上升、湿浊下降，脱发局部行闪罐助阳气上升后，再行毫火针点刺，继续行走罐疗法，再配合肺俞穴、脾俞穴留罐益气健脾，养血活血。三诊患者小部分毳毛变黑，脾胃虚弱诸症皆好转，在健脾的基础上，可养血生发，口服中药酌加黑豆、何首乌、当归养血活血、生发乌发之品，外治方法增加肝俞穴留罐以滋养肝血、生发乌发。此后治疗根据脏腑辨证及毛发生长情况，个性化调整治疗方案。复诊时注意观察患者心理、情绪的变化，叮嘱患者重视生活调理、饮食禁忌，治与养相辅相成，最终使毛发完全生长，脱发治愈。

（刘红霞　徐优璐　任成茵）

闫小宁基于"四脏三分法"辨治脂溢性脱发

闫小宁，博士，主任医师，"西部之光"访问学者，硕士研究生导师，享受国务院政府特殊津贴及三秦人才津贴专家，陕西省高层次人才特殊支持计划科技创新领军人才，国家中医药管理局"十二五"重点专科、国家临床重点专科、陕西省重点学科负责人，陕西长安医学皮肤病流派第4代传人。临证20余载，对中医诊治脂溢性脱发有着丰富经验和独到的见解，提出"四脏三分法"辨治脂溢性脱发，即治疗初期以清热利湿为先，中期从肺、肝、脾为切入点辨治，后期扶正以补肾为主，总体以先祛邪后扶正为思路。

一、辨治思路

脂溢性脱发在病机上往往虚实夹杂。例如：脾虚失运，化源不足，久则损及肝肾，致血虚精亏，毛窍空虚；脾失健运，致水湿停积，上泛头面，侵蚀发根；或五志过极，暗耗阴精，化火生风，致"热煎油出，火升油浮"。故在治疗时，宜根据辨证结果灵活运用补虚泻实之法。

对油性脂溢性脱发，闫教授强调宜"先去油，后生发"，即先根据辨证运用芳香化湿法、健脾祛湿法、清热燥湿法，以减少皮脂溢出，而后再逐渐转以"生发"为主，即运用益肝肾、填精血、调养气血之法，以充养发根，

脱 发

促进毛发生长。对于干性脂溢性脱发,多由精血失养所致,但临证则非一味地运用补益生发之法,当兼有热伤阴血、血虚风燥时,则须权衡虚实,合用清热凉血、养血祛风等法祛邪实,后期则以补肾固本收尾。

二、分型论治

(一) 血热型

【证候表现】多见于干性脂溢性脱发,也可见于油性脂溢性脱发。症见头发稀疏脱落,可兼见白发,或干枯不荣,或头发油腻,头皮光亮潮红,发根黏腻,可散发特殊臭味;可伴见性情急躁,心烦易怒,少寐多梦,口苦咽干,唇红面赤,溲赤便秘,舌质红,苔薄白或黄腻,脉滑数。

【治法】凉血活血,养血生发。

【方剂】凉血四物汤加减。

【药物组成】生地黄20 g,当归15 g,赤芍10 g,川芎10 g,红花10 g,枳壳10 g,栀子10 g,牡丹皮10 g,陈皮10 g,甘草6 g,侧柏叶15 g,荷叶10 g,羌活10 g,女贞子20 g,墨旱莲20 g。水煎,每日1剂,饭后分2次服。

【加减应用】油脂过多者,酌加去油之生山楂、白花蛇舌草、茯苓、泽泻、蒲公英、生薏苡仁等;待皮脂溢出减少或正常时,可酌减去油药,加桑葚、制何首乌等;头皮瘙痒者,常选加桑叶、菊花、牛蒡子、白鲜皮、蔓荆子等。

(二) 脾虚型

【证候表现】头发稀疏脱落,头面皮肤油腻或油脂泌出正常,头皮无潮红,可伴瘙痒,皮屑,神疲乏力,头脑闷重,面色萎黄,脘腹胀满,纳差便溏,舌淡红,苔薄白或薄腻,脉细无力。

【治法】益气健脾,祛湿生发。

【方剂】六君子汤加减。

【药物组成】党参20 g,白术15 g,茯苓30 g,陈皮10 g,姜半夏10 g,生山楂10 g,白花蛇舌草30 g,荷叶10 g,菊花10 g,侧柏叶10 g,白茅根20 g,薏苡仁20 g,菟丝子15 g,甘草6 g。水煎,每日1剂,饭后分2次服。

【加减应用】头油脂减少或正常者，去生山楂、白花蛇舌草、荷叶，加墨旱莲、女贞子、松针等；便溏腹泻者，加山药、白扁豆；头身困重、舌苔厚腻，脉濡者，加苍术、厚朴、藿香、佩兰、白豆蔻；纳呆者，加鸡内金、生麦芽。

（三）肾虚血弱型

【证候表现】头面油脂泌出增多或正常，前额两侧及头顶部头发稀疏，细软干枯，可伴见头屑多，头皮瘙痒，痒若虫行，常夜间痒剧，面色少华，唇甲色淡，头晕心悸，失眠多梦，舌淡无苔或少苔，脉细弱。

【治法】补肾养血生发。

【方剂】神应养真汤加减。

【药物组成】熟地黄 20 g，当归 10 g，川芎 10 g，白芍 20 g，羌活 10 g，天麻 10 g，菟丝子 15 g，木瓜 10 g，侧柏叶 10 g，女贞子 20 g，墨旱莲 20 g。水煎，每日 1 剂，饭后分 2 次服。

【加减应用】皮脂溢出正常者，酌加枸杞子、制何首乌、沙苑子、桑葚等；头皮多油者，则酌加"去油"药物，常用药如生山楂、白花蛇舌草、茯苓、泽泻、薏苡仁等，并减少熟地黄用量；瘙痒夜甚，加夜交藤、白鲜皮；身困乏力，加黄芪、党参；失眠加酸枣仁、生龙牡等。

（四）肝肾不足型

【证候表现】相当于干性脂溢性脱发，或油性脂溢性脱发经"去油"治疗后。多病程日久，发展缓慢，头发脱落，脱发处头皮光滑或遗留稀疏、细软短发，可伴头晕耳鸣、口干、腰膝酸软、夜尿频多等，舌淡，脉细。

【治法】滋补肝肾，生发固发。

【方剂】六味地黄汤合七宝美髯丹加减。

【药物组成】熟地黄 20 g，山药 15 g，山萸肉 10 g，茯苓 10 g，泽泻 10 g，牡丹皮 10 g，枸杞子 10 g，怀牛膝 10 g，制何首乌 10 g，当归 10 g，女贞子 20 g，墨旱莲 20 g，菟丝子 10 g，侧柏叶 10 g，陈皮 10 g。水煎，每日 1 剂，饭后分 2 次服。

【加减应用】头油偏多者，加生山楂、白花蛇舌草，酌减枸杞子、制何首乌等药用量；五心烦热者，加黄柏、知母；畏寒怕冷者，加淫羊藿、巴戟天；腰痛膝软者，加杜仲、川断；夜尿频多者，加桑螵蛸、补骨脂等。

脱　发

临床可根据病情配伍应用中成药治疗，常用中成药如新生发丸、精乌胶囊、丹参酮胶囊、滋肾生发丸、养血生发丸、七宝美髯丹、归脾丸、八珍丸等；还可以配合胱氨酸片口服。

三、特色外治疗法

1. 外用搽剂

生发药水、5% 米诺地尔酊，外搽于脱发区，每日 2 次。

2. 梅花针叩刺

局部皮肤常规消毒后，用消毒梅花针以同心圆方式反复移动叩刺脱发区，刺激强度为弱到中度，以患处皮肤潮红、微出血为度，频率为 120～140 次/分。每周 2 次，每次 1 分钟以内，10 次为 1 个疗程。

3. 针刺治疗

主穴取百会、头维、生发穴（风池与风府连线中点），配翳明、上星、太阳、风池、丝竹空等穴位。实证用泻法，虚证用补法。隔日 1 次，每次留针 30 分钟。

4. 红光疗法

局部红光照射，隔日 1 次。

5. 自拟祛油祛屑洗方

侧柏叶 30 g，生地榆 60 g，皂角刺 20 g，连翘 30 g，松针 20 g，山豆根 30 g，威灵仙 30 g，煎水洗头或湿敷，每日 1 次。

四、临证心得

（一）先去油再生发

脂溢性脱发的根本原因在于精血亏虚，但不能一概用补。对于油性脂溢性脱发患者，闫教授认为"出油"之症与湿邪的存在有着密切的关系，湿是人体水液精微失于布散，积聚而成的病理产物，同时湿邪也可作为新的致病因素，如湿邪上泛，可侵蚀毛窍而致脱发；湿邪蕴结肌腠，郁而化热，湿热生虫，蛀蚀发根，湿热化热，伤及营血，或瘀阻脉络，阻滞气血，致毛窍失养等均可引起脱发。故油性脂溢性脱发，常属虚实并见之证。治疗早期以祛油为主，即施以芳香化湿法、健脾祛湿法、清热燥湿法。

（二）补肾为本

"肾藏精，其华在发""发为血之余，肾气之外候"，肝肾精血充盛，气血充足，并且脉络畅达，毛发始能得荣养而润泽浓密，反之肾精匮乏，血不化精，则致毛根空虚，毛发枯槁脱落。故闫教授指出，脂溢性脱发根本内因在于先天禀赋不足，后天调摄失当，以致精血耗竭，或化源不足，或络脉瘀滞等，临床辨证中虽然可见有湿热蕴结、血热风燥、水湿侵蚀等外在邪实的表现，或有脾胃虚弱等表现，但若肝肾精血尚充，毛发也不至于脱落。因而本病辨证多为本虚标实，而以本虚为主。在治疗中，应在祛除邪实或补脾助运等法的同时，以填补肝肾精血、通调血脉贯穿始终。

（三）内外同治

"外治之理，即内治之理，外治之药，即内治之药"，强调内外兼治。针对湿热上攻型脱发，患者多伴有大量头屑，自拟祛屑洗方，药物组成：侧柏叶 30 g，生地榆 60 g，皂角刺 20 g，连翘 30 g，山豆根 30 g，威灵仙 30 g 等，此外，局部采取红光、叩刺、熏蒸亦有显效。

（四）取类比象，善用引经

《本草衍义补遗》谓侧柏叶能"补阴"，《日华子本草》谓其"黑润髭发""松针……生毛发，安五脏"，取"冬夏长青，四时不凋"之性以治脱发；或如生发乌发之要药何首乌，《本草纲目》谓其"能养血益肝，固精益肾，乌髭发，为滋补良药，不寒不燥"，故侧柏叶、松针、女贞子等药在本病的治疗中不可或缺。此外，闫教授强调经络辨证，善用引经药：脱发以额部为主者加白芷、升麻等，巅顶脱甚者加荆芥、防风、藁本等轻清上行之品，颞侧脱发者加柴胡、川芎、青皮等，枕部脱发者加葛根、羌活等。

（五）养治并行，药食并进

对患者加强宣教，嘱不宜洗头过勤，治疗过程中禁食辛辣刺激及肥甘厚腻之品，多食生发乌发之物，忌熬夜、忌动怒，同时积极鼓励患者，建立信心，坚持治疗以守效。在辨证用药的同时，应注意提醒患者，去除引起脱发的各种因素，主要包括以下 3 个方面。

1. 脂溢性脱发患者不宜勤洗头。每日可梳理 3~5 次，每周洗头 1~2

次。清洗次数越多，分泌油脂也会随之越多，从而使头发失去足够营养而脱落。因此，洗得越勤，头油越大，头发掉得越多，如此便形成恶性循环。

2. 饮食调摄至关重要，是取得疗效的重要保证。患者应重视调整饮食结构，以清淡为主，多食薏苡仁、红豆、小豆类祛湿利水食物及新鲜蔬菜、水果，可每日饮豆浆（大豆）150～200 mL；同时，忌饮酒及饮料类，少吃肉食，忌食辛辣、油腻、糖类，以及油炸、火烤、上火之物，如荔枝、桂圆、大枣、蜂蜜、柑橘之类。

3. 调摄身心，不妄劳作。《素问·上古天真论》所言："今时之人不然也，以酒为浆，以妄为常，醉以入房以欲竭其精，以耗散其真，不知持满，不时御神，务快其心，逆于生乐，起居无节，故半百而衰也。"从中医辨证分析，长期情志不和、神不内守、妄于劳作等均可造成人体阴精耗散，或由阴不制阳，化火生热，进而灼伤营血，均易致毛发失养而脱落。故在治疗时应当注意身心方面的调摄。

五、病案举例

患者，男，29岁，2021年3月4日初诊。主诉：头部皮脂溢出增多3年，伴有头皮轻微瘙痒、头顶及前额脱发1年余。现病史：患者平素喜食油腻，于3年前，头油逐渐增多，每天洗头1次，油脂溢出仍多。近半年来脱发较前加重，每日晨起枕头上可见数十根落发，长期服用精乌胶囊、维生素B，外用米诺地尔酊皆缺乏疗效。现症见：头发稀疏，头面多油，并散发臭味，头皮未见潮红脱屑，纳食一般，常有饭后腹胀，夜休尚可，大便干，小便色黄频数，自觉肢体困重，渴喜冷饮，余无不适，舌质红苔黄腻，脉弦滑。西医诊断：脂溢性脱发；中医诊断：发蛀脱发。辨证：湿热蕴阻，精血不荣。治法：先"独取阳明"，以清热燥湿、祛风护发为旨，后以补益为主。方剂：除湿胃苓汤加减。药物组成：厚朴10 g，苍术10 g，陈皮12 g，泽泻10 g，猪苓10 g，茯苓30 g，生山楂30 g，侧柏叶20 g，白茅根20 g，防风10 g，蔓荆子15 g，薏苡仁30 g，羌活10 g，甘草6 g。14剂，水煎，每日1剂，早晚温服。外治：①自拟祛油祛屑洗方，用药为侧柏叶30 g，生地榆60 g，皂角刺20 g，连翘30 g，松针20 g，山豆根30 g，威灵仙30 g，煎水洗头或湿敷，每日1次；②局部梅花针叩刺，隔日1次；③局部红光照射，隔日1次。

2021年3月22日二诊：患者自诉服用后无不适，头面部皮脂溢出情况有所改善，瘙痒减轻，但仍需隔日洗头，头发仍见零散脱落，毛根细软，偶有心烦易怒，舌质红，苔黄略腻，脉弦滑。以清热利湿除烦为立意。效不更方，在上方基础上加淡豆豉15 g，灯心草6 g，14剂，用法同前。其余治疗不变。

2021年4月7日三诊：患者诉头部皮脂溢出情况明显改善，落发量减少。症见前额及头顶部光亮，伴胸闷、嗳气、腹胀、饭后加重，大便稀溏，舌质红苔薄白，脉弦，脱发量常随情绪波动而增减。辨证：肝郁气滞证。治法：疏肝理气、调理气血。方剂：逍遥散化裁。药物组成：当归15 g，白芍15 g，柴胡10 g，茯苓30 g，川芎10 g，藁本10 g，升麻6 g，鸡血藤20 g，炒白术15 g，生姜6 g，焦三仙各15 g，炙甘草6 g。20剂，用法同前。其余治疗不变。

2021年5月5日四诊：自诉服药后无不适。症见：前额及头顶部见微小毳毛，细软干枯，伴瘙痒、头屑，夜间加重，面色无华，舌淡暗苔白，脉沉细。辨证：肝肾亏虚，精血不荣。方剂：神应养真汤加减。药物组成：熟地黄15 g，菟丝子15 g，当归15 g，白芍12 g，天麻12 g，木瓜15 g，夜交藤20 g，白鲜皮20 g，侧柏叶15 g，茯苓20 g，鸡血藤20 g，制何首乌20 g，女贞子10 g，墨旱莲15 g，桑葚10 g。14剂。嘱患者可暂缓红光治疗，外洗方可隔日1次。

2021年5月26日五诊：患者诉症状好转，脱发明显减轻，头皮瘙痒缓解，应患者要求，暂停服中药，改用"新生发丸"与"精乌胶囊"间断服用，并嘱其忌食辛辣、油腻、糖类，以及油炸、烧烤类食品，饮食宜清淡，多食豆类食物，减少洗头次数，每周洗头2～3次。

后随访3个月，患者未诉不适，对疗效表示认可。

按语：患者为青年男性，平素喜食肥甘厚腻，日久脾胃运化功能受损，致湿浊内生，蕴而生热，湿热交结，热势上攻则见颜面部皮脂溢出增多，伴见瘙痒，此时宜"独取阳明"之清热利湿法，在除湿胃苓汤基础上，遵"高巅之上，唯风可到"之思路，加用轻清上行之风药以载药直达病所。三诊患者症见胸闷、嗳气、苔白、脉弦，脱发量随情志改变而增减，辨证为肝郁气滞证，选方逍遥散，患者兼有腹胀纳差，恐肝旺克土，加大白芍用量，加用健脾消食之焦三仙，以求缓肝理脾。四诊、五诊患者头部可见微小毳毛，干枯细软，伴瘙痒，夜间加重，属脱发后期，辨为肝肾不足，营血不荣，选方神应养真汤化裁，并加用鸡血藤、白鲜皮、制何首乌、侧柏叶等养

脱 发

血止痒、生发乌发之品。整个治疗过程闫教授根据脱发部位,妙用经络辨证,额部加白芷、升麻,巅顶加荆芥、防风、藁本,颞侧加柴胡、川芎、青皮,枕部加葛根、羌活。在内服汤剂的基础上,加中药煎汤外洗、红外线照射、梅花针局部叩刺等法,内外合治,体现了闫教授对"外治之理,即内治之理,外治之药,即内治之药"思路的重视,如此方可效如桴鼓。

(闫小宁 王 楷)

参考文献

[1] 唐雪纯，杭晓屹，黄祥实，等．当代中医名家辨治脱发用药规律研究［J］．中医学报，2019，34（8）：1651－1659．

[2] 洪流，姜玲，胡龙．姜玲刺络法为主治疗脱发经验［J］．中国民间疗法，2020，28（7）：116－117．

[3] 成惠娣，罗佳，刘菲菲．颈肩局部刮痧联合足太阳膀胱经背俞穴拔罐治疗颈型颈椎病40例［J］．中国中医药科技，2021，28（3）：422－424．

[4] 吴孙思，李咏梅．李咏梅教授运用膏方治疗脂溢性脱发临床举隅［J］．中国中西医结合皮肤性病学杂志，2018，17（6）：546－549．

[5] 侯思凡，顾炜．脂溢性脱发中医诊治源流探析［J］．中医临床研究，2021，13（29）：117－120．

[6] 刘朝霞，刘红霞．"调理阴阳，以平为期"治疗寻常性银屑病临床辨证思路［J］．实用皮肤病学杂志，2018，11（6）：364－366．

[7] 李琴，杨小荷，王贝，等．复方斯亚旦生发酊联合七味姜黄搽剂治疗脾虚湿蕴型雄激素性秃发临床观察［J］．中西医结合研究，2021，13（3）：188－190，193．

[8] 贺普仁．火针的机理及临床应用［J］．中国中医药现代远程教育，2004，2（10）：5．

[9] 熊蓉，谌莉媚，张荣海．火针治疗皮肤病的临床应用概况［J］．实用中西医结合临床，2017，17（4）：163－165．

[10] 中国中西医结合学会皮肤性病专业委员会特色疗法学组．火针在皮肤科应用专家共识［J］．中国中西医结合皮肤性病学杂志，2019，18（6）：638－641．

[11] LIAR, ANDREWS L, HILTS A, VALDEBRAN M. Efficacy of acupuncture and moxibustion in alopecia: A narrative review [J]. Front Med-Lausanne, 2022, 9: 868079.

[12] DAI T, SONG N, LI B. Add-on effect of plum-blossom needling in alopecia areata: a qualitative evidence synthesis [J]. Ann Palliat Med, 2021, 10 (3): 3000－3008.

[13] 中华医学会皮肤性病学分会毛发学组．中国斑秃诊疗指南（2019）［J］．临床皮肤科杂志，2020，49（2）：69－72．

[14] 安佳旭，王雅清，张洲，等．斑秃发病机制及治疗的研究进展［J］．疾病监测与控制，2020，14（4）：333－336．

[15] 杨淑霞．斑秃发病机制的研究进展［J］．中国医学文摘（皮肤科学），2016，33

(4): 465-470.

[16] 中国中医研究院广安门医院编. 朱仁康临床经验集 [M]. 北京: 人民卫生出版社, 2005: 208-211.

[17] 张明, 赵晓广. 刘巧: 当代中医皮肤科临床家丛书 [M]. 北京: 中国医药科技出版社, 2016: 104-111.

[18] 彭丽媛, 张雪亮. 孙思邈风药治疗脱发探析 [J]. 中国中医基础医学杂志, 2020, 26 (3): 309-311.

[19] 刘巧. 中西医结合皮肤病治疗学 [M]. 北京: 北京人民军医出版社, 2014: 20.

[20] GUPTA A K, BAMIMORE M A. Factors influencing the effect of photobiomodulation in the treatment of androgenetic alopecia: A systematic review and analyses of summary-level data [J]. Dermator ther, 2020, 33 (6): e14191.

[21] 何静璇. 梅花针加耳穴压豆治疗男性肝肾不足型雄激素性秃发的疗效观察 [D]. 广州中医药大学, 2021.

[22] 张贯萍, 李伟雄, 李汶珊, 等. 梅花针叩刺联合曲安奈德治疗斑秃的疗效观察 [J]. 皮肤病与性病, 2021, 43 (2): 246-247.

[23] 吴燕瑜, 齐俊南, 邱桂荣, 等. 复方倍他米松联合二氧化碳点阵激光治疗斑秃31例疗效观察 [J]. 药品评价, 2021, 18 (24): 1512-1514.

[24] 刘亚梅, 李红毅. 禤国维从肝肾阴虚论治斑秃的临证经验 [J]. 中医杂志, 2020, 16 (1): 13-15.

[25] 钟程, 张子圣, 刘城鑫, 等. 国医大师禤国维教授治疗脂溢性脱发经验 [J]. 中华中医药杂志, 2018, 33 (1): 133-135.

[26] 吕计宝, 韦达, 梁树勇, 等. 韦英才教授对壮医药学的再认识 [J]. 中医药管理杂志, 2024, 32 (17): 216-219.

[27] 张成会, 刘朝霞, 刘红霞. 刘红霞运用外治疗法治疗顽固性皮肤病临证经验 [J]. 中华中医药杂志, 2017, 32 (2): 2622-624.

[28] 黄雪英, 闫小宁, 魏苗, 等. 闫小宁"序贯三法"辨治脂溢性脱发经验总结 [J]. 中国美容医学, 2022, 31 (10): 155-158.

[29] 余青, 蔡玲玲, 杨柳, 等. 从气精血瘀论治脱发经验 [J]. 环球中医药, 2013, 6 (10): 753-754.

[30] 乌云, 乌日根白乙拉, 王美玲, 等. 蒙医药治疗银屑病的研究进展 [J]. 中国医学前沿杂志 (电子版), 2021, 13 (12): 9-11.

[31] 杨素清, 王帅. 王玉玺教授运用安神定志法治疗斑秃验案举隅 [J]. 江苏中医药, 2016, 48 (12): 47-48.

[32] 王远红, 方殿伟, 王绍莹, 等. 白郡符以气血为纲辨治皮肤科顽固难治病经验 [J]. 中华中医药杂志, 2019, 34 (9): 4087-4090.

[33] 董明亮,王庆兴,刘爱民. 刘爱民教授辨证治疗斑秃的经验 [J]. 中国中西医结合皮肤性病学杂志,2012,11(5):273-274.

[34] 张伟明,戴明,曾宪玉,等. 徐宜厚教授辨治脂溢性脱发经验 [J]. 中国美容医学,2023,32(6):121-125.

[35] 花日,孟克,乌兰其其格. 蒙药阿拉嘎斑布外涂液治疗斑秃临床观察 [J]. 包头医学,2013,37(3):158-159.

附 录

基于精神一体辨治斑秃

斑秃是一种由遗传与环境因素共同作用的非瘢痕性脱发，可波及眉毛、胡须、腋毛，甚者出现普秃情况。研究显示我国斑秃的患病率为0.27%左右，男性多于女性，严重者常合并银屑病、特应性皮炎、过敏性鼻炎等疾病。目前斑秃指南推荐口服糖皮质激素和免疫抑制剂，外搽米诺地尔酊，这些选择治疗周期长、不良反应多、费用高昂，给患者增加了严重的心理和经济负担。

中医学称斑秃为"油风""鬼剃头"等。对于脱发的认识多从血热风燥、气滞血瘀、气血两虚、肝肾不足论治，认为脱发主要责之肾与血。正如《素问·六节藏象论》所言："肾者，主蛰，封藏之本，精之处也；其华在发"。《素问·上古天真论》提到"五八肾气衰，发堕齿槁。"肾主骨生髓，其华在发，肾气亏虚，肾精不足，可见头发脱落、花白。临床上发现斑秃患者除脱发外，常伴精神不安之症，如失眠、多梦、健忘、惊悸、心慌、怔忡等，现代研究证实，焦虑、抑郁等精神问题可诱发斑秃的发作，其负面后果可能会发展或加剧心理问题。故而临床运用"精神一体"的思想，即"养精神，调气血"，安神定精，调神生发。寻因向果，以"养精神"为法辨治脱发，可发挥中医药个体化辨证论治的治疗优势，以达到调养精神从而治疗斑秃的目的。

一、精神一体理论来源

《素问·金匮真言论》载"夫精者，身之本也。"《灵枢·决气》云："故生之来谓之精，两精相搏谓之神。"这里的"精"是指禀受于父母的精气，故称之为"先天之精"，亦是肾精的主要组成部分。《灵枢·经脉》载"人始生，先成精，精成而脑髓生……皮肤坚而毛发长"。父母之精气相合，

附　录

形成胚胎发育的原始物质，故言没有精气就没有生命，正如《灵枢·天年》言："魂魄毕具，乃成为人。"后天之精为水谷精微所化，对先天之精进行培养和补充；精分布于各脏，以推进其功能活动，能使生命活动生生不息。由此可见，精气是构成和维持人体生命活动的本原。

"神"其含义有三：一是指自然界物质变化的功能。如荀子说："万物各得其和以生，各得其养以成，不见其事，而见其功，夫是谓之神。"（《荀子·天论》）天地的变化而生成万物，这种现象是神的表现，有天地之形，然后有神的变化。二是指人体生命的一切活动。中医学认为人体本身就是一个阴阳对立的统一体，阴阳之气的运动变化，推动了生命的运动和变化，而生命活动的本身也称为"神"。神去则气化停止，生命亦完结。可见，神是人体生命的根本，因此，只有"积精全神"，才能"精神内守，病安从来"。三是指人的精神意识。精神活动的高级形式是思，《灵枢·本藏》："五脏者，所以藏精神血气魂魄者也。"神是人体生命活动的主宰，五脏的生理功能正常发挥受神支配，故说"心者，君主之官，神明出焉"。

"精神一体"："精"即气血，"神"即精神，人体正是精与神的统一体，如《灵枢·本脏》"人之血气精神者，所以奉生而周于性命者也。"心主神，肾藏精，其中"精"为生命物质基础，"神"又对物质基础起作用，统帅调节精、气、血、津的运化，协调五脏功能，人的精与神具有互根互用、相互转化的属性，故称"精神一体"。在病理状态下，精亏可扰神，神扰也会导致精亏，正如《灵枢·本脏》"志意和则精神专直，魂魄不散，悔怒不起，五脏不受邪矣。"因此，神是脏腑功能的反映，神志不安，精神不调，脏腑失常，正气亏虚，感受外邪，气血失和导致头发大片脱落形成斑秃。故治疗斑秃首要补精以养神，安神以益气，扶正祛邪，以实现阴阳平衡。

（一）神守精安，神扰精动

基于精神一体理论，神守精安，神扰精动，神不守，精不静，则精不养发。神不安多表现为过喜、过怒，忧虑，惊恐，悲伤等五志不安的症状，因此斑秃的患者除了脱发的问题，常伴眠差、心慌、怔忡、惊悸等神不宁等症。在传统医学中，神为人一身之主宰，说明了得神对健康的重要性以及失神与疾病的相关性。五脏藏五神，心主神志，心失所养，心神不得安，五脏不得养，五脏不安亦会影响五神。"阴平阳秘，精神乃治，阴阳离决，精气乃决"，阳不入阴便会引起失眠，失眠越久亦会扰乱人体正常运行，导致阴

脱 发

阳进一步失调，人是一个统一的整体，阴阳失调，"睡眠—觉醒"节律被打破，机体循环受影响，便会出现脱发。斑秃与肾精密切相关，如《素问·六节藏象论篇》："肾者，主蛰，封藏之本，精之处也，其华在发。"肾精充盈则头发茂盛，光泽，肾精亏少，则头发干枯甚至脱落，临床当中，也多见患者因熬夜、失眠、多梦等导致脱发的症状，对于这类脱发，其治疗应该基于"精神一体"理论，着重从安神、养精、补气的角度来治疗。

（二）神调精安，调神生发

1. 调情志养神

（1）过喜：喜为心之志，过喜则伤心，耗散心气；胃使浊气归心，化赤成血，心气不足，血液的生成减少，气不行血，血不上行，血不荣发，则干枯易落；心气涣散则见神志错乱，伴见喜怒无常，言语错乱，脉缓，临症可选酸枣仁汤、癫狂梦醒汤，癫狂梦醒汤可降低血清胆碱酯酶水平以改善精神分裂症患者的精神状态。

（2）过怒：怒为肝之志，怒则伤肝，肝失疏泄，血脉壅滞，毛发失去血液滋养，则枯黄、易脱；肝气郁结，则心烦易怒，善太息，胁肋部疼痛，脉弦，临床可选柴胡疏肝散或逍遥散加减。

（3）忧思：思为脾之志，过忧则伤脾，脾失运化，则气血生化无源，气血亏虚，毛根失去濡养则毛发脆裂、脱落，脾气虚弱，运化失司，见纳差、腹胀、腹泻、面黄枯瘦，脉细弱，临症选归脾汤加减。

（4）悲伤：悲为肺之志，过悲则伤肺，肺主皮毛，肺热，其色白而毛败；头发从广义上说是皮毛的一种，肺气亏虚，皮毛衰弱，发易脱落，肺气亏虚，宣降功能受损，津液失于输布，则见咳嗽，痰多，面色苍白，脉沉缓，方选甘麦大枣汤。

（5）惊恐：恐为肾之志，过恐则伤肾，肾精亏虚，精不荣发则发脱，肾精不足，多见腰膝酸软，遗精，阳痿等，脉多沉，方选朱砂安神丸或桂枝加龙骨牡蛎汤等。

2. 补气血养精

气可化血，血可化精，补益气血可充后天之精，精充，肝肾功能正常，斑秃可再生，临症可选神应养真丹、十全大补汤加减。

3. 针灸推拿

艾灸神阙、百会等穴通过热作用刺激穴位，改善机体循环，达到醒脑安神的作用；针灸可以通过针刺穴位以疏通经络气血、调整阴阳来改善睡眠质量。现代医学研究发现调神针法已多次被证实能改善不寐。推拿可以放松肌肉，改善血液循环，调节自主神经的功能以改善失眠、焦虑状态。

4. 导引、五音疗法

八段锦、易筋经、太极拳等，通过舒缓肢体，放松呼吸，通过调身、心、息以养精、气、神，长期练习可以平衡阴阳、调和气血、疏通经络、培育元气，鼓舞正气，恢复脏腑功能。孙思邈提出的养生导引术中指出：手心搓热自前额往后脑最后至颈部来回摸搓，可疏通头部气血，防止白发及脱发。

综上所述，斑秃的治疗应重视调和气血，安神定志，神安精足是治疗斑秃的关键。除中药方外，还可以辅以针灸、埋线、推拿、五禽戏、八段锦等导引术、五音疗法等辅助治疗。

二、验案举隅

患者，男，28 岁，2023 年 2 月 27 日初诊。主诉："斑秃 4 月余"。初诊，患者 4 月前头部成片状脱落，逐渐加重，自述与情绪有关，曾外用肌注得宝松，外用米诺地尔酊，卤米松等，效果不显，持续进展。既往史无特殊。刻下症见：头顶多发掌心大小圆形、椭圆形界清毛发脱失斑，脱失斑大小不等，情绪急躁，眠浅易醒，神疲乏力，舌红苔白，脉涩，舌下络脉青紫。西医诊断：斑秃；中医诊断：油风。辨证：肝肾不足，肝郁气滞。治法：滋阴补肾，疏肝养血，方选神应养真丹合血府逐瘀汤加减。处方：熟地黄 20 g，当归 20 g，川芎 10 g，菟丝子 20 g，天麻 10 g，木瓜 10 g，羌活 10 g，荆芥 10 g，五味子 6 g，枸杞子 6 g，桃仁 20 g，红花 15 g，生地黄 15 g，赤芍 10 g，怀牛膝 15 g，桔梗 10 g，北柴胡 10 g，枳壳 10 g，炙甘草 10 g，石菖蒲 10 g。共 14 剂，水煎 200 mL，每日 2 次。

按语：本例为青年男性患者，工作压力大，疲劳伤神，素体亏虚，肾精亏耗，水不生木，肝气郁结，故见急躁易怒；精气不足，化血乏源，血不养神，脉涩，舌下络脉青紫均为瘀血扰神之象，见失眠多梦，眠浅易醒，发枯易脱，故予神应养真丹合血府逐瘀汤为基础方，治以滋补肝肾，祛风除湿，活血化瘀。神应养真丹是治疗脱发的名方之一，脱发者多湿邪，风、寒、湿外袭，以致血脉失养，血不养发，故见发落，以羌活、木瓜祛风除湿，熟地黄、当归、川芎、赤芍养血活血，菟丝子补肝肾。患者年过半百，肾气不足，故加枸杞子补肝肾；肝气郁结，情绪急躁，加北柴胡、枳壳疏肝理气；

脱　发

患者为脱发所困，思虑过多，暗耗心血，神失所养，故失眠多梦；心神不安，肾精不藏，头发难长，加五味子收敛固涩，又能补肾宁心；加石菖蒲安神镇静，又与羌活、木瓜合用化湿，两方合用共奏补肝肾，益气血，祛风除湿，安神养发之功。三诊时患者脱发区内见大量新生黑色短发，脱失斑不明显，疗效甚佳，患者满意。

三、总结

斑秃患者见大片头皮脱失斑，影响患者形象，患者易出现容貌焦虑进而影响患者情绪，斑秃患者有焦虑、抑郁等负面情绪，负性情绪常导致睡眠障碍，睡眠障碍又会诱导负性情绪，从而加重斑秃的病情。中医从"精神一体"理论探索斑秃的治疗思路，为临床辨治斑秃提供参考。"精神一体"认为神即精神，精即气血，精盈血充神安则五脏健，养精即是安神，安神能养精。肾主发，肾精的充足与否与头发的生长密切相关，神是五脏六腑的主宰，使五脏和，六腑调，则精充，血旺，发长，故注重调神是治疗斑秃的重要方法。阴阳互根互用，阳生阴长，精血为阴，神所主的精神活动属阳，神调，阳气足，阴血亦会生，故我们更应注重神志的调节，自我情绪的管理，临床上常用茯神、龙骨、牡蛎、朱砂、酸枣仁等安神的药物及酸枣仁汤以配合针灸导引等疏肝理气，安神定志，改善患者睡眠，使机体形成一个良性的循环，从而改善患者脱发问题，值得在临床中进一步探索。

（徐　静　陈维文）

基于阴阳五行学说论脱发的辨证治疗

一、引言

（一）脱发的流行病学与中西医认知差异

全球脱发患病率超 20%，现代医学多归因于雄激素、免疫等因素，但存在药物依赖性强、复发率高等问题。脱发在中医理论中属于"发堕""油风"等范畴,其发生与脏腑功能失调、气血失和密切相关。中医古籍《诸病源候论》指出"若血盛则荣于须发,故须发美;若血气衰弱,不能荣润,故须发秃落",强调"内调脏腑,外养毛发"的整体观。

(二) 阴阳五行学说的理论基础

《素问·阴阳应象大论》提出"阴阳者,天地之道也",五行生克(木火土金水)与五脏(肝心脾肺肾)的配属关系构成动态平衡系统。发为"血之余""肾之华",其荣枯直接反映"肾-肝-脾"轴的功能状态,五行失衡可致精血不荣、风燥湿浊等病理产物阻滞发根。

二、脱发的阴阳五行病机体系

(一) 阴阳失衡的病理层次

1. 阴液亏虚型
(1) 肾阴不足:水不涵木,肝阳化火,灼伤毛囊(常见于熬夜、房劳过度者)。
(2) 肺阴耗损:燥邪犯肺,皮毛失濡(秋冬季脱发加重者)。
2. 阳气失司型
(1) 脾阳不振:土不制水,湿浊上泛(脂溢性脱发典型病机)。
(2) 卫阳虚衰:腠理不固,风寒袭表(产后脱发、斑秃突发者)。

(二) 五行生克失常的致病模式

见附表1。

附表1 五行生克失常的致病模式

五行关系	病机演变	临床表现
木郁土壅(肝克脾太过)	情志抑郁→肝失疏泄→脾运受阻→湿热内生	头油增多、脱发伴焦虑腹胀
水火不济(肾水不制心火)	久病伤肾→心火独亢→血热生风	头皮灼热、圆形斑秃

续表

五行关系	病机演变	临床表现
金水不生（肺肾两虚）	肺气不足→津液不布→肾精失充	毛发干枯易断、气短腰酸

三、六经辨证与脱发证型

（一）太阳经证（风寒外袭）

【证候】突发斑秃，头皮紧绷，恶风，脉浮。
【治法】祛风开表，通阳固发（疏风散表邪以通毛窍，温通阳气以固发根）。
【方药】桂枝汤加羌活、防风。

（二）少阳经证（胆郁痰扰）

【证候】侧头部脱发，口苦胁痛，舌苔黄腻。
【治法】疏木清胆，枢利三焦（疏泄肝胆郁滞，清化痰热以恢复三焦气机枢转）。
【方药】小柴胡汤合温胆汤。

（三）少阴经证（心肾不交）

【证候】白发早生伴失眠健忘，舌尖红，脉细数。
【治法】降火济水，引精荣发（清降心火以滋肾水，导引精血上荣濡养毛发）。
【方药】黄连阿胶汤加桑寄生。

四、辩证治疗方案设计

（一）药物治疗

1. 七宝美髯丹
【药物组成】制何首乌、茯苓、牛膝、当归、枸杞子、菟丝子、补骨脂。

附　录

【方解】以滋肾填精，养血荣发，补肝益髓为治法，针对肝肾精血亏虚所致须发早白、脱发等证。本方重用制何首乌为君，直入肝肾二经，通过"精血互化"填补先天之本，《本草纲目》载其："养血益肝，固精益肾，健筋骨，乌髭发"。枸杞子、菟丝子为臣药，前者滋肾阴，养肝血，润而不过滞，后者平补阴阳，益精髓而固肾气，两者协同何首乌增强"精血同源"之效。臣以当归补血活血。牛膝作为佐使药，引药下行，强腰膝而通血脉，与当归配合，形成"升降相因"：当归升提气血荣发，牛膝引浊阴下行。佐以茯苓健脾渗湿，防诸补药滋腻碍胃，即"先天养后天，后天助先天"。最后佐以补骨脂，温补肾阳，于大队滋阴药中"阳中求阴"。

2. 神应养真丹

【药物组成】羌活、天麻、当归、川芎、白芍、熟地黄、木瓜、菟丝子。

【方解】以养血祛风，滋肾通络为法，针对血虚风燥，肝肾不足所致脱发、斑秃、毛发干枯等证。以熟地黄、当归为君药，熟地黄滋肾填精，补血养阴，当归补血活血，引血上行至巅顶，二者共奏"精血同补"之功，奠定生发之物质基础。臣以川芎、白芍，前者活血行气，上行头目，助当归通达血络，后者养血敛阴，柔肝缓急，防川芎辛散太过，两者配伍，助"血行风自灭"，改善头皮血虚风燥状态。羌活、天麻同为佐药，外祛风邪，内熄肝风，共治"血虚生风"之标。最后佐以木瓜通络助药力上行，佐以菟丝子固本培元。

（二）外治法

1. 五行配穴针灸

（1）滋水涵木法：太溪（肾经原穴）+太冲（肝经原穴）。

（2）培土生金法：足三里（胃经合穴）+肺俞（背俞穴）。

（3）临床数据：2020年RCT研究显示，针灸组生发有效率较对照组提高37%。

2. 中药外敷透皮技术

（1）酊剂配方：丹参、花椒、生姜以3∶1∶2比例浸酒，激活局部微循环。

（2）离子导入法：黄柏提取物+川芎嗪，经皮给药效率提升2.3倍。

（三）情志与生活方式调摄

（1）五行音乐疗法：角调（属木）疏肝，宫调（属土）健脾。
（2）导引功法：八段锦"两手攀足固肾腰"改善肾气上承。

五、案例分析

（一）雄激素性秃发（木火刑金证）

【病史】男，30岁，额角 M 型脱发，面赤多梦，便秘脉弦。
【辨证】肝郁化火，肺金受灼，而肺主皮毛，因而头发失养。
【治法】泻火疏肝，清金护肺。
【方药】黛蛤散合泻白散加减（青黛、蛤壳、桑白皮、地骨皮）
【疗效】治疗 6 个月，毛发镜显示毛囊炎症指数下降 64%。

（二）产后脱发（气血两虚证）

【病史】女，33岁，产后 4 月，头发成簇脱落，面色萎黄，舌淡苔白。
【辨证】产后气血亏虚，发为血之余，气血不足以致发失濡养而成簇脱落。
【治法】益火补土，益气养血。
【方药】十全大补汤加阿胶，配合隔姜灸关元穴。
【机制】通过"火生土"（艾灸温脾）、"土生金"（补肺气）实现气血生化。

六、讨论与展望

（一）理论创新点

1. 提出"毛发-三焦气机轴"假说
上焦肺主皮毛、中焦脾化气血、下焦肾藏精。
2. 构建"病证结合"诊疗模型
将 AGA Ludwig 分级与中医证型对应（如 Ⅱ 级对应阴虚血燥）。

（二）研究局限性

五行量化诊断标准尚未统一；情志因素干预缺乏大样本数据支持。

七、结语

阴阳五行学说以"天人相应"的哲学智慧，为脱发治疗提供了"调脏腑－和气血－通经络"的三维干预策略。未来需借助代谢组学、生物信息学等技术，揭示"肾精－毛囊干细胞"的分子调控网络，推动中医理论的现代化阐释。

（杨溪溪　韩宪伟）

脱发的中医五辨论治

一、五色理论与脱发五辨论治

（一）五色理论的源流与发展

五色理论最早见于《黄帝内经》，主要是指青、赤、黄、白、黑五种颜色，是五行学说的一部分。五行学说是以木、火、土、金、水五种物质以及其生克制化的规律来阐释宇宙间各种事物和现象之间的相互关系及协调平衡的理论。《小开武》中记载："五行：一黑位水，二赤位火，三苍位木，四白位金，五黄位土。"这是五行配五色的最早文献记载。《灵枢·五色》中记载："青为肝，赤为心，白为肺，黄为脾，黑为肾"，指出可根据五色推断五脏的病位所在。《黄帝内经》还提到："五色形于外，五脏应于内……故有病必有色……远者，司外揣内，近者，司内揣外，五色之见，莫不相输应焉"，这不仅指出五色和五脏的关系，还从侧面反映了可以根据五色了解脏腑精气的盛衰。除此之外，还可以根据五色明辨病因、病位及病性。正如《灵枢·五色》载："青黑为痛，白为寒，黄赤为热。"现代医家根据前人总结五色主病的规律为：青色主寒证、疼痛、气滞、瘀血、惊风；黑色主肾

脱 发

虚、寒证、水饮、血瘀；白主虚证、寒证、脱血、夺气；黄色主脾虚、湿证；赤色主热证、戴阳证。清末医家汪宏在《内经》"五色命脏"的基础上进一步丰富了五色与脏腑疾病的关系，在其所著的《望诊遵经·五色十法》中曰"如色赤者，热也。赤而微者，虚热也。赤而甚者，实热也。微赤而浮者，虚热在表也。微赤而沉者，虚热在里也。甚赤而浮者，实热在表也。甚赤而沉者，实热在里也。"进一步阐述了可根据疾病所反映的"气色"来推断疾病的表里、顺逆，此为五色理论应用于皮肤病的启发。

（二）五色理论在皮肤病及毛发疾病中的应用

《内经》中记载"盖有诸内者，必形诸外"，皮肤病在中医中归属于中医外科，多为"形诸外"。《丹溪心法》"欲知其内者，当以观乎外；诊于外者，斯以知其内"指出中医的整体观和辨证论治的重要性。在临床诊治中应当将辨病和辨证有机结合，在辨病的基础上辨证，皮肤病的皮损表现和特点就是"病"，但这只是疾病过程中的一个局部表现，要纵观全局就还需要中医辨证的方法。这与五色理论所主张的辨病与辨证理念一致。五色理论是通过观察患者的面色、舌色及皮肤色泽变化来诊断疾病并推断疾病证型、判断病性的方法。赵炳南赵老提出："皮肤疮疡虽形于外，而实发于内"，意在说明皮损的变化与脏腑阴阳平衡相关，故可通过皮损来推断其病因，如水疱多湿、结节多为痰瘀、脓疱多为热毒、干燥脱屑为风燥；皮损隆起正气充养、皮损平塌正气虚衰；皮损密集正邪俱盛、皮损稀疏正邪俱虚等。在此基础上再根据皮损的颜色进一步明确病因，如痤疮、急性湿疹等疾病皮损为红色，此多为血热；黄褐斑、雀斑皮损为黄褐色，多与肝郁和血虚相关；白癜风皮损为白色，多为寒邪所致等。除此之外，皮损发生的部位也有诊断意义，如发于头面部则多外感风火、发于五脏六腑则多为气郁、发于四肢则多为湿邪；泛发于周身多为风、火、热邪，局限于一处多为湿、毒、痰、瘀。根据以上理论，在临床治疗时，医者通过观察皮损的形态、特征、颜色作为入手点，作为疾病的主要发病因素，组建基础方，再通过皮损的颜色深浅、部位和其特点，舌象的特点和患者的感受进行加减，以此作为治疗皮肤病的组方思路，从而达到简易有效治疗皮肤病的目的。毛发疾病是皮肤病中的一大类，常见的毛发疾病有：雄激素性秃发、斑秃、休止期脱发、白发、脂溢性皮炎、头皮银屑病等。虽然头发常见色只有黑白二色，但头发根植于头皮，头发的形态、色泽、生长脱落等表现与头皮及毛囊的生理病理状态密不可分。基于毛发镜的应用，我们发现脱发辨证在色诊中并不是非黑即白，头皮上的黑点征、黄点征、红点征、白点征、黄腻鳞屑、白色鳞屑、色素沉着等丰富的色彩征象，让中医五色理论亦可融入毛发疾病的中医辨证论治，并结合现代医学对于毛发疾病的诊断要点和思路，总结了脱发疾病中医辨证的五个步骤：辨头皮、辨毛囊、辨毛干、辨部位、辨整体，即"脱发五辨"。

二、脱发五辨论治的应用

（一）脱发定义

脱发即头发脱落，包括生理性脱落和病理性脱落两种。生理状态下头皮毛囊呈周期性生长，分为生长期、衰退期和休止期。正常情况下，进入衰退期和休止期与进入生长期的毛发是处于相对平衡状态的，所以每日脱发100根以内是正常的生理代谢，称为生理性脱发。若由于某些原因（现代常见的有药物副作用、环境因素、精神因素、产后等）破坏了这种正常的生长周期，平衡状态被打破，脱发数目远远超过正常值，就称为病理性脱发。

临床上将脱发分为很多类型，最常见的为雄激素性秃发与斑秃。雄激素性秃发在男性主要表现为前额发际线后移和（或）顶枕部毛发进行性减少和变细；在女性主要表现为头顶部为主的毛发进行性减少和变细，一般无前额发际线后移，称为女性型秃发，少部分可累及颞部，甚至全头皮弥漫性受累。斑秃表现为突然发生的局限性斑片状秃落，特点是局部皮肤无异常改变，严重者头发全部脱落，称为"全秃"，或全身毛发全部脱落，称为"普秃"。

（二）脱发病症名源流考

脱发作为皮肤科临床常见疾患，其诊疗体系在中医学发展过程中呈现显著的学科演变特征。需特别说明的是，尽管现代医学将皮肤科列为独立学科，但在中医学领域，皮肤科至今仍隶属于外科学科体系，这一学科属性在《中华人民共和国国家标准·中医临床诊疗术语》中得以明确。从历史文献考证来看，具有规范病名学价值的"油风""蛀发癣"等脱发相关病症术语，首见于明清时期《外科正宗》《外科证治全书》等外科专著，这一现象恰与中医皮肤科归属中医外科学的学科特性相印证。直至二十世纪中叶，随着现代中医教育体系的建立，皮肤科虽未脱离外科体系，但在临床专科设置

脱 发

和学术研究层面逐渐形成专科化发展趋势。

需着重指出的是，在明清以前的医学典籍中，有关脱发病证的认知尚处于经验积累阶段。历代医籍对脱发的记载多以"发堕""发落"等单一症状描述形式，散见于综合性医典、临床各科文献、方书及本草学著作之中。这种非系统化的记载特征，导致古籍中脱发相关病症术语存在命名标准不一、内涵界定模糊等问题，为当代学者系统整理与利用古代文献带来显著挑战。因此，通过文献学与术语学相结合的研究方法，系统梳理中医古籍中脱发相关病症术语的源流演变及其语义学特征，不仅有助于厘清中医脱发诊疗理论的发展脉络，更能为现代中医皮肤科专科建设提供历史文献支撑。

关于脱发的记载最早见于《黄帝内经》（以下简称《内经》），《内经》中没有脱发病名，而是以"发堕""发落""毛发残"作为症状名；东晋时期葛洪的《肘后备急方》将"发秃"作为症状名；隋·巢元方《诸病源候论》将"发秃落"作为证候名，并且首次记载了"鬼剃头"，现在多认为鬼剃头即斑秃；唐·《外台秘要》将脱发归为"头风白屑"中，后世医书也有"头风白屑"与脱发并论的；"脱发"一词最早能见到的应该在两宋时期，北宋·《本草图经·木部中品卷第十一》："食茱萸……然不可多食，多食冲眼，兼又脱发"，但此时期"脱发"一词也只存于本草学著作中。隋唐以后的医书均延续了《内经》《诸病源候论》中"发堕""发落""发秃落"等描述词，或称为"落发""发早落"等；一直到明·《外科正宗》才首次记载沿用至今的"油风"之名，现多认为"油风"与"鬼剃头"类似，均为斑秃病；清·《外科症治全生集》首次记载了"蛀发癣"，现多认为"蛀发癣"即脂溢性脱发。到清·《医林改错》才第一次将"脱发"作为正式的病症名，沿用至今。本篇将从"中医脱发之五辨"角度，深入探讨脱发的病因、病机、诊断与治疗。

（三）脱发五辨基本思路

1. 辨头皮

头皮是毛发生长的土壤，其健康状况直接影响着毛发的生长。中医认为，头皮的病变多与"湿热"有关。如《中医外科学》所述，"湿热内蕴"是导致脱发的主要原因之一。湿热之邪蕴结于头皮，会导致头皮油腻、瘙痒、脱屑等症状，进而影响毛囊的健康，导致毛发脱落。因此，辨识头皮的状况，对于判断脱发的病因和病机至关重要。具体见附表2、附表3。

附表2 头皮自觉症状的病机

头皮自觉症状	病机
疼痛/紧	气滞、血瘀、络阻、寒凝
瘙痒	虫、风、血虚、血热
空/麻木	血虚、气虚

附表3 头皮客观症状的病机

头皮客观症状	病机
油脂丰富、炎症红斑	湿热、热毒
干燥脱屑	血虚、风盛
塌陷松弛、针刺少血	血虚、气虚
凹凸不平、触之疼痛	气滞、血瘀、络阻、血亏

在临床实践中,观察头皮的油腻程度、颜色、是否有脱屑、瘙痒等症状,可以帮助我们初步判断湿热的轻重。例如,头皮油腻且伴有黄色脱屑,多为湿热较重;头皮干燥且伴有白色脱屑,多为血虚风燥。

2. 辨毛囊

毛囊是毛发的根源,其健康与否直接关系到毛发的生长周期。中医认为,毛囊的病变多与"血热"和"瘀血"有关。血热则毛囊受损,血瘀则毛囊失养。如《中医外科学》中提到的"血热风燥",即是导致毛囊受损的重要因素。血热会导致毛囊周围的血管扩张,血液运行不畅,形成瘀血,从而影响毛囊的营养供应,导致毛发脱落。因此,观察毛囊的状况,如毛囊的开口形态、毛囊周围的血管情况等,对于诊断脱发的病机具有重要意义(附表4)。

附表4 毛囊特征对应病机

毛囊特征	病机
毛周褐色征(毛囊口周围油脂富集炎症浸润)	脾胃湿热为主
黄点征(毛囊口油脂堵塞)	脾胃湿热为主
红点征(毛囊口周围点状血管扩张)	血热风燥为主
蜂窝征(网状色素沉着)	肝肾不足为主

脱 发

在临床诊断中,可以通过毛发镜等工具观察毛囊的开口形态。正常的毛囊开口呈圆形或椭圆形,边缘光滑;若毛囊开口呈不规则形,边缘模糊,多为瘀血阻滞。此外,观察毛囊周围的血管情况也很重要。血管扩张明显、颜色鲜红,多为血热;血管细小、颜色暗淡,多为瘀血。

3. 辨毛干

毛干是毛发的主体部分,其形态和质地可以反映毛发的健康状况。中医认为,毛干的病变多与"肝肾亏损"有关。肝藏血,肾藏精,精血充足则毛发润泽,反之则毛发干枯、易断。如《中医外科学》中所述,"肝肾亏损"是导致脱发的重要病机之一。肝肾亏损会导致毛发失去滋养,毛干变得脆弱,容易脱落。因此,观察毛干的直径、颜色、质地等,对于判断脱发的病因和病机具有重要参考价值(附表5、附表6)。

附表5 发质对应病机

发质	病机
细软	精亏、血亏
枯槁	血虚、血燥
油腻	湿热

附表6 发色对应病机

发色	病机
焦黄	血热
灰白	血燥、精亏

在临床检查中,可以通过观察毛干的粗细、颜色、光泽等来判断肝肾的健康状况。毛干粗壮、颜色黑亮、质地柔软,多为肝肾精血充足;毛干细小、颜色枯黄、质地脆硬,多为肝肾精血亏损。此外,还可以通过观察毛发的生长速度、脱落情况等来进一步判断。生长缓慢、脱落较多,多为肝肾亏损;生长较快、脱落较少,多为肝肾精血充足。

4. 辨部位

脱发的部位不同,其病因和病机也可能有所不同。中医认为,前额脱发多与"肝郁"有关,头顶脱发多与"肾虚"有关,而两侧脱发则多与"脾虚"有关。如《中医外科学》中提到的"发蛀油风",即是根据脱发的部位进行辨证的一种方法。肝郁会导致气血运行不畅，影响毛囊的营养供应，从而导致前额脱发；肾虚则会导致精血不足，毛发失去滋养，从而导致头顶脱发；脾虚则会导致水湿内停，湿热蕴结，从而导致两侧脱发。因此，辨识脱发的部位，对于诊断脱发的病因和病机具有重要的指导意义（附表7）。

附表7　脱发部位对应病机

部位	病机
头顶部	阳虚阳郁、肝肾不足、肝郁气滞
头维两鬓	脾胃不足、脾胃郁热
两颞	膀胱、肝胆气机升降失调

在临床诊断中，可以通过观察脱发的部位和范围来判断病因。前额脱发范围较广，多为肝郁；头顶脱发呈圆形或椭圆形，多为肾虚；两侧脱发呈带状或斑片状，多为脾虚。此外，还可以结合患者的其他症状来进一步判断。例如，前额脱发伴有情绪抑郁、胸闷胁痛，多为肝郁；头顶脱发伴有腰膝酸软、头晕耳鸣，多为肾虚；两侧脱发伴有食欲不振、大便溏泄，多为脾虚。

5. 辨整体

中医强调"整体观念"，认为人体是一个有机的整体，局部的病变往往是整体健康状况的反映。因此，辨识脱发的整体状况，对于诊断脱发的病因和病机至关重要。如《中医外科学》中所述，脱发的整体状况多与"气血不足""肝肾亏损""湿热内蕴"等有关。气血不足会导致毛发失去滋养，肝肾亏损会导致精血不足，湿热内蕴则会影响毛囊的健康。因此，观察患者的整体状况，如面色、舌象、脉象等，对于诊断脱发的病因和病机具有重要的参考价值。

在临床实践中，可以通过观察患者的面色、舌象、脉象等来判断患者整体的健康状况。面色苍白、舌质淡、脉细弱，多为气血不足；面色潮红、舌红少苔、脉细数，多为肝肾亏损；面色晦暗、舌苔黄腻、脉滑数，多为湿热内蕴。此外，还可以通过询问患者的其他症状来进一步判断。例如，患者伴有乏力、心悸、失眠，多为气血不足；患者伴有腰膝酸软、头晕耳鸣、五心烦热，多为肝肾亏损；患者伴有口苦、口干、大便黏滞，多为湿热内蕴。

结语：中医脱发之"五辨"，为我们提供了一种全面、深入的诊断和治疗脱发的方法。通过辨头皮、辨毛囊、辨毛干、辨部位、辨整体，我们可以更准确地判断脱发的病因和病机，从而制定出更为有效的治疗方案。在实际治疗中，我们应根据患者的具体情况，灵活运用中医的各种治疗方法，以达到最佳的治疗效果。同时，我们也应注重患者的生活方式和饮食习惯的调整，以促进患者的全面康复。

（四）治疗方法

1. 中药内服

刘湘教授在继承前人研究成果的基础上，结合自身丰富的临床皮肤科治疗经验，系统总结了五色理论在雄秃、斑秃及脱发治疗中的应用，并创制了雄秃十二味方、斑秃九味方、归芪生发方等一系列临床验方。在临床实践中，依据五色理论的诊疗原则，对上述方剂进行灵活加减，以精准施治。具体如下。

（1）头皮症状：对于头皮疼痛发紧或凹凸不平之拒按实证者，多为外邪导致气血凝滞阻络，可用天麻通络，而头皮麻木发空或针刺少血或凹凸不平之喜按虚症者，多为精血亏虚，可用当归补血汤补血益气，特别是大剂量黄芪益气以充实腠理对斑秃久病头皮软塌者效如桴鼓。头皮鳞屑较多且瘙痒者，多因风邪湿气侵袭，可加入白鲜皮以祛风燥湿，鳞屑色白干燥者再加防风、天花粉润燥，鳞屑色黄油腻者再加侧柏叶、生山楂以化浊。若头皮红色丘疹较多，或皮肤镜下可见红色毛细血管扩张，多为热邪内蕴，可加入炒栀子以清热除湿。

（2）毛囊特征：若皮肤镜下出现毛周褐色征多为脾胃湿热，加黄连、苍白术、薏苡仁等健脾清热除湿之品，病程较长者往往出现毛囊口被油脂堵塞的情况，即黄点征明显，可加入皂角刺、刺蒺藜。红点征多见于脂溢性皮炎者，辨证血热风燥居多可加生地、牡丹皮、芍药。蜂窝征为色素沉着形成，常见于脱发日久者，受日晒及油脂长期沉着导致，多见肝肾不足可加女贞子、墨旱莲。

（3）毛干颜色形态：若患者头发枯槁、细软、焦黄，多为血虚所致，可在基础方中加入熟地、山萸肉以养血滋发；若白发较多，常见于肾虚，可重用黑芝麻、墨旱莲、女贞子以固肾乌发。部分中青年白发者常因工作压力大所致，病位首在肝脾，气机不畅致血燥焚伤发络，常用生地、茜草凉血润燥合逍遥丸或温胆汤调肝胆脾胃以畅情志。

（4）辨部位：以常用脱发区域所在经络为辨证依据加减用药。特别是匐匍型斑秃，症见双耳至枕部发际线呈对称性、条带样脱发区，这与足少阴胆经循行部位高度重合，且此类患者多为症见多动不宁、胆怯易惊的儿童，用方柴胡加龙骨牡蛎汤、温胆汤结合循经针刺多有奇效。

（5）整体辨证：从女性生理特点来看，月经量少、色淡红者，多为血虚，可加入阿胶以滋阴活血；月经色深或伴有痛经者，多为气滞血瘀，可加入益母草、醋青皮以行气调经；若患者兼有乳腺增生或子宫肌瘤，可加入香附、王不留行以行气散结；若见脾虚湿盛、舌体胖大且有齿痕者，可加入炒白术、茯苓、炒山药、党参以健脾行气利湿；若患者情绪烦躁易怒，多为肝郁气滞，可加入柴胡、芍药、枳壳、生甘草以疏肝行气。

通过精准辨证、合理选方，内服中药可有效调节人体气血阴阳平衡，从根本上改善毛发的生长环境，从而达到治疗脱发及相关疾病的目的。

2. 中药外用

中药外用是治疗脱发的重要方法之一。常用的外用药物包括墨旱莲、侧柏叶、川芎、闹羊花、补骨脂、细辛、红花、生姜等。这些药物多具有活血通窍、除湿化浊的功效，可以通过涂擦、洗剂、酊剂等形式使用。例如，墨旱莲洗剂可以用于头皮油腻、瘙痒的患者；祛瘀生发酊可以用于毛囊瘀血、毛发干枯的患者。

3. 针灸治疗

针灸治疗脱发常采用阿是穴（脱发区）和辨证取穴相结合的选穴原则。其机理在于疏通经络、调和气血。常用的针灸穴位包括中脘、下脘、气海、关元、足三里、丰隆、三阴交、太冲等。对于失眠多梦的患者，可以加四神聪、内关、神门；对于腰酸背痛的患者，可以加肾俞、命门、关元俞；对于头痛耳鸣的患者，可以加太冲、三阴交、听会和听宫。针灸治疗脱发疾病的针具和手法也颇为丰富，毫针直刺围刺、梅花针扣刺、撤针循经埋针对各类脱发均有裨益。

（刘　湘）

雄激素性秃发的疗效评价标准现状分析

雄激素性秃发，又称脂溢性脱发或早秃，是一种发生于青春期和青春期后的毛发进行性减少性疾病。本病患者常有家族史，遗传因素使头皮对雄激素的敏感性增加，遗传易感的毛囊在雄激素的作用下出现具有特征性的脱发。本病的临床表现为头发慢慢变细、变短，颜色变淡，不能有效盖满整个头皮。本病是常见的脱发性疾病，在我国，男性患病率约为 21.3%，女性患病率约为 6.0%。由于本病发病率较高，且严重影响患者美观，常对患者的心理造成伤害，所以近年来人们对雄激素性秃发的重视程度逐渐提高。

雄激素性秃发一般隐匿起病，病程较长，目前尚无十分有效的治疗方法，所以针对其开展的临床研究较多。然而，由于雄激素性秃发的临床表现较为复杂，疗效评价有一定难度，目前的临床研究所采用的疗效评价标准不尽相同。对于一项临床研究而言，疗效评价是否准确，决定了所研究的治疗方法是否真实有效。因此，一个统一的、准确的、易实行的疗效评价标准对于未来针对雄激素性秃发进行更多高质量的临床研究来说尤为重要。为厘清国内对雄激素性秃发的疗效评价现状，笔者将国内关于雄激素性秃发的临床研究中的疗效评价标准综述于下。

一、雄激素性秃发的疗效评价标准

雄激素性秃发的疗效评价有一定难度，笔者在阅读相关文献时也发现目前国内对雄激素性秃发的疗效评价标准并不统一，局面比较混乱。

笔者通过对中国知网学术文献总库、中文科技期刊全文数据库、万方数据库三个数据库进行检索。检索日期为建库至 2023 年 2 月 28 日。中文检索词包括：雄激素性脱发、雄激素性秃发、雄秃、脂溢性脱发、临床疗效。检索选项为主题词和关键词。共得到 138 篇相关文献。进一步对文献的发表时间、研究类型、干预措施和疗效评价标准进行筛选。最终纳入其中发表于近 10 年内、属于临床研究、具有明确的干预方法及明确的疗效评价标准的文献共 47 篇。现将这些文献的基本信息和与疗效评价相关的信息列于附表 8。笔者将这些文献中的疗效评价标准分为毛发镜指标类、毛发指标类、复合指标描述类、复合指标赋分类、复合指标综合类 5 种类型，并将具体内容详述于下。

附表 8　纳入 47 篇文献信息一览

纳入文献	疗效评价指标	疗效评价标准类型
杜明颖 2023；徐林刚 2022；张凡 2022；王爱娟 2021	总毛干数；毛干直径变异数；毛干直径变异比值	毛发镜指标类

续表

纳入文献	疗效评价指标	疗效评价标准类型
何其达 2018	脱发情况	毛发指标类
暴静 2016；卢俊芳 2016	新发再生情况	毛发指标类
李静远 2023；马立文 2023；柯国琳 2022；刘久利 2017；陶迪生 2013	脱发情况；新发再生情况	毛发指标类
黄婉 2022	新发再生情况；头皮瘙痒情况；头皮油脂分泌情况	复合指标描述类
高建英 2015	脱发情况；新发再生情况；T/E2 值	复合指标描述类
张朋月 2015	脱发情况；新发再生情况；治疗满意度	复合指标描述类
姜珠倩 2022；范智琴 2019；李立元 2017；隋克毅 2014	脱发情况；新发再生情况；头皮油脂分泌情况	复合指标描述类
彭玉峰 2022	脱发情况；头皮瘙痒情况；头皮油脂分泌情况；头皮脱屑情况	复合指标描述类
曾武城 2021；何云贵 2015	新发再生情况；头皮瘙痒情况；头皮油脂分泌情况；头皮脱屑情况	复合指标描述类
黄艳红 2019；黄晶 2019；杨浩 2016	脱发情况；新发再生情况；头皮瘙痒情况；头皮油脂分泌情况；头皮脱屑情况	复合指标描述类
黄仁坤 2022	脱发情况；头皮瘙痒情况；头皮油脂分泌情况	复合指标赋分类
杨海锋 2016；蒋丽霞 2016	脱发情况；头皮瘙痒情况；头皮油脂分泌情况；头皮脱屑情况	复合指标赋分类

续表

纳入文献	疗效评价指标	疗效评价标准类型
陈华 2021；张瞧 2020	脱发情况；新发再生情况；头皮瘙痒情况；头皮油脂分泌情况；头皮脱屑情况	复合指标赋分类
王泽辉 2021	脱发情况；新发再生情况；头皮油脂分泌情况	复合指标综合类
张翠侠 2021	脱发情况；头皮瘙痒情况；头皮油脂分泌情况；头皮脱屑情况	复合指标综合类
李晓燕 2014	新发再生情况；头皮瘙痒情况；头皮油脂分泌情况；头皮脱屑情况	复合指标综合类
岳丹 2021；崔利莎 2020；张芝源 2019；李峥嵘 2016；柯立芝 2016；尹益均 2014；李思念 2014；莫兴群 2014；孙右才 2014；周静静 2014；任芳 2012；韩敏 2012	脱发情况；新发再生情况；头皮瘙痒情况；头皮油脂分泌情况；头皮脱屑情况	复合指标综合类
张宁 2018；林葵容 2014	脱发情况；新发再生情况；头皮瘙痒情况；头皮油脂分泌情况；头皮脱屑情况；毛囊炎	复合指标综合类

（一）毛发镜指标类评价标准

此类疗效评价标准在国内关于雄激素性秃发的临床研究中使用较少，笔者检索到的文献中仅有4篇采用此类标准。毛发镜评价的具体内容为在额角和头顶选择三处固定观察区（一侧额角、百会、发旋），治疗前后分别用毛发镜观察以下指标：总毛干数（视野内所有可视毛发根数）、毛干直径变异数（毳毛、褪色及其他病理性毛发数量）、毛干直径变异比值（毳毛、褪色毛发及其他病理性毛发数量与总毛干数量的比值），对比治疗前后观察指标的变化,若治疗前后总毛干数增加、毛干直径变异数减少、毛干直径变异比值降低即为治疗有效。

(二) 毛发指标类评价标准

此类疗效评价标准中仅包含与毛发情况相关的指标,包括脱发情况和新发再生情况两项。采用此类疗效评价标准的文献在对其标准来源进行说明时,一部分引用的是 Weiss V-C 等的一项米诺地尔治疗斑秃的临床研究,另一部分引用的是《中药新药临床研究指导原则》。笔者将此类标准中具有代表性者列于附表9。

附表9 毛发指标类评价标准代表模式

疗效评价指标	疗效评价标准
脱发情况; 新发再生情况	痊愈:毛发停止脱落,脱发全部长出;显效:毛发停止脱落,脱发再生达70%以上;有效:毛发停止脱落,脱发再生达30%以上;无效:脱发再生不足30%或仍继续脱落
脱发情况	痊愈:梳发试验掉落根数减少≥90%;显效:梳发牵拉试验掉落根数减少≥50%;有效:梳发牵拉试验掉落根数减少≥20%,但<50%;无效:梳发牵拉试验掉落根数减少<20%
新发再生情况	痊愈:脱发区长出新发,覆盖头皮,呈黑色有光泽、发粗而浓密如胡茬状,毛发停止脱落;显效:脱发区长出新发,基本覆盖头皮,呈黄色有光泽、较粗,密度渐密,毛发脱落明显减少;有效:脱发区长出新发,呈无色细软毳毛状,密度稀疏,仍有部分毛发脱落;无效:治疗前后脱发区毛发状态无明显改善

采用此类疗效评价标准的文献中,多数将脱发情况和新发再生情况共同作为评价指标,另有部分文献单以脱发情况或新发再生情况作为评价指标。对于脱发情况常采用拉发试验进行评价。对于新发再生情况常采用头顶全局摄影的方式进行评价。具体操作方法为分别拍摄患者治疗前后的头顶全局照片,并请对于治疗方法和拍摄时间均不知情的医生对照片中的毛发情况进行评价。此方法在欧洲皮肤病论坛发布的一份关于雄激素性秃发的循证治疗指南中被评为最有效的评价新发再生情况的方法。

(三）复合指标类评价标准

此类疗效评价标准是国内关于雄激素性秃发的临床研究中最常见的一类。此类标准中包含两个及以上的不同类型的评价指标，多数为症状体征的集合，少数同时包含症状体征和实验室检查。此类疗效评价标准根据对纳入指标的评价方法的不同可以再细分为三类，有的将所观察的指标按严重程度分级，分别用文字描述不同等级的表现，并以此作为疗效评价标准，此为复合指标描述类评价标准；有的在对指标进行分级后，逐级赋分，最终以治疗前后的积分变化率作为疗效评价标准，此为复合指标赋分类评价标准；有的则将前述两种方法合二为一，在疗效评价标准中既包含各个指标不同等级的文字描述，又包含积分变化的情况，此为复合指标综合类评价标准。

采用此类疗效评价标准的文献在对其标准来源进行说明时，多数引用的是《中药新药临床研究指导原则》和褟国维等的一项中药治疗脂溢性脱发的临床研究，亦有部分文献引用的是李晓红等的一项中药治疗脂溢性脱发的临床研究。但经笔者检查，李晓红等的这篇文献中的疗效评价标准也是引用的褟国维等的标准，因此，此类疗效评价标准的来源可以归结为《中药新药临床研究指导原则》和褟国维等的标准。

由于此类疗效评价标准还可细分为三类，且其内部差异较大，为了更清楚地对其进行说明，现将具体内容分述于下。

1. 复合指标描述类评价标准

此类评价标准对所选取的评价指标进行严重程度的分级，并用文字描述不同等级的表现，通过组合不同的指标，形成不同的疗效评价标准。笔者将此类标准中具有代表性的列于附表10。

附表10　复合指标描述类评价标准代表模式

疗效评价指标	疗效评价标准
脱发情况；新发再生情况；头皮瘙痒情况；头皮油脂分泌情况；头皮脱屑情况	痊愈：毛发停止脱落，基本无油腻感，无瘙痒，无脱屑，80%以上皮损处有新发或毳毛；显效：60%皮损处有新发生长，油腻感和皮屑明显减少，瘙痒明显减轻；有效：30%皮损处有新发生长，油腻感和皮屑有部分减少，瘙痒有减轻；无效：无新发生长，油腻感和皮屑无减少，瘙痒无减轻

附 录

采用此类评价标准的文献所选取的评价指标数量从三项到六项不等,以选取三项指标的最多见。在选取三项指标的文献中,最常见的为选取脱发情况、新发再生情况和头皮油脂分泌情况作为评价指标。也有部分文献选取脱发情况、新发再生情况和 T/E2 值(血清睾酮/雌二醇)作为评价指标。另有部分文献选取脱发情况、新发再生情况和治疗满意度作为评价指标。除此之外,采用此类评价标准的文献中亦有选取多项指标者,其中最常见的为选取脱发情况、新发再生情况、头皮瘙痒情况、头皮油脂分泌情况和头皮脱屑情况五项指标作为评价指标。

2. 复合指标赋分类评价标准

此类评价标准对所选取的评价指标进行分级后,逐级赋分,最终以治疗前后的积分变化率作为疗效评价标准。笔者将此类标准中具有代表性的列于附表 11。

附表 11　复合指标赋分类评价标准代表模式

疗效评价指标	评分标准	疗效评价标准
脱发情况;头皮瘙痒情况;头皮油脂分泌情况;头皮脱屑情况	脱发:无头发脱落记 0 分;每日脱发 < 50 根记 2 分;每日脱发 50~100 根记 4 分;每日脱发 > 100 根记 6 分。瘙痒:无瘙痒记 0 分;轻度记 2 分;中度记 4 分;重度记 6 分。头皮油腻:适中记 0 分;少量记 2 分;中等量记 4 分;明显记 6 分。头屑:无头皮屑记 0 分;轻度记 2 分;中度记 4 分;重度记 6 分	痊愈:积分下降率 ≥ 90%;显效:积分下降率 ≥ 70%;有效:30% < 积分下降率 < 70%;无效:积分下降率 < 30%

采用此类疗效评价标准的文献所选取的指标均为病人的症状体征,但数量上有所不同。多数文献选取脱发量、头皮瘙痒情况、头皮油脂分泌情况和头皮脱屑情况四项指标作为评价指标。另有部分文献选取脱发情况、头皮瘙痒情况、头皮油脂分泌情况、头皮脱屑情况和新发再生情况这五项指标作为评价指标。除选取指标数量不同外,采用此类评价方法的文献在给相应指标分级赋分时的方法也不尽相同。多数文献将所选指标的严重程度均设定为四级,即无、轻度、中度、重度,少数文献则单独将脱发情况这一指标设定为五级,其余指标仍为四级。对所选取指标按四级分类的文献在赋分时多以

脱 发

0、2、4、6 进行赋分，也有部分文献以 0、1、2、3 或 0、3、6、9 进行赋分（这些文献实为采用综合法）。对脱发情况按五级分类的文献则均以 0、2、4、6、8 进行赋分。

3. 复合指标综合类评价标准

此种评价标准是国内关于雄激素性秃发的临床研究中最常用的一种，笔者纳入的 47 篇文献中有 17 篇采用此类标准，占总体比例的 36.2%。此标准是将上述的描述评价标准和赋分评价标准相结合，在疗效评价标准中既有对所选取指标的严重程度的文字描述，又有相应的积分变化率。笔者将此类标准中具有代表性的列于附表 12。

附表 12　复合指标综合类评价标准代表模式

疗效评价指标	评分标准	疗效评价标准
脱发情况；新发再生情况；头皮瘙痒情况；头皮油脂分泌情况；头皮脱屑情况	脱发：无头发脱落记 0 分；每日脱发 < 50 根记 2 分；每日脱发 50~100 根记 4 分；每日脱发 > 100 根记 6 分。新生发：脱发区长出大量新发，头发密度、粗细、色泽恢复正常记 0 分；脱发区长出 2/3 以上新发，密度、粗细、色泽接近正常记 2 分；脱发区长出 1/3 以上新发，头发较稀疏记 4 分；脱发区无新发或仅有少量毳毛生长记 6 分。瘙痒：无瘙痒记 0 分；轻微或偶尔瘙痒记 2 分；中度瘙痒，可以忍受，偶尔搔抓记 4 分；瘙痒剧烈，经常搔抓记 6 分。头皮油腻：头发不油，三日不洗无油腻感记 0 分；头发稍有油腻，两日不洗有油腻感记 2 分；头发比较油腻，一日不洗有油腻感记 4 分；头发非常油腻，洗头当天即有油腻感记 6 分。头屑：无头皮屑记 0 分；拨开头发可见少许头屑记 2 分；不拨开头发可见头屑记 4 分；大片头屑堆积记 6 分	痊愈：毛发停止脱落，脱发全部长出，密度、粗细、色泽恢复正常，疗效指数 ≥95%；显效：毛发停止脱落，脱发再生达 70% 以上，密度、粗细及色泽接近正常，瘙痒、油腻、头屑症状明显减轻，70% ≤ 疗效指数 < 95%；有效：毛发停止脱落，脱发再生达 30% 以上，包括毳毛长出，瘙痒、油腻、头屑症状有所减轻，30% ≤ 疗效指数 < 70%；无效：毛发继续脱落，脱发再生不足 30%，疗效指数 <30%

采用此类疗效评价标准的文献所选取的评价指标亦可分为描述类和赋分类两部分。多数文献选取的两部分指标是相同的，其中最常见的指标是脱发情况、新发再生情况、头皮瘙痒情况、头皮油脂分泌情况和头皮脱屑情况这五项，即对这五项指标既进行评分又进行描述。然而，此种标准结合了描述评价和赋分评价两种方式，因此也带来了相应的问题，即指标的描述方法和赋分方法并不相同。另外，采用此类疗效评价标准的文献中有部分将毛囊炎作为一项评价指标纳入评价。

二、雄激素性秃发的疗效评价标准的现状分析

（一）疗效评价标准不统一

通过阅读文献，笔者认为目前国内雄激素性秃发临床研究的疗效评价标准比较混乱，具体体现在以下三个方面。

第一，疗效评价标准的种类较多。如前文所述，笔者纳入的47篇文献中就存在5种类型的标准，从其所评价的内容到评价方法都有所不同。

第二，每种类型的疗效评价标准内部仍存在多个层次的差异。如复合指标类评价标准在评价指标的选取上存在数量和类型的差异，从数量上看，不同的标准纳入的指标从三项到六项不等；从类型上看，有的标准仅纳入症状体征类的指标，有的则同时纳入症状体征和实验室检查类的指标。而仅关注毛发情况的毛发指标类评价标准也存在着纳入指标不统一的问题，有的只单独纳入脱发情况或新发生长情况作为评价指标，有的则将二者同时作为评价指标。再深一个层面看，现有标准对于所纳入的评价指标的严重程度的定义不尽相同。一方面是定义的精粗不同，如对于头皮油脂分泌情况这一指标，多数标准都将其严重程度分为四级，但在定义时有的仅描述为"适中；少量；中等量；明显"，有的则描述为"头发不油，三日不洗有油腻感；头发稍有油腻，两日不洗有油腻感；头发比较油腻，一日不洗有油腻感；头发非常油腻，洗头当天即有油腻感"，二者对比，显然后者更详细，更容易执行，而前者则更容易出现误判。另一方面是定义的数值或范围不同，如对于脱发严重程度的判断，有的标准定义"无头发脱落记0分；脱落数少于30根/天记2分；脱落数30~60根/天记4分；脱落数60~100根/天记6分；脱落数超过100根/天记8分"，而有的标准则定义"脱发数小于100根/天记0分；脱发数100~200根/天记2分；脱发数200~400根/天记4分；脱

发数大于 400 根/天记 6 分",二者的差别不可谓不大,在后一标准中记 0 分者在前一标准中可能就要记到最高的 8 分。回到疗效评价标准的层面,标准内部存在的种种差异最终会影响到标准本身。如复合指标描述类评价标准,其本质是将所纳入的评价指标按严重程度逐一分级描述,再将对同一等级的不同指标的描述合并,形成这一等级的疗效评价标准,可以说此类标准完全是由评价指标组合而成的。因此,评价指标的混乱将直接导致此类评价标准的混乱。毛发指标类评价标准亦是如此,只是其纳入的评价指标从复合类别变成了单一类别。对于复合指标赋分类评价标准来说,虽然评价指标不对标准产生直接影响,但由于其指标的数量、类型及严重程度的定义不同,其计算出的积分所代表的意义也就不尽相同了。因此,不同标准中积分变化率与疗效等级的对应并不一致,如有的标准中积分变化率>70%为显效,而有的标准中积分变化率>50%即为显效。对于复合指标综合类评价标准来说,由于其是描述类和赋分类评价标准的组合,故其混乱程度也就可想而知了。

第三,疗效评价标准的参考文献来源复杂。笔者纳入的 47 篇文献中提到的疗效评价标准的参考文献来源有《中药新药临床研究指导原则》、禤国维标准、李晓红标准、Weiss 标准和 EDF 循证指南,共 5 种。经笔者查证,李晓红标准亦来源于禤国维标准,而禤国维标准和 Weiss 标准的原始文献中并未提到其标准的来源或制定方法,可认为其均为自行拟定的标准,并不具有共识性。EDF 循证指南中的标准是由欧洲皮肤病论坛指南组讨论后制定的,《中药新药临床研究指导原则》是中华人民共和国卫生部于 2002 年出版的指导性文件,因此此二者具有一定的共识性和权威性。除此之外,还有 22 篇文献并未提及其疗效评价标准的来源。

(二) 疗效评价方法缺少客观性

目前国内针对雄激素性秃发的临床研究常用的疗效评价标准为复合指标类评价标准,其源头是禤国维等在一项中药治疗脂溢性脱发的临床与实验研究中采用的疗效评价标准。禤国维标准中观察的疗效评价指标包括脱发根数、头皮油腻程度、头皮瘙痒程度、头皮脱屑程度和新发再生情况,评价方法为先对不同指标进行严重程度的描述和赋分,如"脱发:无头发脱落记 0 分,<30 根/日记 2 分,≥30、<60 根/日记 4 分,≥60、<100 根/日记 6 分,≥100 根/日记 8 分。瘙痒:无瘙痒记 0 分,轻度记 4 分,中度记 6 分,重度记 8 分。油腻性:适中记 0 分,少量记 2 分,中量记 4 分,明显

记 6 分。"可见，此种疗效评价标准的优点在于其涵盖了雄激素性秃发常见的所有临床表现，评价得很全面。但缺点在于评价方法主观性过强，并且不易操作。如对于脱发根数的评价，在现实生活中，患者往往只能记录洗头时脱发的根数，并且也很难做到十分精准，除此之外，睡觉时也会脱发，一天中的任何时刻都可能会脱发，对于这些情况，患者是难以计数的。因此，患者几乎无法准确计数每天的脱发根数，而用脱发根数作为疗效评价的指标，其真实性会不可避免地受到影响。同时，头皮油腻、头皮瘙痒、头皮脱屑这些指标是完全主观性的评价指标，相比于脱发根数，这些指标则更难以准确评价。

头顶全局摄影是 EDF 循证指南中推荐的评价新发再生情况的方法，具体操作方法为分别拍摄患者治疗前后的头顶全局照片，并请对于治疗方法和拍摄时间均不知情的医生对照片中的毛发情况进行评价。此方法具有操作简单，评价相对客观的优势。然而该方法仍具有一定的主观性，尤其是当患者的头发在治疗前后在宏观上变化不明显时，采用此种方法进行评价就可能产生较大的误差。

毛发镜是目前针对雄激素性秃发的各种评价方法中最客观的一种，其具体操作方法为在头皮选取固定的几个区域进行毛发镜的观察，通过对比治疗前后某一区域的总毛干数、毳毛数、毛干直径变异比值的变化来评价疗效。可惜的是，此种评价方法在国内的雄激素性秃发临床研究中运用的较少，以其作为主要疗效评价标准的研究更是少之又少。

三、关于雄激素性秃发疗效评价的思考

目前国内对于雄激素性秃发的疗效评价并没有权威性或共识性的标准。现有临床研究采用的疗效评价标准多为自行拟定的，或是在其引用的参考文献的基础上根据研究目或研究者的习惯修改而来，其种类众多，并且从评价指标的数量、类型、严重程度定义的精粗以及评价方法等各方面都有所不同，造成了一个比较混乱的局面。同时，目前国内较常使用的疗效评价标准主观性过强，缺少客观指标，由其评价出的临床研究疗效的真实性存在一定的问题。

笔者认为，从雄激素性秃发的病名、定义、发病机制上来看，脱发无疑都是该病的主要临床表现，而脱发是结果，导致这一结果的原因是毛发情况的下降。因此，毛发情况是雄激素性秃发疗效评价的核心环节，而毛发情况

又可以通过毛发镜进行相对客观的评价，故笔者认为应当以毛发镜指标作为雄激素性秃发主要的疗效评价指标。同时，对于国内目前在雄激素性秃发的疗效评价时比较关注的头皮油脂分泌情况、头皮瘙痒情况、头皮脱屑情况等，由于对其评价时主观性较强，故笔者认为可以采用患者主观评价的方式，以视觉模拟评分法进行评价，并作为次要的疗效评价指标。据此，笔者提出毛发镜结合主观感受疗效评价标准（附表13），以期更好地服务未来关于雄激素性秃发的临床研究。

附表13　毛发镜结合主观感受疗效评价标准

疗效评价指标	评价方法	疗效评价标准
主要评价指标：毛发镜（总毛干数；毳毛数；毛干直径变异比值）	主要评价方法：毛发镜观察部位为双侧额角、头顶正中、发旋处，每次观察记录总毛干数及毳毛数，计算毛干直径变异比值	主要评价标准：总毛干数维持或增加，毛干直径变异比值降低即为有效
次要评价指标：头皮瘙痒情况；头皮油脂分泌情况；头皮脱屑情况	次要评价方法：头皮瘙痒情况，头皮油脂分泌情况，头皮脱屑情况均采用VAS评分方式令患者进行主观评分	次要评价标准：VAS评分下降即为有效（若主要评价标准提示有效而次要评价标准提示无效，则亦为有效；若主要评价标准提示无效而次要评价标准提示有效则亦为无效）

（杨博实　陈维文）

基于"本虚标实"理论探讨中药外治在雄激素性秃发中的分期应用

雄激素性秃发既往称为脂溢性脱发或早秃，是一种发生于青春期和青春期后的毛发进行性减少性疾病，以进行性脱发或头发稀疏、毛干变细、头发油腻为主要特征。雄激素性秃发有明显的性别差异，在我国男性患病率为

21.3%，女性患病率为6.0%。雄激素性秃发的发病与遗传、雄激素等密切相关，目前西医指南推荐的口服非那雄胺（仅适用于男性）和局部米诺地尔（适用于男性和女性）是雄激素性秃发的最佳治疗方法，但治疗效果并不理想，具有一定不良反应。

雄激素性秃发属中医"发蛀脱发""蛀发癣"的范畴。其病机以虚实夹杂为主，即以湿、热、瘀为标，肝、肾亏虚为本，初期以血热风燥、湿热蕴蒸为主，热盛伤阴化燥、毛根干涸或湿热蕴蒸、侵蚀发根而致发落；后期可出现血虚生风、瘀阻毛窍，精血不荣于头皮，毛根失养而脱发，肝肾不足贯穿始终，为病之本。雄激素性秃发具有进行性加重直至局部毛发完全脱落的临床特点，因此早干预、持续干预、整体局部综合防治尤为重要。内治法将雄激素性秃发分为湿热内蕴证、血热风燥证和肝肾不足三大证型，并分期论治。现外用药以补虚药和活血化瘀药为主，但尚无分期用药的相关论述，故笔者基于雄激素性秃发的病机发展特点，从"本虚标实"理论出发，探讨中药外治分期辨治雄激素性秃发，为探索雄激素性秃发的中药外治疗法提供新的思路。

一、初期湿、热为重，善用燥湿、清热之品

雄激素性秃发患者初期在头发脱落的基础上常伴见头皮油脂分泌旺盛，发质油腻，头发根部可附着油腻性脱屑，头皮色红，头发干黄，瘙痒较重，皆为湿、热之征象。湿邪的成因多责之嗜食肥甘厚味，脾胃不和，痰湿内生，上阻毛窍；或因平素劳累、思虑过度，损伤脾胃，脾失健运，水湿内停，上溢毛窍所致，以头皮油腻不爽为主要表现，可伴见脘腹痞闷、大便粘腻、舌淡胖苔白腻、脉濡或滑等全身症状。热邪则多责之情志不畅，肝气不舒，郁而化热，热邪循经上犯毛发；或素体热盛，火性炎上，肺热向上熏蒸毛发所致；又因热盛则动风，风盛则燥，发展至血热风燥者，以头皮色红、瘙痒、头发干黄为主要表现，可伴见心烦易怒、口干咽燥、大便干结、舌红苔薄黄、脉数等全身症状。

湿邪为重者，当善用燥湿之品，又因湿邪内蕴，阻滞气机运行，易于化热，故清热燥湿药为首选之品，如苦参、白鲜皮、地肤子、透骨草、马齿苋、滑石、白矾等。热邪为重者，当善用疏风清热之品，如蔓荆子、旱莲子、白芷、菊花、防风、荆芥等。《圣济总录·面体门》载蔓荆实膏方，以蔓荆实、葶苈、零陵香、旱莲子草等绵裹油渍七日梳头用，可"治头风白

脱 发

屑,瘙痒发落"。《普济方·头风白屑》中载防风荆芥散便以荆芥穗、菊花、白芷等为散及沐发未干时涂之,可治"诸风致头皮肿痒,多生白屑";又载菊花汤以菊花、独活、防风、细辛、蜀椒、皂荚煎汤沐头,治头风白屑。赵炳南先生自创脱脂水剂(透骨草、皂角)局部外洗治疗油性脂溢性脱发;张志礼教授在赵老脱脂水剂的基础上加用侧柏叶和白矾制成透骨草水剂治疗雄激素性秃发。杨文信教授善用冰柏液(冰片、侧柏叶、野菊花、千里光、马齿苋)外洗以疏肝凉血、清热祛油。临床研究方面,彭玉峰等运用祛湿止脱方(侧柏叶、苦参、桑白皮、千里光、透骨草等)外洗治疗早期雄激素性秃发的疗效在脱发、鳞屑、油腻症状等方面优于对照组外用米诺地尔酊。

在剂型的选择上可以洗剂、凝胶剂为主,洗剂为临床治疗雄激素性秃发的最常用剂型,具有给药途径便捷,促进新陈代谢等优点,患者在浸泡冲洗的同时可带走头皮多余的油脂和鳞屑,有助于改善头油、脱屑等症状。凝胶剂以水凝胶为优,能延长药物作用时间,并易于涂展、不黏腻,患者接受度较高。

二、后期燥、瘀为重,善用润燥、祛瘀之品

雄激素性秃发患者后期可见毛发脱落范围逐渐扩大,新生毛发细软或干枯,生长缓慢,头皮瘙痒、脱屑增多等症状,多因血虚风燥或瘀阻毛窍所致。初期湿热为重,一方面热邪日久可耗伤阴血,阴血不足,毛发失于濡养则见干枯、发落,局部因阴血不济而化燥生风,表现为头皮干痒、脱屑,同时可伴见神疲少寐、面色无华、舌淡苔白、脉细等全身症状。另一方面,湿邪重浊黏腻,上蒸于头皮,易阻滞局部气机,气不行则血亦停,气血运行缓慢,日久则瘀血内生,使精微物质不得上荣于头皮,毛发失养,进而表现为毛发脱落、新生毛发细软且生长缓慢,可伴见肌肤甲错、眼周黧黑、舌紫暗或有瘀斑、脉涩等全身症状。

血虚风燥者,当善用养血润燥疏风之品,如当归、川芎、生地之类。血瘀为重者,当治以活血祛瘀,常用药如丹参、红花、艾叶、赤芍、桃仁等。又因瘀血阻滞精微物质输布头皮,故血瘀亦可伴见血虚风燥的症状,可用养血活血药以助去瘀生新。此外,瘀久易入络,可伴见头皮隐痛或闷胀不适,入络之邪最难祛除,宜佐以虫类药搜剔邪气、通经活络,如斑蝥、土鳖虫等。张志礼教授根据其临床经验创生发健发酊(当归、川芎、生姜、女贞

子等）外用以养血生发健发，又创生发酒（斑蝥、百部酒）以杀虫止痒生发治疗脂溢性脱发。杨志波教授运用自拟外用方（姜黄、侧柏叶、松针、铁皮石斛、红花）煎水外喷以活血祛瘀生发。临床研究方面，吕海鹏等运用椒莲酊剂（花椒、旱莲草、红花、何首乌等）治疗男性雄激素性秃发患者，有效率为82%，优于对照组米诺地尔酊。

剂型上可用膏剂、酊剂、油性或乳剂型凝胶剂，雄激素性秃发外用中药膏剂多以动植物油脂为基质，富有黏性，外敷患处，既起到隔离作用可避免外来刺激和感染，又可改善局部血液循环，并能缓解头皮干痒等不适；酊剂以乙醇为溶剂，中医自古便以酒为药，可通血脉、润皮肤，协同它药可增强温补肾阳、活血通络之效，可改善雄激素性秃发患者局部气滞血瘀的状态，适用于血瘀证患者，亦可用于其他证型以助药力，促进药物吸收；油性或乳剂型凝胶剂与膏剂类似，还具有载药量大、皮肤的生物相容性好、利于药物释放等优点，有良好的市场和发展前景。

三、补益肝肾之法贯穿始终

雄激素性秃发患者日久可因实致虚，表现为头发稀疏，质脆易断，脱发处新生毛发生长缓慢或无毛发生长，多因肝肾亏虚，精血不足所致，兼见腰膝酸软、耳鸣健忘、舌淡或红瘦，脉沉细弱。内治法多在后期以补益肝肾为主，恐初期湿热邪实为重，用药滋补以碍邪、助邪。外治则不然，外用药无需经过脾胃运化转输，不会加重脏腑负担，亦不易生痰生湿，可直接作用于头皮以强壮毛发。雄激素性秃发患者初期虽见头油、头痒、脱屑等邪实征象，但主要症状均是脱发、头发稀疏，此因邪气蕴阻头皮，使局部毛发失养所致，故外用药中补益肝肾之法可贯穿始终，以补益发根、固发防脱、促其新生。常用药何首乌、补骨脂、干姜、骨碎补、细辛、附子、菟丝子、女贞子、柏子仁等。《御药院方·治杂病门》载三圣膏方，以黑附子、蔓荆子、柏子仁与乌鸡脂和捣制成，可"治鬓发髭脱落，令生长方"。前文所述古今各位医家拟用的外用方中均包含滋补肝肾之品，与清热燥湿药、活血祛瘀药、养血润燥药等共奏扶正祛邪、攻补兼施之效，以改善头皮局部气血运行，促进毛发生长。临床研究方面，冯放运用中药生发凝胶（补骨脂、制何首乌、丹参、川芎、苦参、侧柏叶、干姜等）治疗雄激素性秃发患者在毛发增长率、头皮炎症、油脂程度改善等方面均优于空白对照组。胡嘉元运用中药生发凝胶（补骨脂、制何首乌、川芎、苦参、侧柏叶等）治疗男性雄激素性秃发可改善患者的头发直径变异率，减轻头皮炎症程度。

四、小结

雄激素性秃发为皮肤科临床常见病之一，以毛发进行性减少为主要临床表现，患者深受脱发、瘙痒、头油等症状的困扰，西医治疗以口服非那雄胺和外用米诺地尔为主，临床多有获效，但也有其副作用和局限性。从中医的角度出发，雄激素性秃发的病因病机也随着疾病的进展不断变化，总体以肝肾亏虚为本，湿、热、瘀为标，病机变化可概括为初期以湿热蕴阻证和血热风燥证为主，后期湿阻气机、瘀血内停或热盛伤阴化燥而发展为瘀阻毛窍证和血虚风燥证，而肝肾亏虚作为疾病根本贯穿始终。因此，中医早期干预和治疗可有效改善头皮症状、减缓疾病进程，具有一定优势。

其中，中药外用作为雄激素性秃发常用治法之一，可直接作用于头皮局部，起到快速、准确的治疗作用，已有众多临床试验证实其确切疗效。然外用药种类丰富、功效多样，其剂型亦有多种选择，故结合雄激素性秃发的证候、病机变化分期用药，能提高治疗的精确性，直击病点以快速减缓或斩断病势，控制疾病进展。故笔者根据雄激素性秃发"本虚标实"的病机特点，将分期用药规律归纳为三点：一是初期湿、热为重，善用燥湿、清热之品，如苦参、透骨草、蔓荆子、旱莲子等；二是后期燥、瘀为重，善用润燥、祛瘀之品，如当归、川芎、红花、艾叶等；三是补益肝肾之法贯穿始终，常用何首乌、补骨脂、女贞子等滋阴填精之品，为探索雄激素性秃发的中药外治疗法提供新的思路。

（唐嘉敏　陈维文）